Le High Intensity Interval Training au féminin

W0201998

DK | Penguin Random House

Directeur général: Mike Sanders
Directeur de la rédaction: Billy Fields
Responsable de publication: Brook Farling
Chef de projet éditorial: Ann Barton
Édition: Janette Lynn
Couverture: Nicola Powling
Graphisme: XAB Design
Photographe: Matt Bowen
Index: Johnna Vanhoose Dinse
Maquette: Ayanna Lacey
Corrections: Laura Caddell
Traduction: Aude Sécheret

Première édition en Grande-Bretagne en 2015
par Dorling Kindersley Limited
80 Strand, London, WC2R 0RL

Titre original: *High Intensity Interval Training for Women*
Copyright © Dorling Kindersley Limited 2015
80 Strand, Londres WC2R 0RL Royaume-Uni
A Penguin Random House Company
Mai 2015 : 01–286413

© Hachette Livre (Marabout) pour la traduction française.

Tous droits réservés: aucune partie de la présente publication ne peut être reproduite, enregistrée dans une base de données ou transmise sous quelque forme que ce soit ou par tout moyen électronique, magnétique, mécanique ou autre, ou sous forme de photocopie, sans autorisation écrite préalable de l'éditeur.

Ventes interdites au Québec.

La British Library a établi pour cet ouvrage une cote CIP: ISBN 978-0-2411-9606-9

Imprimé et relié par C&C Offset, Chine.

Note: Les techniques, idées et suggestions présentées dans ce livre sont à caractère informatif et ne prétendent en aucun cas se substituer aux recommandations d'un professionnel de santé. On recommande au lecteur de consulter son médecin traitant avant de se mettre à cette méthode ou à toute activité sportive. L'auteur et l'éditeur déclinent toute responsabilité en cas de blessure, mais aussi et surtout en cas de contraction de dettes, en cas de pertes, dommages ou périls, personnels ou professionnels, occasionnés directement ou indirectement par l'utilisation et l'application de tout ou partie du contenu du présent ouvrage.

Crédits photos © Dorling Kindersley Limited

Pour plus d'informations: www.dkimages.com
A WORLD OF IDEAS: SEE ALL THERE IS TO KNOW
www.dk.com

Dépôt légal : Septembre 2015 – 8875682
ISBN : 978-2-501-10460-9

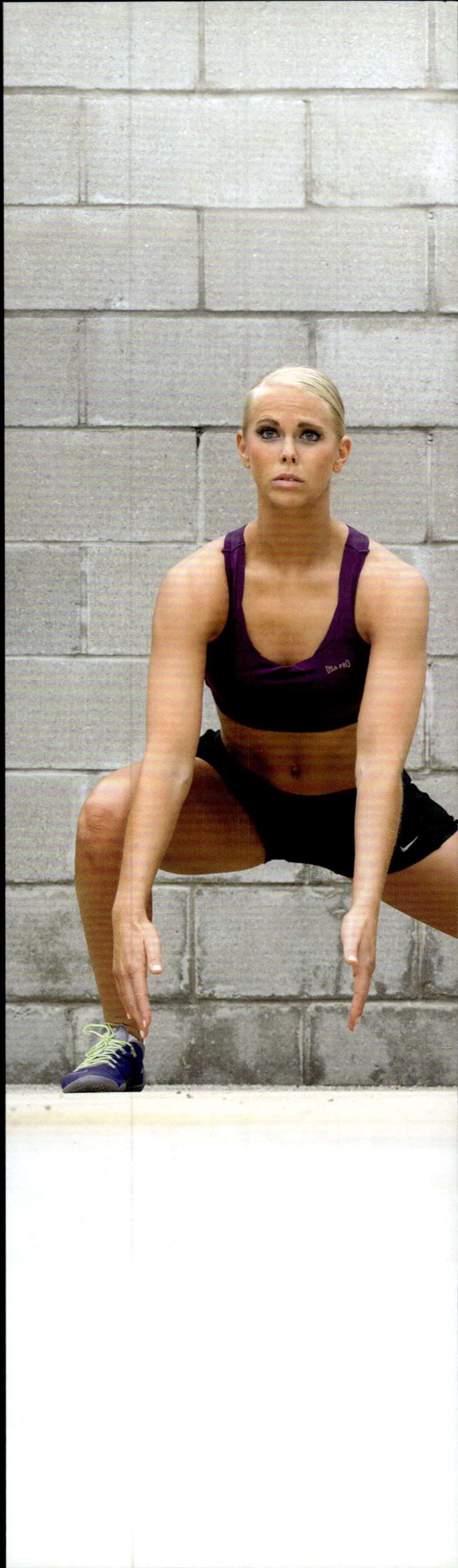

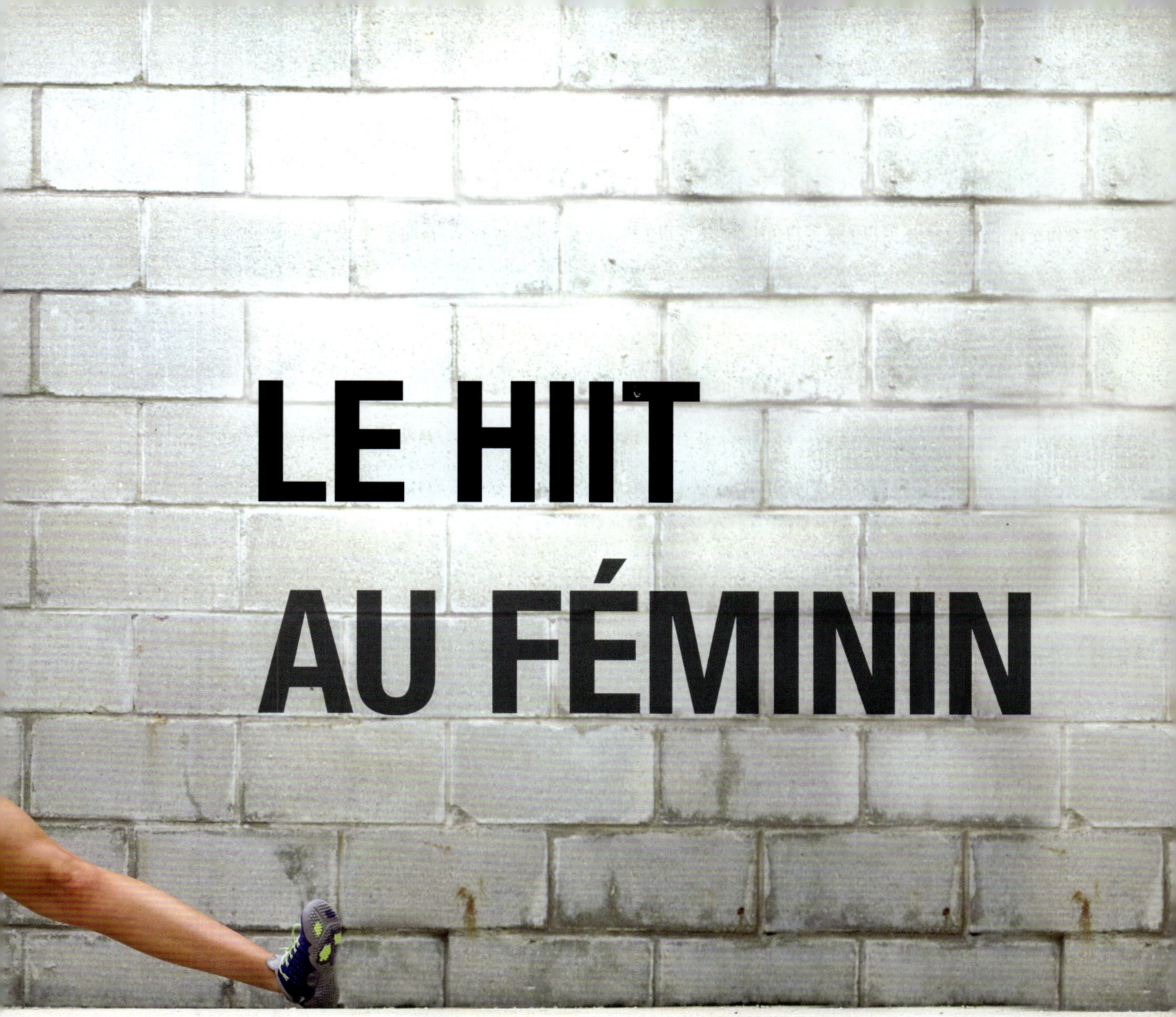

LE HIIT AU FÉMININ

Mincissez et tonifiez votre corps en 20 min chrono !

Sean Bartram

SOMMAIRE

Utiliser ce livre 8
Les mannequins 10

1. Le HIIT en bref 13
C'est quoi ? 14
Comment ça marche ? 16
Les plus du HIIT 18
La nutrition HIIT 20
Votre matériel 22
Votre évaluation perso 24
Vos objectifs 26
Récupération 28

2. Étirements avant et après l'effort 31
Pince debout et demi-pince debout 32
Fente de côté 33
Fente au sol 34
Angle latéral étiré 35
Étirement intense des côtés 36
Ouvre-hanches 37

3. Enchaînements HIIT pour débuter 39
Niveau 1 : facil'HIIT 40
Niveau 1 : les quatre fantastiques 41
Niveau 1 : enduro 42
Niveau 1 : chaque seconde compte 43
Niveau 1 : triplé 44
Niveau 2 : même pas mal 45
Niveau 2 : de bas en haut 46
Niveau 2 : t'as mal ou t'es mal ? 47
Niveau 2 : HIIT réussite 48
Niveau 2 : on s'agite, on s'agite ! 49
Niveau 3 : plus rapide, endurante, explosive ! 50
Niveau 3 : les trois mousquetaires 51
Niveau 3 : la forme féroce 52
Niveau 3 : en plein dans le mille 53
Niveau 3 : bombe à retardement 55

4. Enchaînements hardcore 57
Just do HIIT ! 58
L'enfer des jambes 59
Tempête corporelle 60
Le cycle 62
Burpee folie ! 63
Brut de HIIT 64
À côté de vos pompes ? 66
Du peps dans mes quadriceps 67
Le tiercé 68
Le grand saut 70
Abdo-lument f-ab-uleuse ! 71
Incendie corporel 72
Pliée en deux 74
HIIT hop 75
Les cinq mercenaires 76
T comme tonique 78
Abdo-mination 79
Marathonique 80
Une étoile est née 82
HIIT sprint 83
Le trio infernal 84
Objectif bikini 86
Section squat 88
Ça rame ! 90
Fesses béton 91
Objectif minceur 92
Le tout-en-un 94
Chaos métabolique 96
Le quatre-quarts 98
Dix minutes à gagner 100
Les trente glorieuses 104
L'heure joyeuse 1 108
L'heure joyeuse 2 110
L'heure joyeuse 3 112

5. Programmes HIIT 115
Challenge sur 3 jours 116
Challenge sur 7 jours 118
Challenge sur 14 jours 120
Challenge sur 28 jours 122

6. Exercices de cardio 127
Jumping jack 128
X-jack 129
Burpee 130
Cross-country seal 132
Grimpeur 133
Burpee levé de jambes 134
Sauterelle 136
Sprint 138
Cross jack 139
Genoux hauts 140
Mummy kicks 141
Glissé balayé 142
Seal jack 144
Mogul jump 145
Power knee 146
Étoile 147

7. Exercices des membres supérieurs 149
Pompes 150
Pompes croisées 152
Pompes hindu 154
Pompes 1-2 156
Pont inversé 157
Danse du crabe 158
Reach 160
Ball press 162
Sphinx 163
Spiderman 164
Shoulder press jack 165

8. Exercices ventre plat 167
Planche 168
Plié latéral au sol 169
Crunch bicyclette 170

Rotation russe 171
Legs up 172
Abdos in & out 173
Rameur au sol 174
Planche latérale 176
Planche Superman 178
Planche rotative 179
Crunch à palier 180
Legs up latéral 182
Abdos en V 183
Reach double torsion 184
Levé de jambes écart 186
Sprinter sit-up 188

9. Exercice des membres inférieurs 193
Squat sauté 192
Squat bras tendus 194
Fente latérale 195
4 demi-pointes et 4 claquettes 196
Patineur 197
Squat 198
Saut de ski 199
Squat ciseaux 200
Squat ressorts 202
In and outs 204
T majuscule 205
Fente sautée 206
Relevé accroupi 208
Squat side-kick 210
Coup de sabot rotatif 212
Balayage latéral 214
Fente inversée 215

Index 216

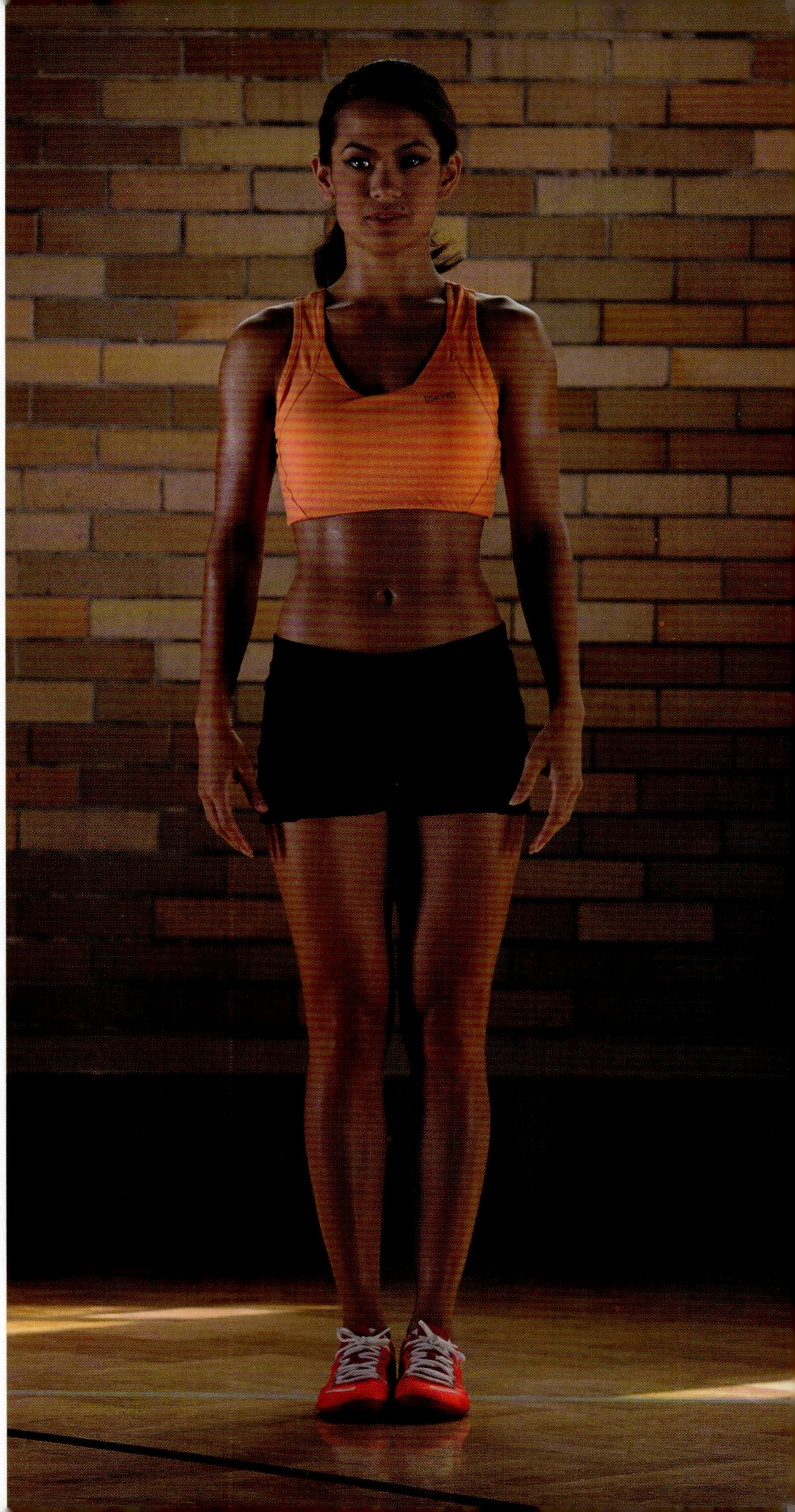

INTRODUCTION

Le High-intensity interval training, ou HIIT, a le vent en poupe. Pourquoi un tel succès ? Nous vivons dans une société où chaque seconde compte. Dans nos vies bien remplies, nous voudrions que nos efforts payent davantage, et si possible en moitié moins de temps. Cette promesse, le HIIT peut la tenir.

Si vous pensez pouvoir tout donner pendant 20 minutes, je vous dévoilerai une méthode d'entraînement qui boostera votre métabolisme pendant 48 heures, qui vous aidera à combattre les effets du vieillissement, renforcera et sculptera votre corps et améliorera votre santé cardiaque.

En tant qu'entraîneur en chef de Tracy Anderson (le professeur de fitness des stars), coach officiel des Indianapolis Colts Cheerleaders, et propriétaire de la salle Core Pilates and Fitness, ma vocation est d'aider des personnes aux profils très divers à retrouver la forme, perdre du poids, et à parvenir à un bon état de santé général. Quel que soit le but recherché, je suis parvenu, en m'appuyant sur les exercices décrits dans ce livre, à emmener mes clientes au paroxysme de leurs capacités physiques. Si vous faites l'effort nécessaire, je sais par expérience que ce livre et le HIIT peuvent vous permettre à vous aussi d'atteindre vos objectifs.

Avec 60 exercices et plus de 50 enchaînements qui durent entre 4 minutes et 1 heure, ce livre possède toutes les informations dont vous aurez besoin pour intégrer le HIIT à votre programme de fitness personnel, quels que soient vos objectifs et votre point de départ.

Pour en savoir plus sur le HIIT, et pénétrer dans l'univers exaltant de « l'Enfer des Jambes » ou du « Chaos métabolique », il ne vous reste plus qu'à tourner la page. Préparez-vous à repousser vos limites physiques et mentales, et n'oubliez pas : l'avenir appartient à celles qui suent sang et eau.

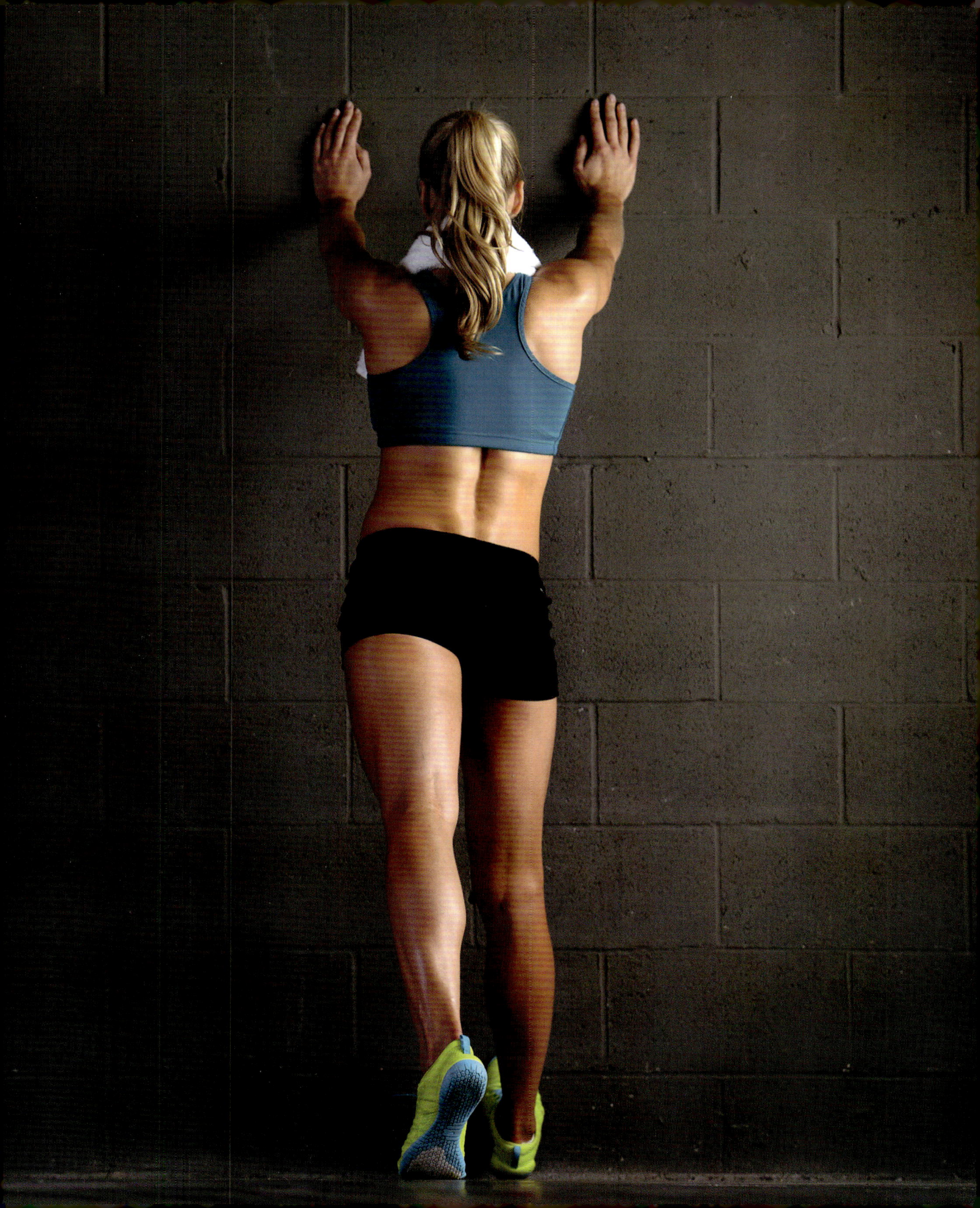

UTILISER CE LIVRE

Comme tout programme de fitness, le HIIT n'est pas sans risque. Avant toute chose, je vous recommande vivement de consulter un professionnel de santé qualifié.

Ce sont vos objectifs qui détermineront la manière dont vous utiliserez ce livre. Si vous cherchez la perte de poids, la réduction de masse grasse, la tonification musculaire, les enchaînements proposés dans ce livre vous aideront à y parvenir. Si vous cherchez à compléter votre programme de fitness ou de crossfit, augmenter vos performances athlétiques, ou si le HIIT vous interpelle, vous trouverez ici l'inspiration pour renouveler votre arsenal d'exercices.

TESTER SON NIVEAU

Pour atteindre votre objectif, il vous faut savoir d'où vous partez. L'évaluation proposée ici ne vise pas à déterminer un plan d'action spécifique, mais plutôt à vous donner une idée de votre niveau actuel et à vous aider à définir vos objectifs.
Cette évaluation se déroule en quatre exercices basiques. Vos résultats sur chacun de ces exercices vous permettront de déterminer rapidement votre niveau de forme. Dès lors que vous avez opté pour un programme d'entraînement, réévaluez votre niveau tous les quinze jours pour surveiller votre progression et passer à la vitesse supérieure si besoin.

ENCHAÎNEMENTS

Ce livre s'articule autour de 50 enchaînements qui vous prendront entre 4 minutes et 1 heure, des plus faciles aux plus relevés. La plupart des enchaînements sont proposés en trois niveaux de difficulté, qu'il s'agisse de la modification du taux de repos, de la rudesse des exercices ou du nombre de mouvements.

Niveau 1 : Si vous n'avez jamais essayé le HIIT, ou si vous vous remettez au sport après une longue pause, ce niveau est le vôtre.

Niveau 2 : C'est le niveau intermédiaire. Il convient aux sportifs réguliers qui ne sont pas encore prêts pour l'intensité du niveau 3.

Niveau 3 : Ce niveau s'adresse aux personnes très sportives qui recherchent un nouveau défi.

PROGRAMMES

Si vous cherchez une approche plus structurée, je vous suggère de vous lancer dans un des programmes de ce livre. Ils durent entre 3 et 28 jours et proposent un calendrier clair et précis.

EXERCICES

Pour être efficace, le HIIT nécessite toute une panoplie d'exercices efficaces et exigeants. Ce livre inclut des instructions pas à pas pour chacun des enchaînements. Entraînez-vous plusieurs fois afin de maîtriser un mouvement avant de l'inclure à votre programme.
Les exercices sont classés comme suit : cardio, abdo-lombaires-bassin-fessiers, membres supérieurs, membres inférieurs – mais bon nombre d'entre eux stimulent plusieurs groupes musculaires et sont bons pour le cœur. Si vous vous sentez d'humeur aventureuse, essayez de créer vos propres enchaînements en associant plusieurs exercices.

EFFORTS ET INVESTISSEMENT

Comme souvent, l'adage populaire « on n'a rien sans rien » se vérifie entièrement avec le HIIT. Votre corps ne saura aller que là où votre esprit le poussera.
Si vous ne faites que 50 pourcent de l'effort, vous n'en retirerez que 50 pourcent du résultat. La clé du HIIT est de vous pousser jusqu'à la limite de vos capacités pendant les exercices de haute intensité.
Peut-être pensez-vous qu'il s'agit d'achever votre séance d'entraînement le plus vite possible. Il est vrai que la vitesse est importante, mais la précision du geste l'est encore plus. Cherchez la qualité plutôt que la quantité et vous en retirerez le meilleur.

Lorsqu'on s'entraîne avec intensité, on peut ressentir de l'inconfort, des douleurs, de la fatigue. Peut-être même que vous n'irez pas jusqu'au bout. Mais je vous encourage à persévérer. Il n'y a qu'une façon de réussir : il faut tout donner, quoi qu'il arrive.

Gardez à l'esprit que c'est un programme que vous pouvez mettre en application où vous le souhaitez, à l'aide seulement de votre corps. Finies les excuses, fini le train-train. Lancez-vous à 100 pourcent, en promettez-vous un corps d'athlète.

BONNE CHANCE.

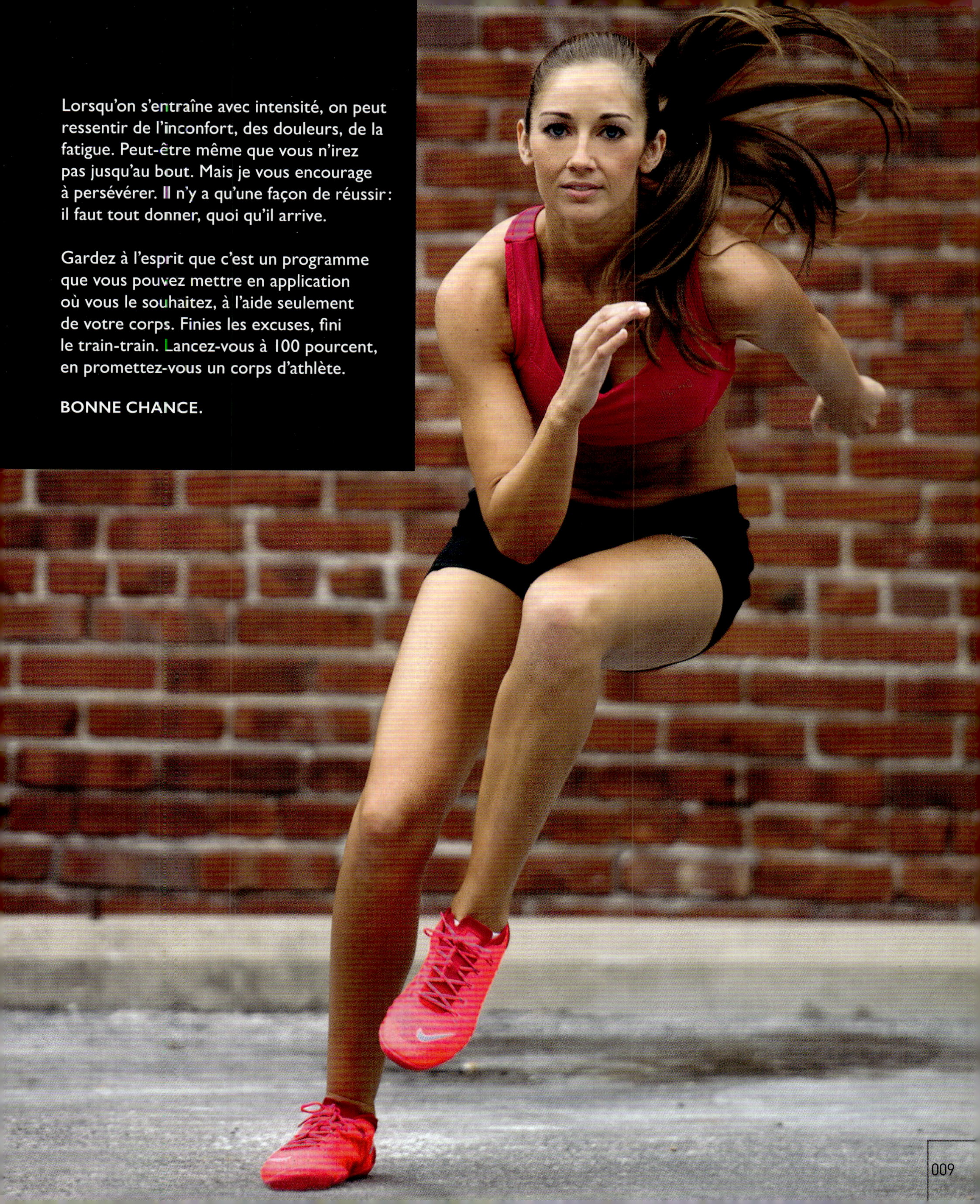

LES MANNEQUINS

Les quatre mannequins que vous croiserez au fil des pages sont toutes pom-pom girls chez les Indianapolis Colts Cheerleaders. Elles ont diverti des soldats dans le monde entier, levé des sommes colossales pour la recherche contre le cancer, et ont représenté les Indianapolis Colts sur quatre continents.

En tant que pom-pom girls, elles se doivent de rester au top de leur forme pour continuer de suivre leurs entraînements intensifs. Le HIIT leur offre un programme qui leur promet une silhouette athlétique, sculptée et magnifique. Leurs muscles toniques sont le résultat d'un travail colossal, d'efforts constants, et de séances de HIIT.

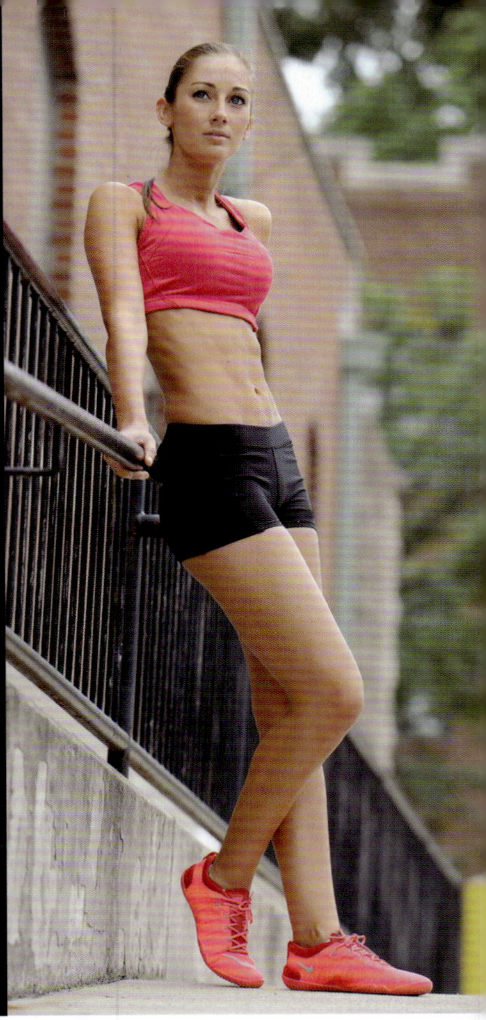

BREANNA

fait partie de l'équipe des Colts depuis six ans. Avec eux, elle a voyagé au Mexique, au Japon, et en Chine. Elle s'est aussi produite lors du 44e Super Bowl, et en 2013, elle a été sélectionnée pour devenir une pom-pom girl officielle de la NFL. Diplômée de la Ball State University dans l'Indiana, elle travaille aujourd'hui dans les ressources humaines. Elle adore le HIIT parce que c'est un programme cardio fantastique qui donne des résultats. Son conseil HIIT : « Aimez votre corps ! Hydratez-le, nourrissez-le, entretenez-le, mais par-dessus tout, aimez-vous ! »

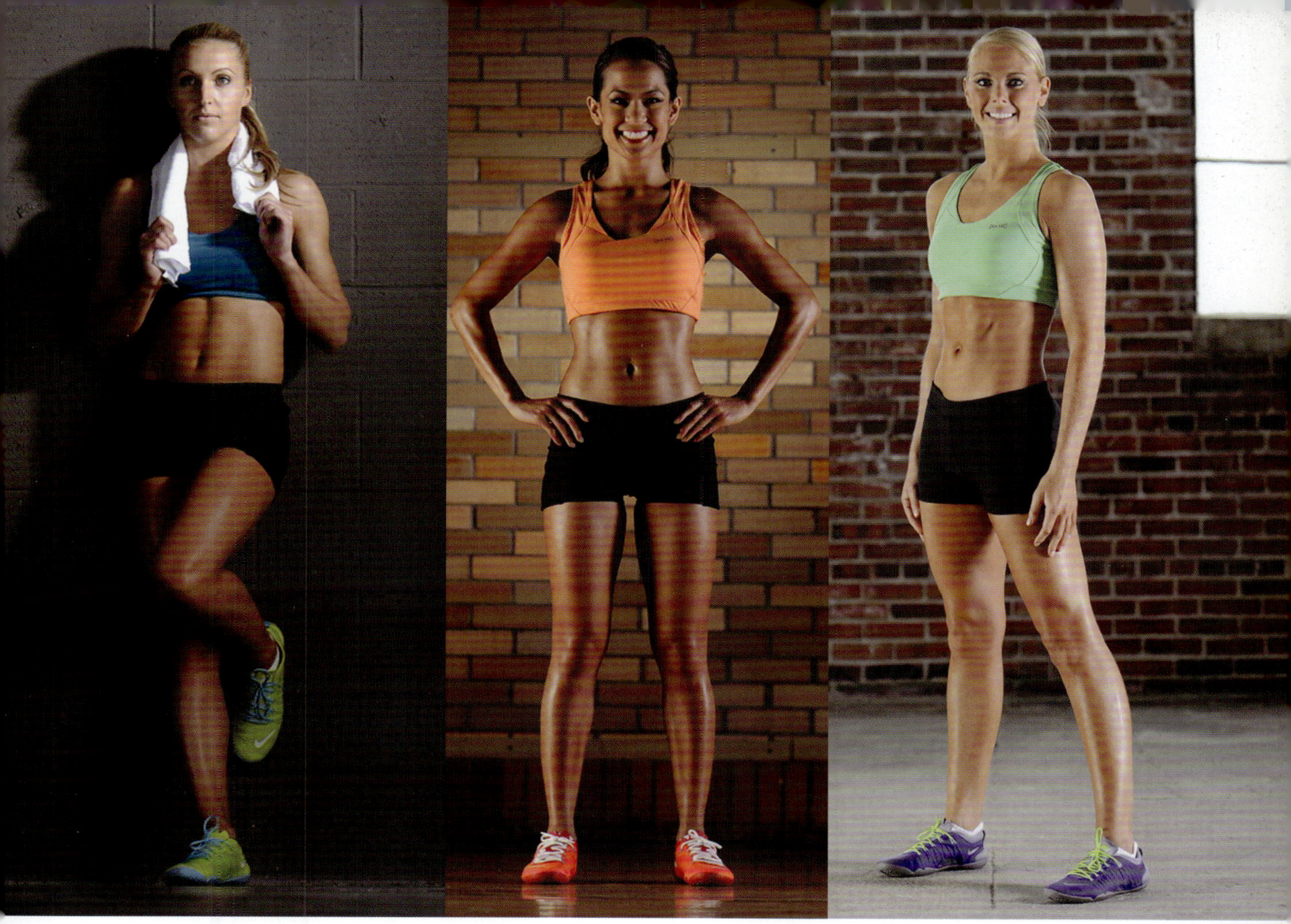

BRITTANY

est chez les Colts depuis trois ans et a la chair de poule à chaque fois qu'elle entre sur le terrain pour encourager son équipe, comme au premier jour. Ce qu'elle préfère dans le HIIT, c'est sa variété ; on peut s'attendre à chaque fois à des exercices différents et ludiques. Son conseil HIIT : « Tenez bon. Les premières fois, vous aurez peut-être besoin d'une pause de temps en temps – ce n'est rien ! Faites-le tous les jours si possible, et ne vous découragez pas si c'est plus difficile que vous ne le pensiez. Plus vous prendrez vos marques, plus cela vous semblera facile et amusant. »

CRYSTAL ANNE

encourage les Colts depuis quatre ans. Elle a dansé pour un clip du Super Bowl, est engagée dans des œuvres de charité, s'est lancée dans une tournée militaire pour distraire les soldats et leurs familles, et s'est même rasé la tête pour aider à lever des fonds pour la recherche contre le cancer en 2013. Sa passion pour la santé et la forme l'a propulsée dans une carrière en tant que coach personnel au National Institute for Fitness and Sport (NIFS). Son conseil HIIT : « La qualité plutôt que la quantité ! Maîtrisez d'abord l'exercice avant d'y apporter de la vitesse – et éclatez-vous ! »

ERIN

fait partie de l'équipe depuis cinq ans. Elle compte à son palmarès une apparition sur le plateau de Jimmy Fallon, et un voyage à Londres pour la NFL britannique. En parallèle, Erin est coach au Core Fitness and Pilates, où elle enseigne le HIIT, le Pilates Machines, le fitness en suspension (TRX). Grâce au HIIT, elle se sent en forme, bien dans son corps et athlétique. Son conseil HIIT : « Restez en mouvement ! Ce n'est pas facile au départ, mais si vous bougez constamment et si vous donnez tout, vous ferez des progrès rapides. Repoussez vos limites : c'est la seule façon de progresser. »

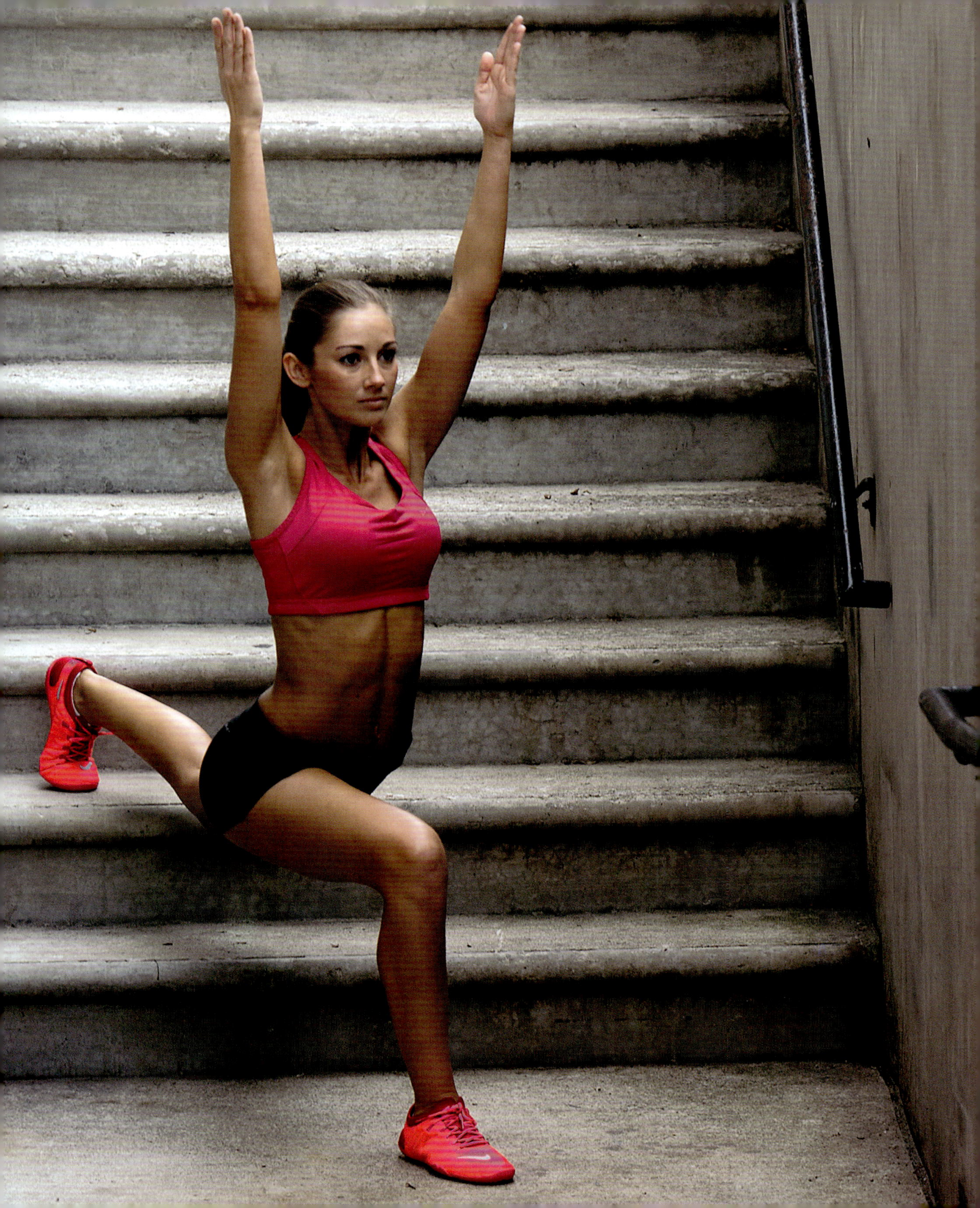

01

LE HIIT EN BREF

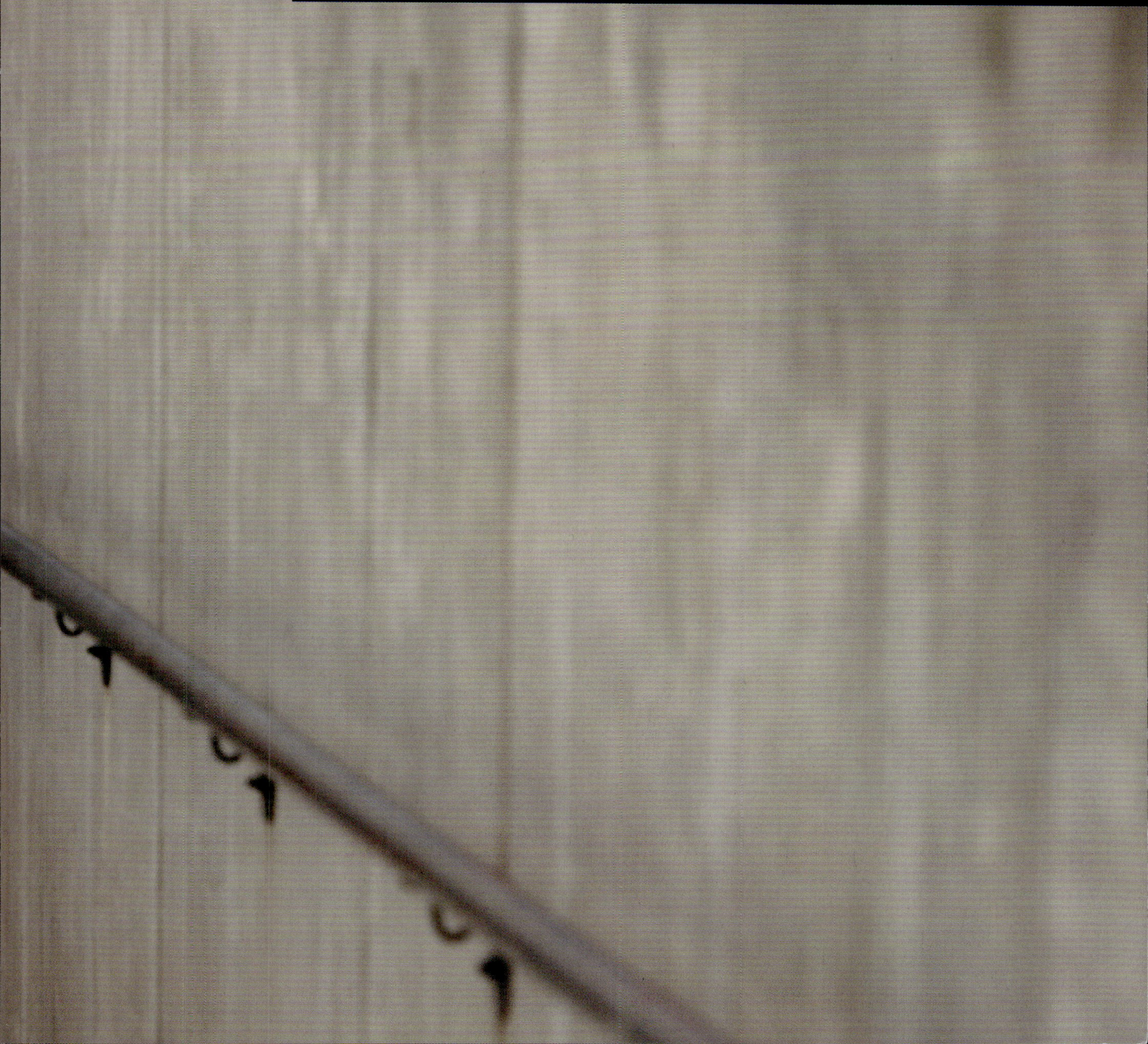

C'EST QUOI ?

« HIIT » est l'acronyme de « high-intensity interval training », soit « entraînement fractionné de haute intensité ». Cette pratique a explosé ces dernières années, grâce à sa promesse d'atteindre ses objectifs avec efficacité. Le HIIT n'est pas abordé de la même manière par tous les instructeurs, mais il repose toujours sur le principe suivant : une alternance entre des périodes courtes d'exercices ultra-intensifs et des périodes courtes de repos ou de récupération active. Ce système peut s'appliquer à de nombreux exercices, dès lors que vous êtes en mesure d'augmenter vraiment votre rythme cardiaque pendant les périodes de cardio. Vous pouvez alterner 30 secondes de sprint et 30 secondes de marche, ou par exemple faire des séries de pompes sur des périodes de 30 secondes entrecoupées de 10 secondes de repos.

Beaucoup de gens aiment la rapidité du HIIT. Si vous êtes prête à repousser vos limites pour de bon, 10 minutes suffiront à votre entraînement.

LE HIIT VS. LA CARDIO TRADITIONNELLE

Les gens passent des heures chaque semaine sur de la cardio de faible intensité (vélo d'appartement, tapis roulant, elliptique…). Même s'ils brûlent des calories, ils sont nombreux à remarquer qu'ils ne perdent pas de poids de façon significative : le corps finit par atteindre un « état d'équilibre ». Il s'adapte à l'effort habituel et tente de conserver l'énergie (les calories).

Des études suggèrent que le HIIT est bien plus efficace que la cardio traditionnelle pour brûler les graisses et améliorer l'endurance aérobie et anaérobie.

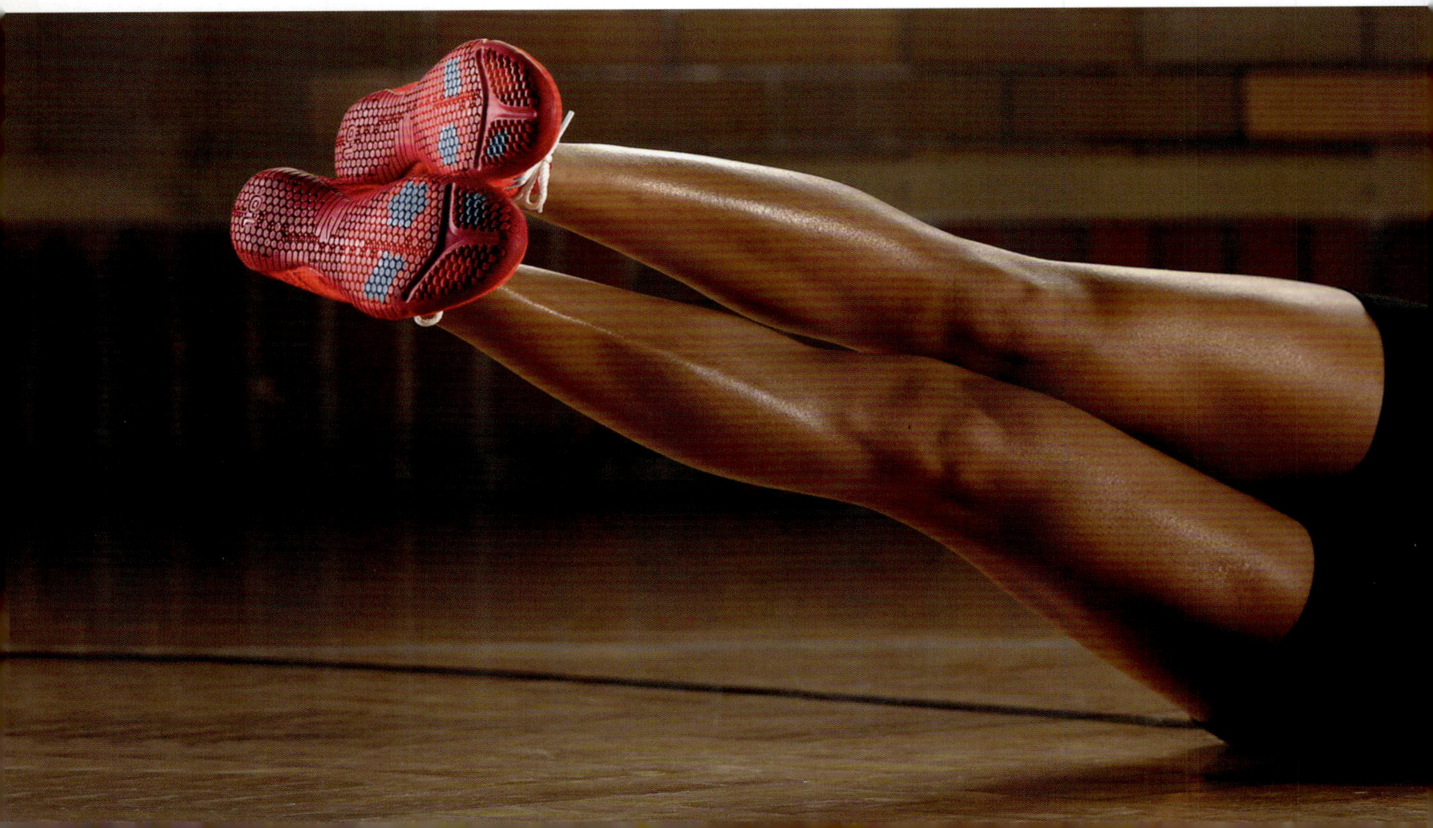

L'alternance entre un rendement cardio maximal et des exercices musculaires basés sur la résistance maintient votre corps dans un état de confusion qui l'empêche de s'adapter à cette charge d'effort. Le HIIT vous apporte aussi « l'effet boomerang »: vous continuez de brûler des calories longtemps après la fin de votre séance, ce qui n'est pas le cas de l'entraînement classique.

LE HIIT POUR LES FEMMES

Les exercices et enchaînements de ce livre reflètent l'approche que j'ai développée et peaufinée avec mon équipe pour donner aux pom-pom girls les silhouettes à bikini des magazines. Les exercices ciblent les muscles que beaucoup de femmes aimeraient voir plus toniques et mieux définis, par exemple ceux des bras, du ventre et des jambes.

Je m'engage aussi à rendre mes clientes plus fortes, plus athlétiques, plus agiles, et à leur donner un meilleur équilibre. Pour cela, je marie dans les enchaînements des exercices au poids de corps, de la pliométrie (sauts) et des exercices unilatéraux.

Je cherche à stimuler autant de muscles que possible sans surcharger un groupe musculaire. Je change souvent de cadence (par exemple, passer des pompes aux sauts accroupis) pour faire monter le rythme cardiaque. Debout, votre cœur doit lutter contre la pesanteur pour faire remonter le sang du bas du corps vers le cœur. Il bat plus vite pour contrer les effets de la gravité.

J'utilise aussi des exercices multi-zones pour améliorer l'équilibre et les performances athlétiques: plusieurs articulations bougent au même moment sur différents plans de déplacement.

L'ENGAGEMENT

L'aspect le plus important du HIIT est de vous y tenir. C'est dur. Il vous faudra beaucoup de détermination pour fournir les efforts nécessaires à votre réussite. Vous aurez mal, vous aurez envie de laisser tomber, et vous échouerez même parfois. Dans ces moments-là, rappelez-vous pourquoi vous vous êtes lancée dans ce projet. Concentrez-vous sur vos objectifs. Travaillez dur, vous obtiendrez des résultats.

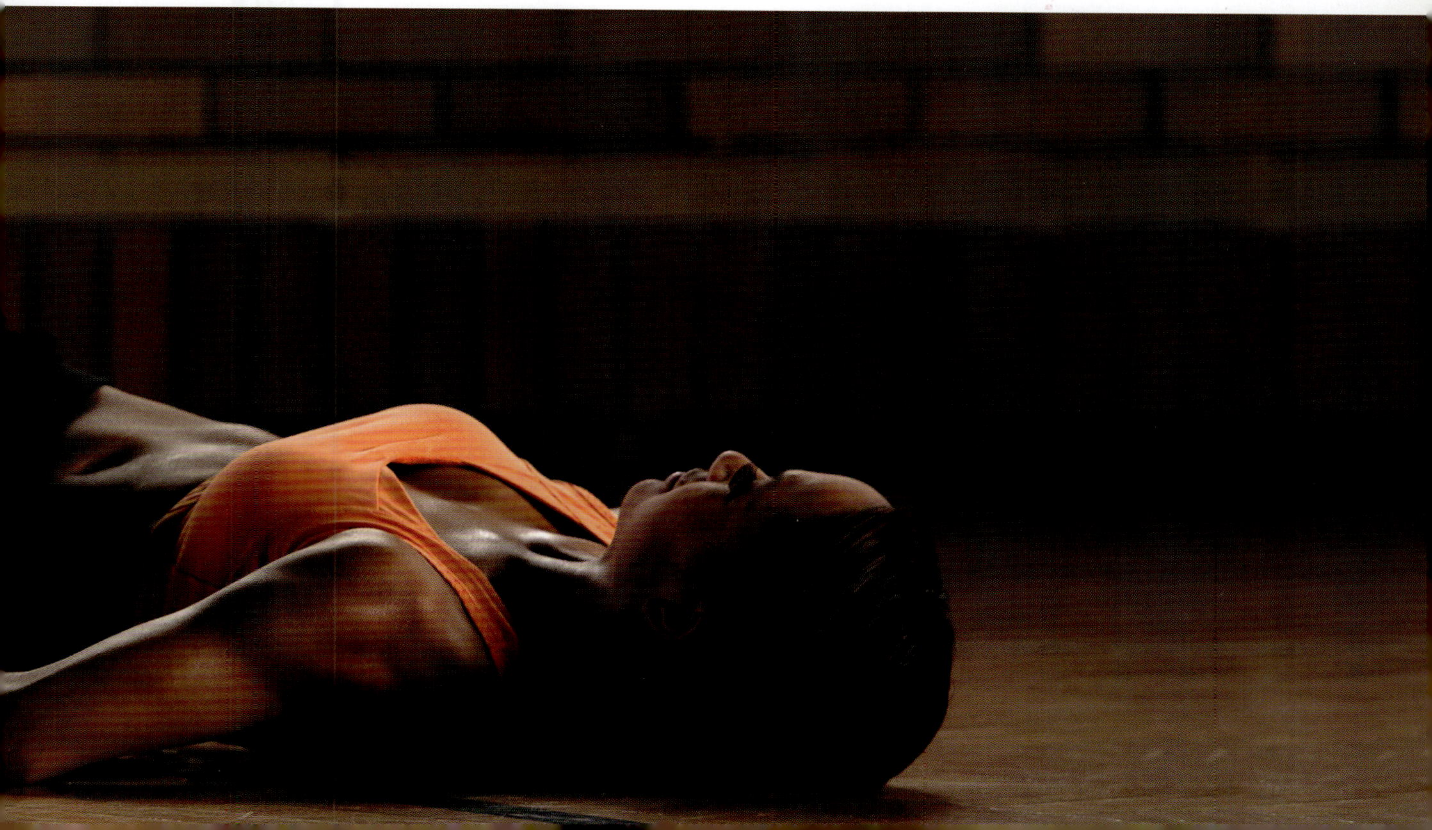

COMMENT ÇA MARCHE ?

En dépit de sa courte durée, le HIIT a des effets retentissants. Un effort maximal entrecoupé de plages de repos ou de récupération active contribuera à accélérer la perte de masse grasse et à améliorer votre endurance aérobie et anaérobie. Les calories sont brûlées plus rapidement qu'avec un rythme continu.

HAUTE INTENSITÉ

La « haute intensité » du HIIT en est la clé. Si vous ne donnez pas votre maximum pendant les périodes d'effort de vos enchaînements, les résultats ne seront pas au rendez-vous. Des études ont démontré que seulement 7 minutes de HIIT peuvent modifier vos muscles au niveau moléculaire – résultats obtenus après au moins 1 heure de jogging ou de vélo – à condition que vous donniez tout.

CHANGEMENT PERMANENT

L'aspect fractionné du HIIT est d'une importance capitale. Il prend tout son sens dans les brèves périodes de repos aussi bien que dans l'ordre des exercices. Pendant votre enchaînement, vous alternez l'effort ultra-intensif et la récupération, sur des périodes courtes qui permettent à votre rythme cardiaque de redescendre et empêchent votre corps de s'habituer à l'effort.

L'EFFET « BOOMERANG »

Vous brûlerez des calories et de la masse grasse non seulement pendant vos séances HIIT, mais aussi après, avec l'effet boomerang ou EPOC (excès de consommation d'oxygène post-exercice), l'augmentation mesurable de la consommation d'oxygène après un exercice physique intense, destiné à effacer la « dette » en oxygène.

Pour ce faire, les acides gras sont libérés et utilisés comme carburant à la récupération. Cet effet boomerang n'existe pas dans les exercices peu intenses. C'est seulement en travaillant sur du musculaire, à un rythme cardiaque maximal qu'on constate cette perte graisseuse additionnelle. L'EPOC peut durer jusqu'à 48 heures.

EST-CE QUE VOUS EN FAITES ASSEZ ?

Le dépassement de soi est indispensable à la réussite du HIIT, et mes clientes me demandent souvent : « Comment puis-je savoir si j'en fais assez ? » Je réponds d'ordinaire que si la personne à côté de vous vous pose une question, vous pouvez éventuellement prononcer un mot entre deux inspirations. Mais si vous pouvez tenir une conversation, alors vous n'en faites pas assez.

Vous pouvez aussi mesurer l'intensité sur une échelle de 1 à 10 (10 : vous courez poursuivie par une bête enragée). Une bonne séance de HIIT, c'est une intensité de 8 ou 9. Souvenez-vous : le HIIT, c'est dur. Si votre cœur bat la chamade, si vous respirez fort et si vous transpirez, vous êtes sur la bonne voie.

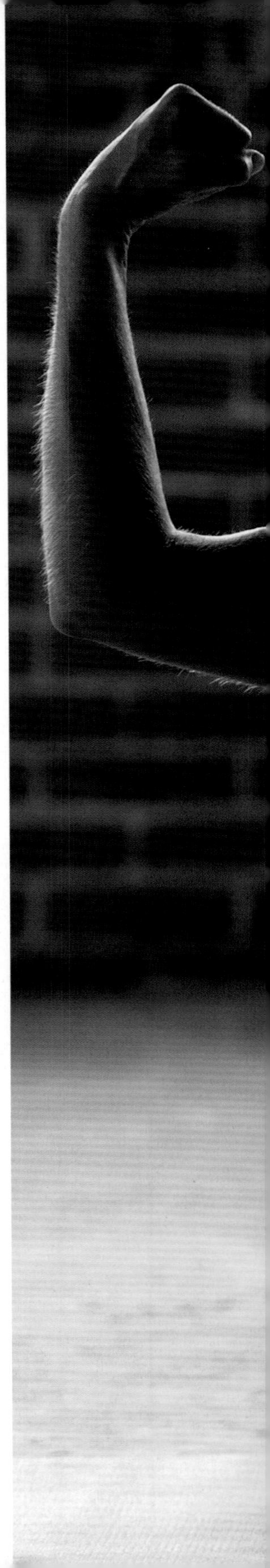

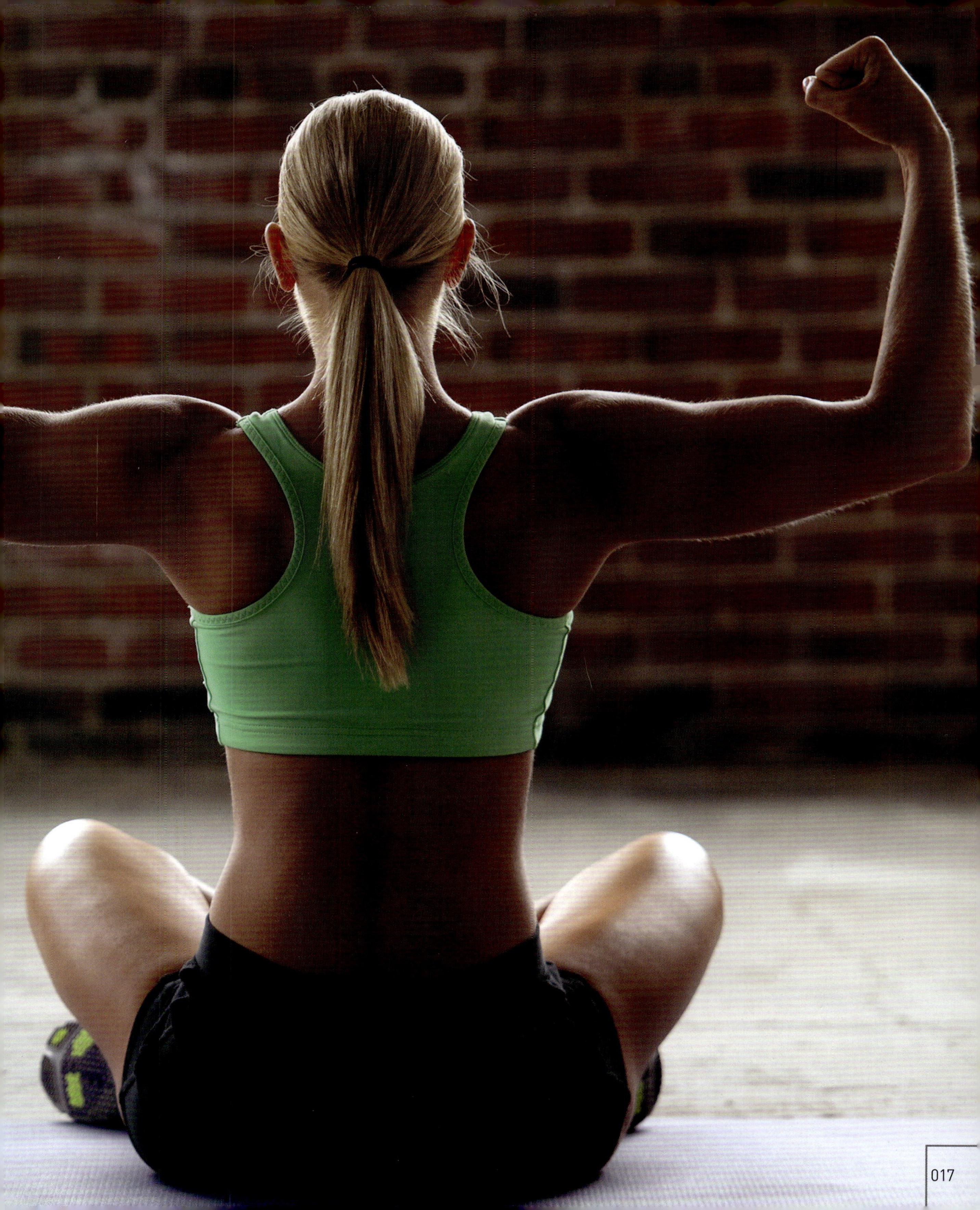

LES PLUS DU HIIT

Le HIIT peut paraître trop beau pour être vrai. On peine à croire que des séances de sport plus courtes peuvent donner de meilleurs résultats qu'une formule habituelle. Mais la science confirme les résultats que je constate au travail.

PERDRE DU POIDS EFFICACEMENT

Une des raisons de la popularité du HIIT est qu'il promet une perte de poids mesurable et durable. Si vous êtes prête à tout donner et à vous nourrir correctement, alors oui, le HIIT est plus efficace pour perdre du poids. Une étude de l'université de Laval au Québec a démontré que le HIIT était à cet égard neuf fois plus efficace que la cardio sans pics d'effort, comme le jogging. En effet, le HIIT brûle les graisses non seulement pendant l'effort, mais aussi après, et ce jusqu'à 48 heures plus tard, grâce à l'EPOC, ou effet boomerang.

RAPIDITÉ, FLEXIBILITÉ, FUN

La plupart des sessions durent 30 minutes ou moins et se pratiquent où bon vous semble : tout le monde n'a pas la possibilité de se rendre à la salle de gym 1 heure par jour. Le HIIT propose un vaste choix d'exercices à combiner à l'infini, ce qui aura pour effet de maintenir votre motivation au beau fixe.

Le HIIT est flexible : il ne nécessite ni équipement ni infrastructure spécifiques. Les exercices décrits ici sont basés sur la résistance au poids de corps et visent à maintenir votre rythme cardiaque au maximum.

ANTI-GRAISSES, PRO-MUSCLES

Si vous avez déjà suivi un régime, vous savez qu'il est difficile de conserver sa masse musculaire lorsqu'on élimine les graisses. Le HIIT le permet pourtant, diverses études le prouvent. Le HIIT booste en effet les niveaux de testostérone et d'hGH (hormone de croissance), toutes deux à l'origine de la perte de masse grasse et de la production de tissu musculaire maigre. Dans les 24 heures qui suivent votre séance de HIIT, votre production d'hGH augmente jusqu'à 450 % – et cette hormone permet également de ralentir le processus de vieillissement.

UNE SANTE CARDIAQUE AU TOP

Peu de gens ont déjà eu à se dépasser autant que l'exige le HIIT. Mais la zone anaérobie, lorsque vous avez l'impression que votre cœur essaye de s'échapper de votre poitrine, peut bel et bien améliorer votre endurance aérobie et anaérobie. Une étude publiée en 2012 dans le Journal of Strength and Conditioning Research a démontré que seulement six séances de HIIT de quelques minutes, réparties sur deux ou trois semaines, améliorent les marqueurs de santé cardiovasculaire.

LA CROISSANCE MITOCHONDRIALE

Les mitochondries sont les centrales électriques de nos cellules. Ces structures minuscules fournissent la cellule en énergie et régulent la croissance cellulaire. Quel rapport avec le HIIT ? En 2012, l'American Journal of Physiology a publié un article décrivant comment le HIIT cible la biogenèse mitochondriale, le processus de formation de nouvelles mitochondries au sein d'une cellule, qui décline avec l'âge. L'influence du HIIT sur ce processus peut donc être qualifiée d'anti-âge.

Le lien entre l'exercice et les mitochondries avait déjà été démontré. En 2011, une étude a révélé que le sport entraîne des changements au niveau de l'activité et du contenu enzymatique des mitochondries, ce qui peut augmenter la production d'énergie cellulaire et réduire le risque de maladies chroniques. Les effets bénéfiques peuvent aussi atteindre le foie, le cerveau et les reins.

LES AVANTAGES AU-DELÀ DU HIIT

La pratique du HIIT, c'est du challenge à l'état pur. Il vous arrivera d'en baver, d'avoir des courbatures, et d'en avoir assez. C'est aussi pour cette raison que le HIIT est si gratifiant : le challenge n'est pas seulement physique, il est aussi mental. En vous apprenant à faire tomber les obstacles, le HIIT vous aidera à réussir dans tous les domaines de votre vie, pas seulement le temps de vos séances.

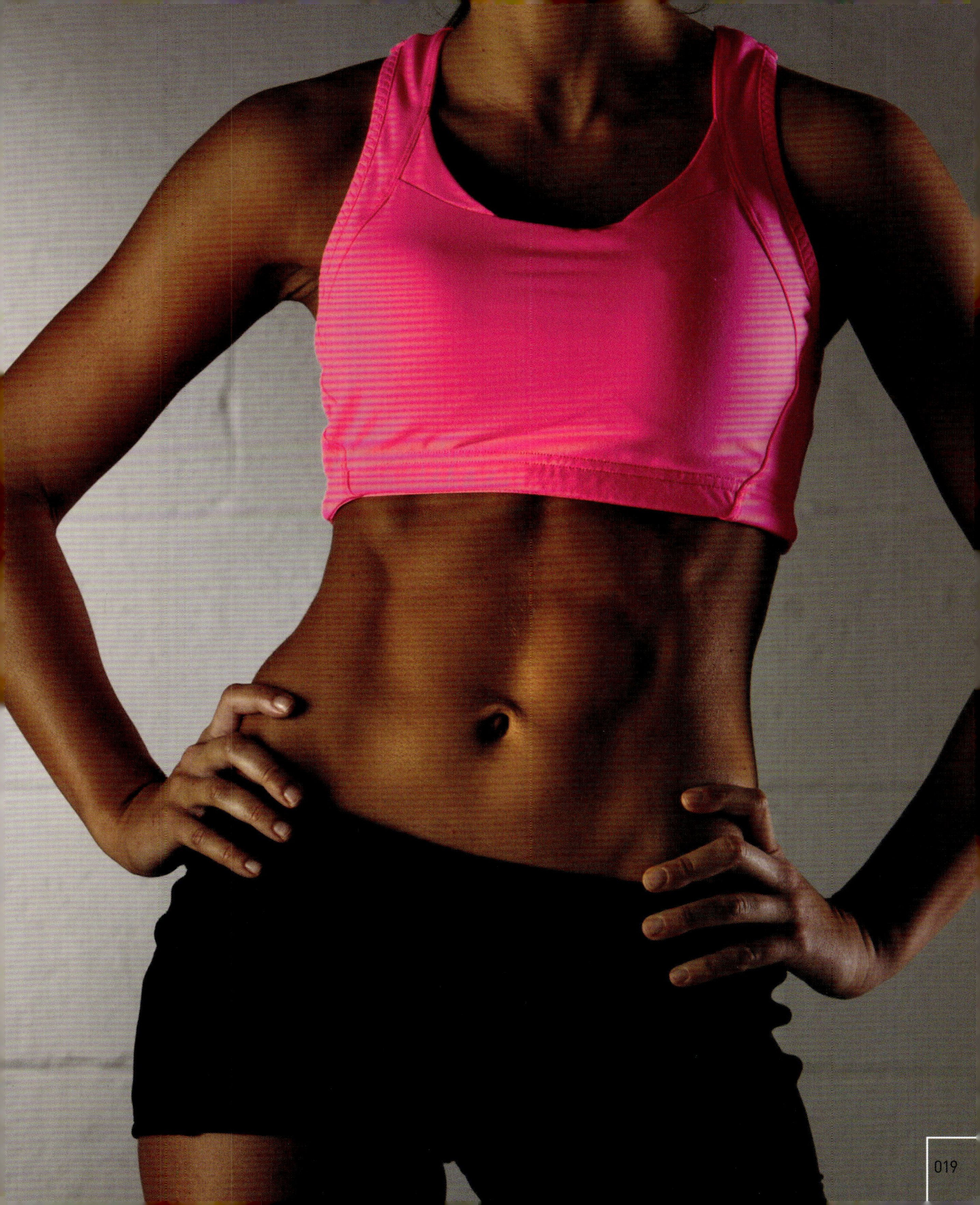

LA NUTRITION HIIT

Un HIIT réussi, c'est aussi une nutrition adaptée : votre corps doit avoir assez de carburant pour suivre les entraînements.

AVANT L'ENTRAÎNEMENT

Pendant vos enchaînements, votre corps consomme le glycogène en stock ainsi que les glucides ingérés avant la séance. Un repas pré-HIIT doit être léger, à teneur à peu près équivalente en glucides et protéines. Ne mangez rien de trop lourd ou de trop conséquent. Idéalement, je recommande un en-cas entre 200 et 300 calories. Quelques exemples :

- Des céréales avec du lait écrémé
- Une tartine de beurre allégé
- Un produit laitier maigre et des fruits en smoothie

APRÈS L'ENTRAÎNEMENT

Après l'effort, il faut renflouer votre corps en protéines et en glucides pour faciliter le processus de rétablissement. Dans les 30 minutes, essayez de faire un repas comprenant des glucides complexes et une forte teneur en protéines : 50 g de riz brun ou de quinoa, 1 portion de légumes cuits (2 portions crues), et 85 à 140 g de filet de poulet. Les glucides vous redonneront des glycogènes, la source d'énergie principale de vos muscles, et les antioxydants et protéines de la viande aideront vos muscles à récupérer.

PENDANT LA JOURNÉE

Vos séances de HIIT seront plus efficaces si vous mangez des repas simples, équilibrés et raisonnables : viande maigre, fruits de mer, légumes, céréales complètes, haricots, produits laitiers maigres, et graisses non-saturées (comme celles contenues dans les fruits à coques, les avocats et l'huile d'olive). Je vous suggère aussi d'éviter le sucre et les aliments

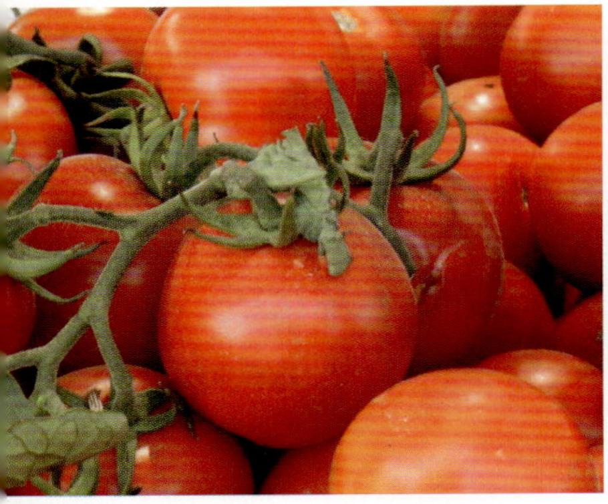
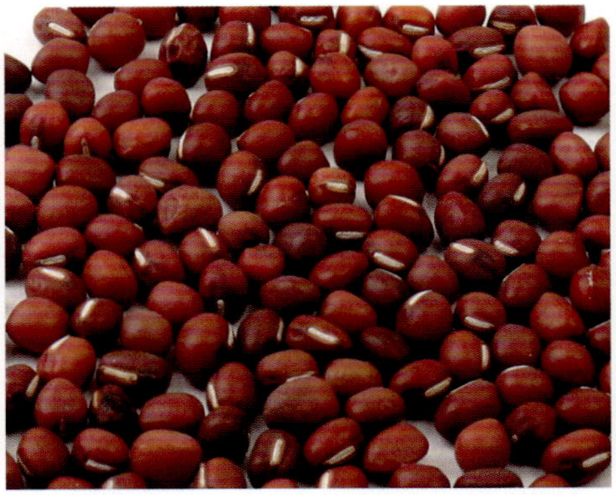
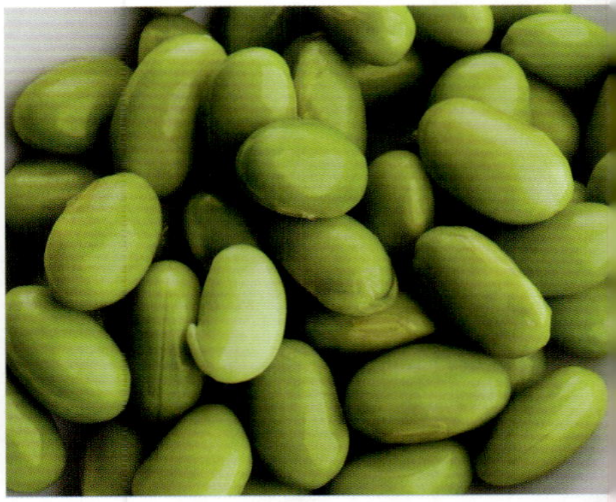
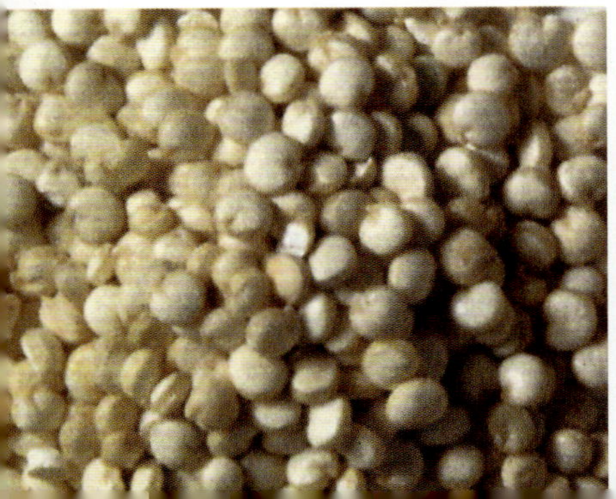
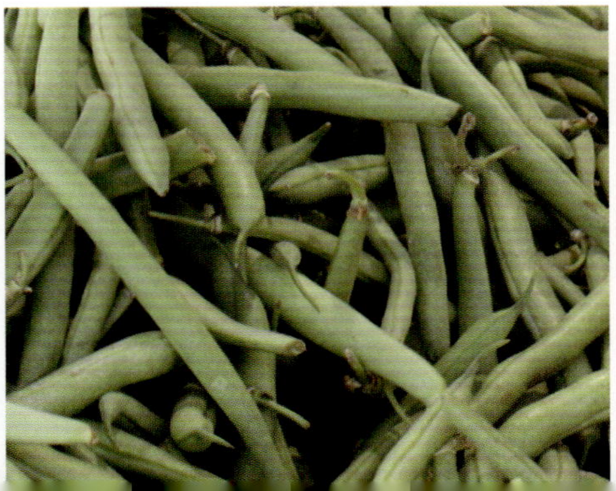
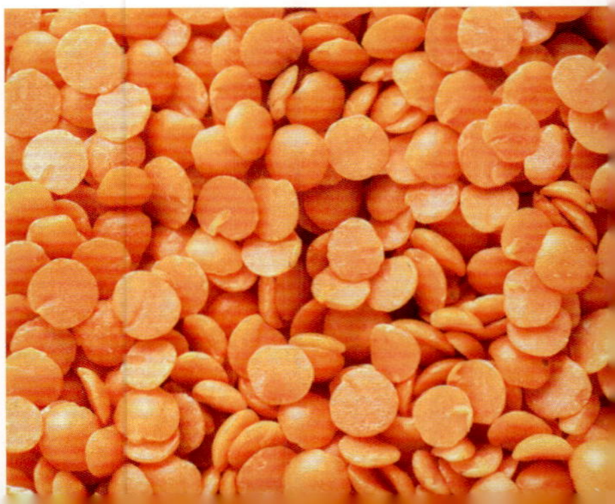

tout préparés. Ce régime fonctionne pour tous, reste à adapter les quantités à vos besoins.

POUR PERDRE DU POIDS

Si vous cherchez à perdre du poids, il vous faudra surveiller vos apports en calories. Le HIIT permet de brûler les calories, mais en somme, la perte de poids se résume à une équation simple : il faut perdre plus de calories qu'on en ingère. La qualité de ces calories compte elle aussi. Votre régime alimentaire résulte d'un choix personnel, mais voici quelques conseils simples que je vous soumets pour perdre du poids :

1 Mangez trois repas par jour
2 Autorisez-vous 2 ou 3 en-cas entre les repas (boissons protéinées, légumes crus, amandes…) entre 100 et 200 calories.
3 Vos repas et encas doivent inclure assez de protéines maigres : c'est la matière première de vos muscles.
4 Évitez les produits à base de sucre et de farine : vous échapperez aux aliments modifiés et aux glucides simples que le corps transforme en graisse.
5 Arrêtez l'alcool.
6 Limitez vos apports en sucres aux glucides complexes non-modifiés, comme la patate douce.
7 Bannissez les boissons gazeuses, énergisantes, et toutes les boissons sucrées riches en calories.
8 Buvez beaucoup d'eau. Les toxines s'évacueront plus facilement et vous vous sentirez repue.

S'HYDRATER

Pour votre santé et vos performances athlétiques, une bonne hydratation est primordiale. Pour être au top, il faut s'hydrater correctement avant, pendant et après l'entraînement. Une déshydratation causant une perte de poids de seulement 2 pourcent peut réduire vos performances jusqu'à 20 pourcent.

30 minutes avant l'entraînement, buvez entre 15 et 30 cl d'une boisson forte en électrolytes qui contienne sodium, potassium, magnésium et chlorure. Pendant l'effort, votre hydratation dépendra de l'intensité. On suggère communément de se peser avant l'entraînement et de boire 475 ml de boisson à chaque 500 g perdus.

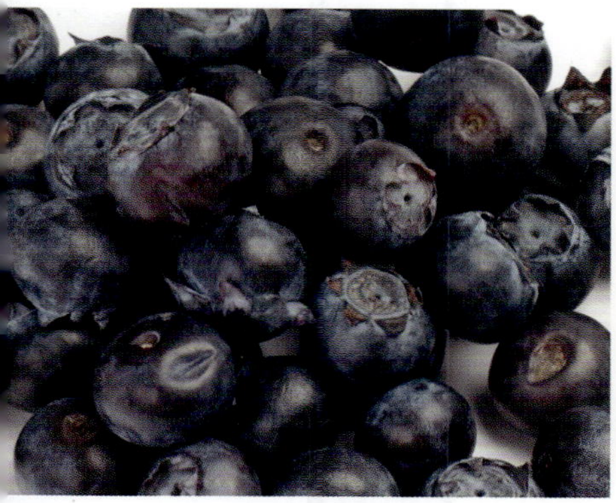
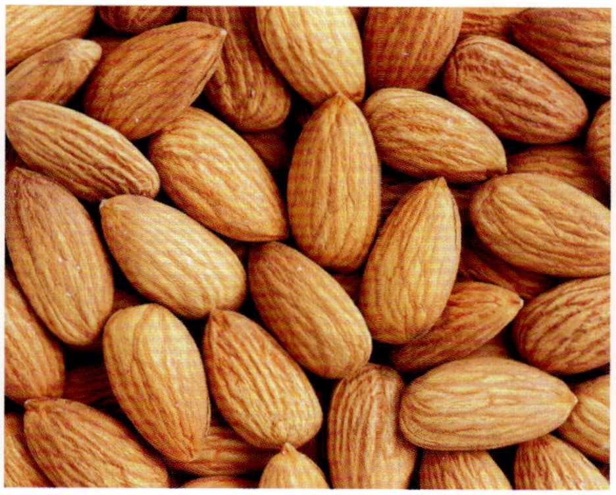
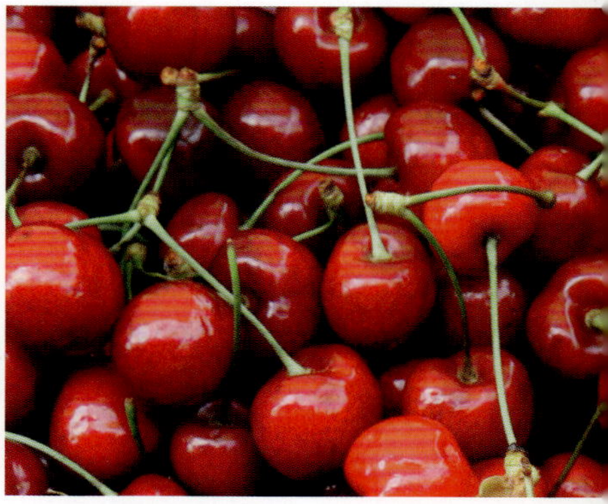
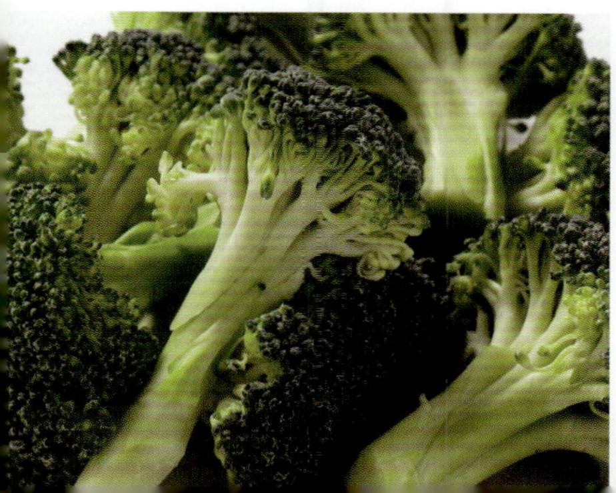
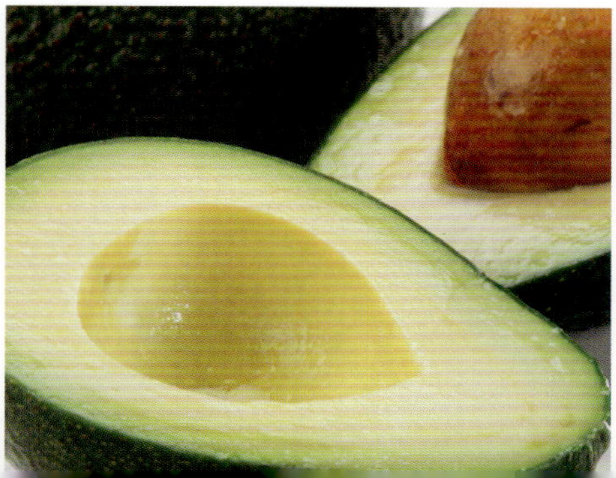
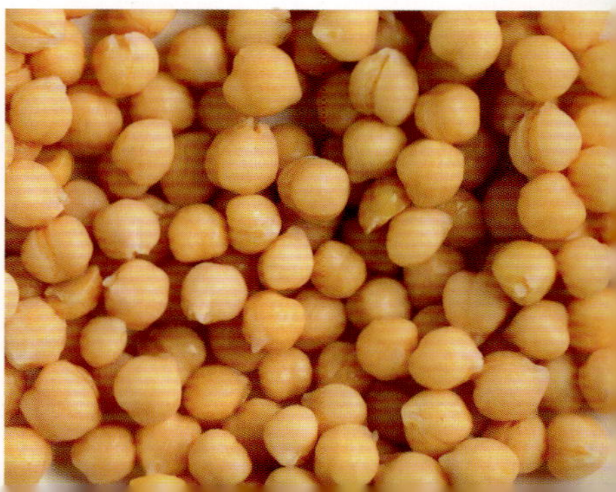

VOTRE MATÉRIEL

Ce qu'il y a de bien avec le HIIT, c'est qu'en dehors de votre corps et de votre cran, il ne lui faut pas grand chose pour fonctionner. Voici cependant quelques suggestions pour maximiser vos performances et votre confort.

CHAUSSURES

Pendant l'entraînement, gardez un œil sur la position de vos pieds : il faut que votre gros orteil, votre petit orteil et votre talon soient tous trois bien ancrés sur le sol. Si votre gros orteil se relève, vous avez tendance à mettre votre poids à l'extérieur (le pied supinateur), si c'est le petit qui se soulève, votre poids va vers l'intérieur (pronateur). La perte de stabilité causée par ces positions peut provoquer des blessures.

Je vous suggère l'utilisation de chaussures minimalistes. Les Nike Free 1.0 Cross Bionic, spécialement créées pour le HIIT – une chaussure très basse – et la gamme INOV-8's F-Lite sont très adéquates. Si vous n'êtes pas familière de ce type de chaussures, je vous conseille d'alterner entre celles-ci et votre paire habituelle pendant une quinzaine de jours, ce qui permettra à votre corps de s'adapter à la perte de suspension et de maintien.

TAPIS DE YOGA

Il peut s'avérer utile pour les exercices au sol. Vous aurez plus d'adhérence et de confort, notamment pour les exercices sur le dos. En salle, avec mes clients, j'utilise The Mat by Lululemon (lululemon.co.uk) parce que j'aime bien sa surface réversible.

MONTRE OU MINUTEUR

C'est l'outil indispensable pour savoir quand se reposer et quand reprendre l'effort pendant les enchaînements. C'est à vous de voir ce qui vous convient le mieux : montre de sport, cardiofréquencemètre, applications smartphone. Ma préférée s'appelle Interval Timer Pro : elle permet de programmer les enchaînements et de les garder en mémoire.

SERVIETTE

C'est toujours bien d'avoir une serviette à portée de main pendant les enchaînements. Vous êtes censée suer pour de bon, et vous voudrez vous essuyer les mains et le front, mais aussi la surface sur laquelle vous évoluez, pour éviter les glissades et les blessures.

ROULEAU MOUSSE

Voilà un outil bon marché que vous apprendrez à aimer. Il vous apportera un relâchement du tissu myofascial, comme les étirements ou les massages. Un rouleau mousse peut prévenir les blessures et accélérer le rétablissement après l'effort.

ET EN OPTION

Le HIIT vise à stimuler ensemble autant de groupes musculaires que possible dans des exercices explosifs. Le recours à des poids ou à des exercices d'isolation (un muscle à la fois) n'est pas forcément une bonne idée. Mais pour certains exercices abdominaux (rotation russe, abdos en V ou sprinter sit-ups), les poids peuvent apporter une difficulté et un défi supplémentaires, notamment en ayant recours à un haltère, un kettlebell ou un médecine ball.

Je vous recommande vivement des poids fabriqués par Hyperwear, les Sandbells, qui contiennent du sable qui bouge suivant vos mouvements, ce qui vous fait travailler l'équilibre et donne plus d'efficacité à votre séance. Hyperwear produit également le Hyper-Vest Pro, un gilet lesté qui répartit 4,5 kg uniformément sur votre torse en toute sécurité, ajoutant encore un peu de difficulté aux exercices de ce livre.

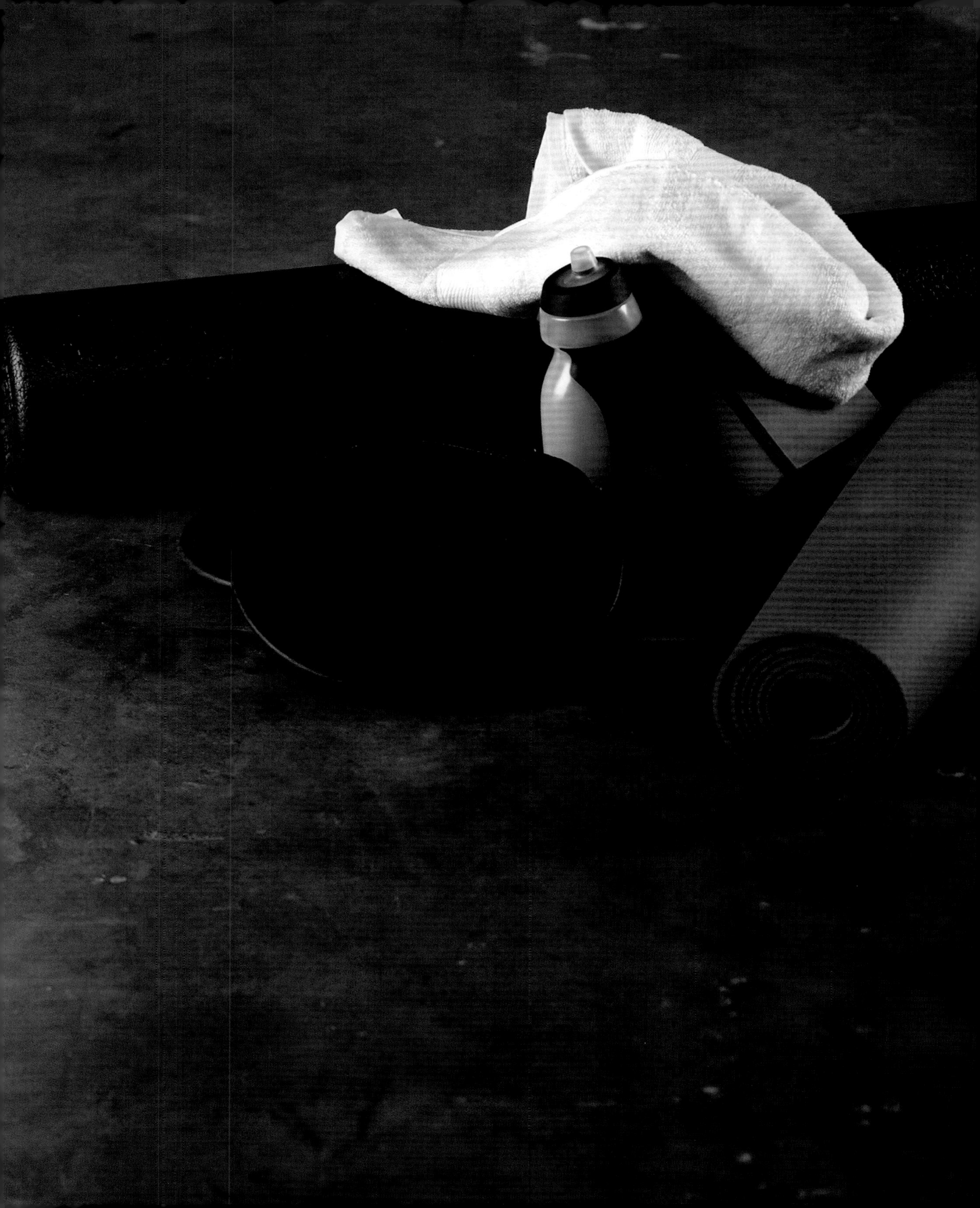

ÉVALUATION PERSONNELLE

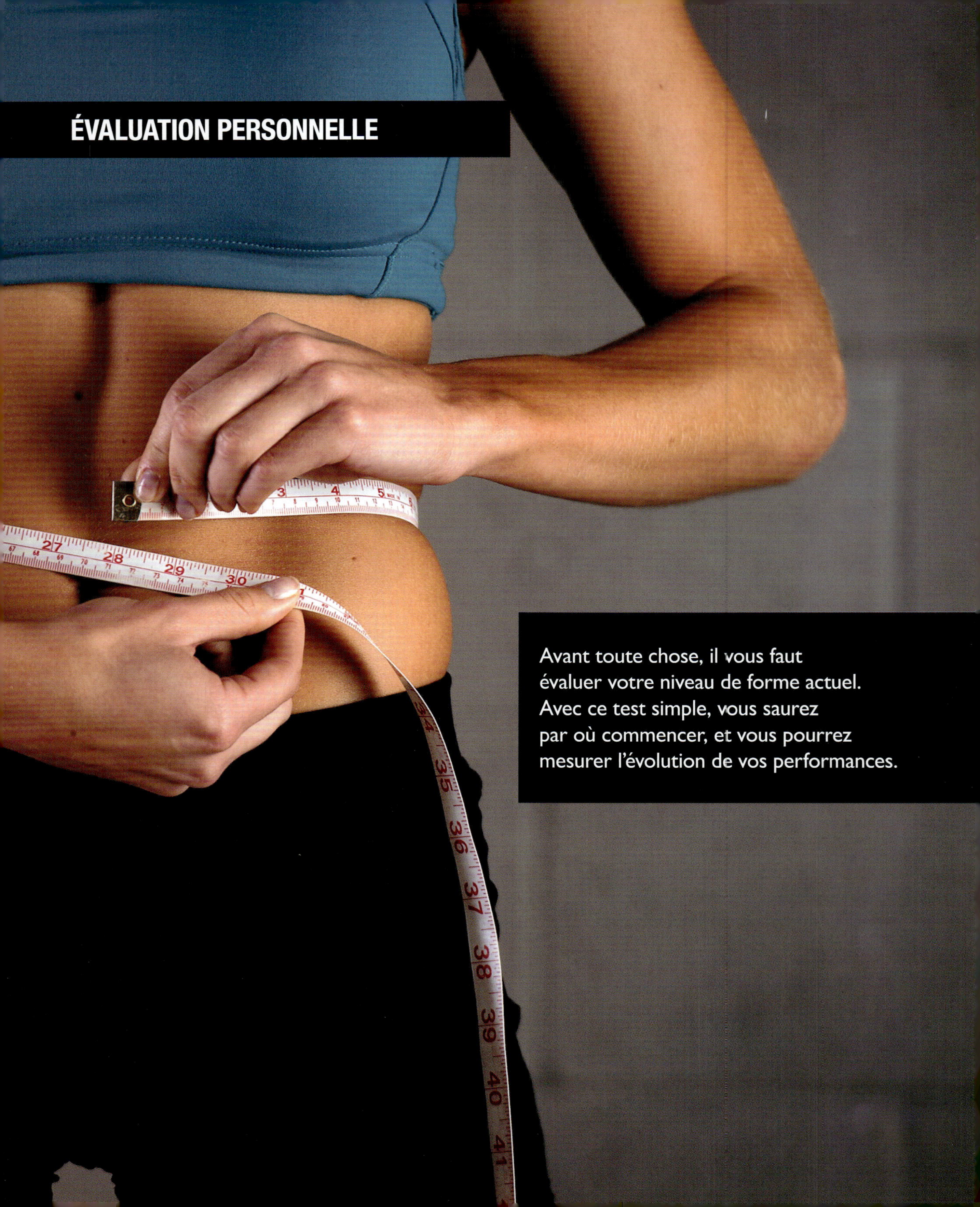

Avant toute chose, il vous faut évaluer votre niveau de forme actuel. Avec ce test simple, vous saurez par où commencer, et vous pourrez mesurer l'évolution de vos performances.

Le test d'évaluation s'effectue à l'aide de quatre exercices basiques : les **x-jacks**, les **pompes**, les **squats** et les **sprinter sit-ups**.
Avant de commencer, lisez les instructions pour chaque exercice, puis suivez ces étapes :

1. Comptez 30 secondes pour chaque exercice.
2. Reposez-vous 30 secondes entre les exercices.
3. Comptez le nombre de mouvements effectués pour chaque exercice (par exemple, 20 pompes en 30 secondes).
4. Additionnez ces quatre scores pour connaître le total.

Si vous obtenez…
0-80 Commencez avec les enchaînements de niveau 1.
81-104 Commencez au niveau 2.
105 ou plus Commencez au niveau 3.
Ce test vous servira au fil du temps à évaluer vos progrès et à savoir quand vous serez prête à passer au niveau suivant.

LE TAUX DE MASSE GRASSE

Un calcul du taux de masse grasse vise à déterminer quelle proportion de votre masse la graisse représente. Le reste, la masse maigre, représente le poids des os, des muscles, des poils et cheveux, et de l'eau.

Il a été prouvé scientifiquement que HIIT brûle les graisses autant qu'il génère de la masse musculaire. Le muscle pesant plus lourd que la graisse, un suivi pondéral n'est pas forcément le meilleur moyen d'évaluer vos progrès. En revanche, l'indice de masse grasse peut vous aider à vous fixer des objectifs réalistes, mais gardez bien à l'esprit que ce n'est qu'une façon parmi d'autres de les déterminer et de mesurer votre état de forme. Pour la plupart des gens, le but ultime est d'obtenir un corps plus beau et en meilleure santé. Il ne faut pas que l'indice de masse grasse ou tout autre chiffre devienne une obsession.

Il existe bien des manières de mesurer la masse grasse, certaines plus précises que d'autres. Je recommande un mètre-ruban et les formules suivantes.

COMMENT SE MESURER

À l'aide d'un mètre, mesurez la circonférence de votre cou, de votre taille et de vos hanches.

Le cou. Mesurez la circonférence du cou juste en dessous du larynx (la pomme d'Adam), perpendiculairement à l'axe du cou, et arrondissez au demi-centimètre supérieur.

La taille. Mesurez la circonférence de la taille à l'endroit où elle est la plus fine – en général à mi-chemin entre le nombril et l'origine du sternum (l'os central de la poitrine). Prenez soin de maintenir le mètre droit et parallèle au sol. Arrondissez au demi-centimètre inférieur.

Les hanches. Passez le mètre autour des hanches, le long de la partie la plus saillante des fessiers. Prenez soin de maintenir le mètre droit et parallèle au sol. Arrondissez au demi-centimètre inférieur.

Il vous faudra aussi savoir combien vous mesurez, en hauteur.

LE CALCUL DU TAUX DE MASSE GRASSE

Vous pouvez entrer vos résultats dans un outil de calcul en ligne : corepilatesandfitness.com/page18/index.html. Vous pouvez aussi le calculer vous-même à l'aide d'une calculette (avec fonction log) et de la formule suivante.

Taux de masse grasse = 163,205 x LOG(taille + hanche – cou) – 97,684 x LOG(hauteur) – 104,912

Comparez vos résultats à la légende ci-dessous :
31 ou plus : obèse
25-31 : acceptable
21-24 : en forme
14-20 : athlétique
13 ou moins : minimum

VOS OBJECTIFS

Il est indispensable de se fixer des objectifs réalistes. Pour une réussite durable et qui s'inscrive sur le long terme, il vous faut déterminer clairement ce que vous souhaitez accomplir.

LE MOT D'ORDRE : SPORT

Vos objectifs doivent être SPORT. Pensez à cet acronyme quand vous les fixerez.

UN OBJECTIF SPORT EST...

Spécifique : Vos objectifs doivent être simples, précis, et définir clairement ce que vous allez faire.

Par exemple : « 20 pompes en 30 secondes ».

Pratique : Vos objectifs doivent s'illustrer par des preuves tangibles.

Par exemple : « Perdre 5 kg en six semaines ». C'est mesurable. L'objectif vague « perdre du poids » n'est pas mesurable.

Orienté-résultat : Vos objectifs doivent avoir un sens précis et concerner les résultats, pas les activités.

Par exemple : « Faire du sport » est une activité. « Brûler 500 calories avec le HIIT aujourd'hui » est orienté-résultat.

Réaliste : Il faut savoir rester réaliste, même si l'on place la barre haut.

Par exemple : « Perdre 22 kg en six semaines » n'est ni accessible ni réaliste. « Perdre 5 kg en six semaines » serait réaliste, sain et possible.

Temporalisé : Vos objectifs doivent être délimités dans le temps afin de créer un sentiment d'urgence. Donnez-vous une date limite.

Par exemple : « Perdre 5 kg en six semaines » et non pas « Perdre 5 kg. »

TENEZ-VOUS À VOS OBJECTIFS

Fixer vos objectifs n'est que la première étape. Maintenant, il faut vous y tenir. Ça n'a rien de facile, mais voici quelques astuces pour y parvenir.

1 Écrivez-les.

Des études ont démontré que les objectifs écrits noir sur blanc avaient plus de chances d'être atteints. Deux fois par an je fais le bilan, je m'assois et je rédige une liste d'objectifs, que j'affiche sur le miroir de ma salle de bains, dans un cadre sur mon bureau au travail ou sur le frigo. Plus vous les voyez, plus vous serez susceptible de les atteindre.

2 Soyez précise.

Si vous avez suivi mon conseil précédent (SPORT), vos objectifs sont censés être bien définis, tangibles et mesurables – et donc plus susceptibles d'être atteints. L'objectif général peut être votre record personnel sur un marathon ou un taux de masse grasse.

3 Ne les gardez pas pour vous.

D'après certaines études, on est plus fiable quand les autres attendent quelque chose de nous. Postez vos objectifs sur Facebook, sur Twitter, parlez-en à votre compagnon, à vos amis. Soyez-en fière et n'ayez pas peur de demander à votre entourage de vous soutenir et de vous motiver. Et quand vous atteignez vos objectifs, dites-le aussi.

4 Avancez par étapes.

Autorisez-vous le sentiment de réussite. Divisez votre objectif général en plusieurs étapes intermédiaires. À chaque nouvelle étape franchie, prenez un moment pour la célébrer. Vous y gagnerez de la motivation pour parvenir à l'étape suivante.

5 Misez sur la continuité.
La modération vous apportera de meilleurs résultats. Évitez à tout prix les allers-retours entre régime et excès, ou entre une activité physique ultra-intensive et des blessures. Cherchez l'équilibre qui vous convient. Plutôt que d'essayer de changer tous les aspects de votre vie d'un seul coup, allez-y progressivement, jusqu'à ce que ces changements deviennent la routine.

6 Attendez-vous à des difficultés.
Il y aura forcément quelques incidents de parcours. La planification et la préparation contribueront à les limiter. Gardez avec vous un encas sain pour contrer les fringales de l'après-midi, ou organisez une séance de HIIT avec une amie pour y aller plus volontiers. Si vous ratez quelques entraînements ou abusez un peu de l'apéritif, ne laissez pas ces écarts enrayer votre progression. Remettez-vous au travail.

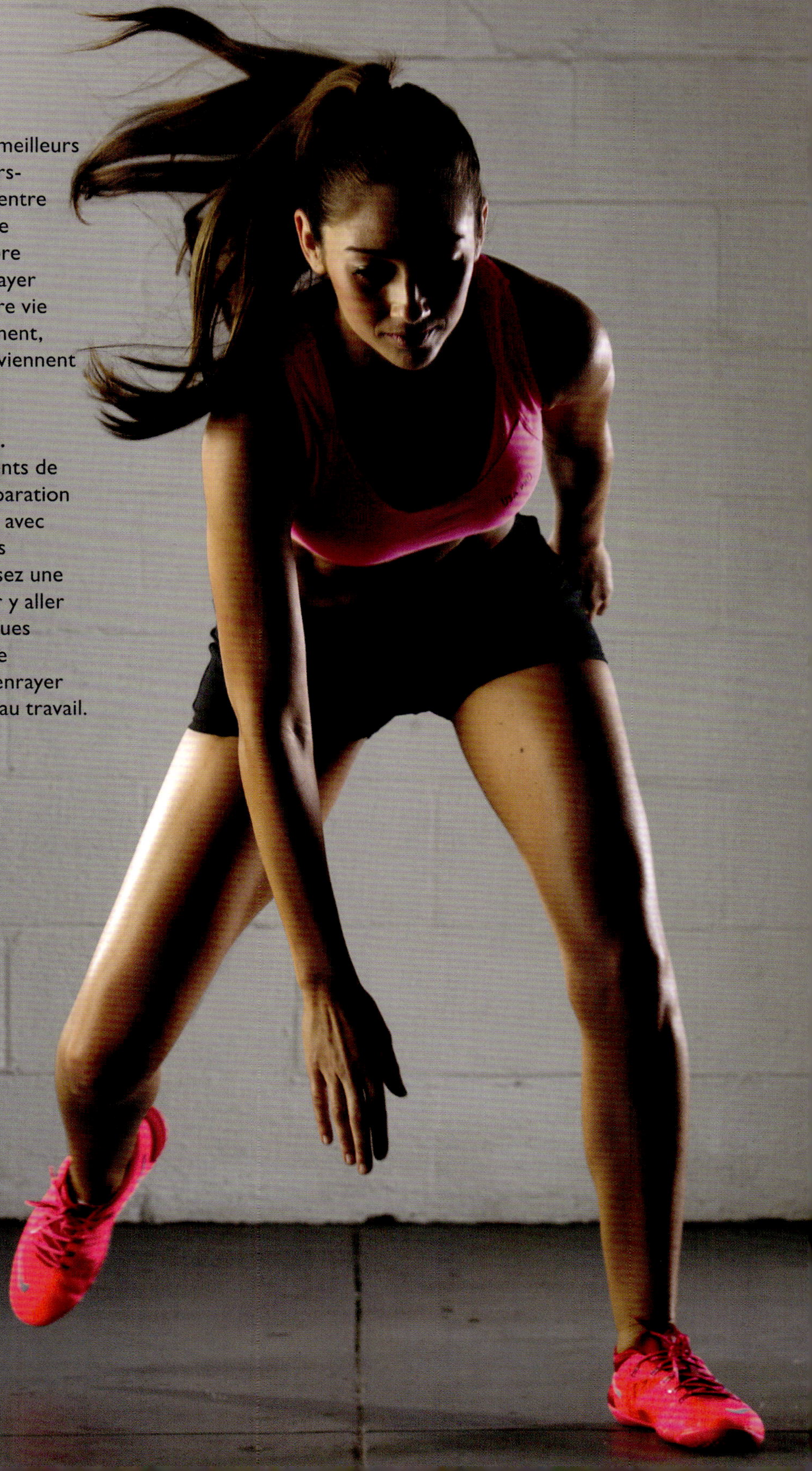

RÉCUPÉRATION

Quand on s'entraîne à la limite de ses capacités physiques, il faut se ménager du temps de repos et de récupération, élément essentiel dans la prévention des blessures. Une bonne récupération vous permet aussi d'être au maximum à chaque séance.

HYDRATATION ET NUTRITION

Donner à votre corps le bon carburant vous aidera. Fluides et électrolytes vous permettront de contrer la déshydratation, et les protéines et les glucides participeront à la reconstruction des muscles et vous redonneront de l'énergie.

L'ASTUCE DU COACH

Pour bien récupérer, je recommande deux produits: SOS Rehydrate (sosrehydrate.com) et Frog Fuel (frogfuel.co.uk). Le premier réhydrate et prodigue les électrolytes nécessaires contre seulement 25 calories. Frog Fuel est une excellente source de protéines et d'acides aminés faciles à absorber pour votre corps, à emmener partout.

LE ROULEAU MOUSSE

Le relâchement myofascial est un élément-clé de la récupération. Le fascia est la membrane qui enveloppe les muscles du corps. Ce tissu peut se tendre ou se contracter pendant l'effort, et causer des douleurs.

En passant ses muscles au rouleau mousse, on peut réduire les courbatures et les tensions, aider à la circulation du sang oxygéné, et même faciliter l'effritement et l'élimination des tissus cicatriciels du fascia. Un rouleau mousse vous permet aussi d'appuyer précisément sur certains points des muscles qui sont particulièrement douloureux.

Je vous recommande l'utilisation d'un rouleau mousse de 8 cm de diamètre à haute densité. On les trouve facilement dans les magasins de sport ou en ligne.

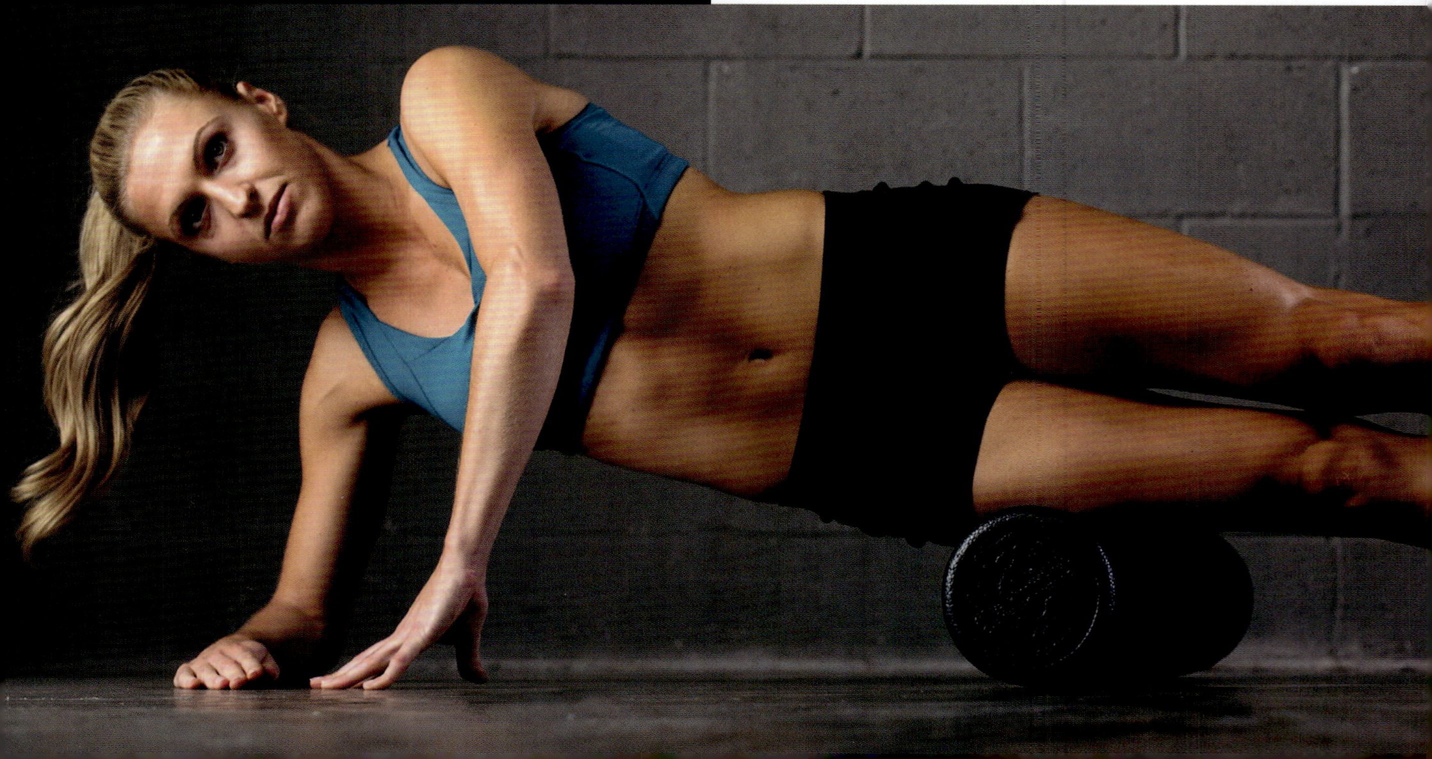

UTILISER VOTRE ROULEAU

Le rouleau mousse s'utilise sur beaucoup de parties du corps : jambes, dos, bras. La technique est à peu près toujours la même. Le rouleau s'utilise pour l'échauffement, après la séance, ou à chaque fois que la douleur vous gagne.

1 Placez votre corps sur le rouleau : le poids de votre corps fait pression sur vos muscles. Roulez d'avant en arrière, et lorsque vous tombez sur une zone sensible, arrêtez-vous dessus et attendez que l'inconfort diminue. Cela peut prendre jusqu'à une minute et peut s'avérer désagréable.

2 Lorsque la zone n'est plus douloureuse, recommencez à rouler sur le rouleau, et renouvelez l'opération sur la prochaine zone sensible.

3 Lorsque le rouleau ne provoque plus de douleur sur ces zones, continuez d'aller et venir sur le rouleau pour relaxer cette partie du corps. Vous avez toute liberté d'expérimenter et d'y aller à tâtons, avec le rouleau. Utilisez-le de la manière et dans les positions qui vous conviennent le mieux. Vous pouvez créer vos propres techniques.

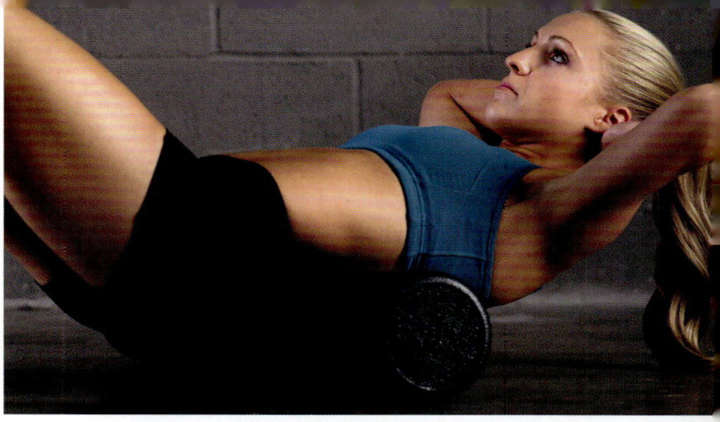

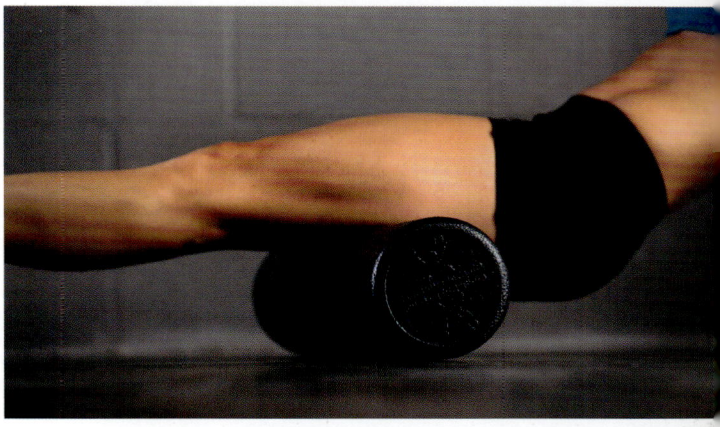

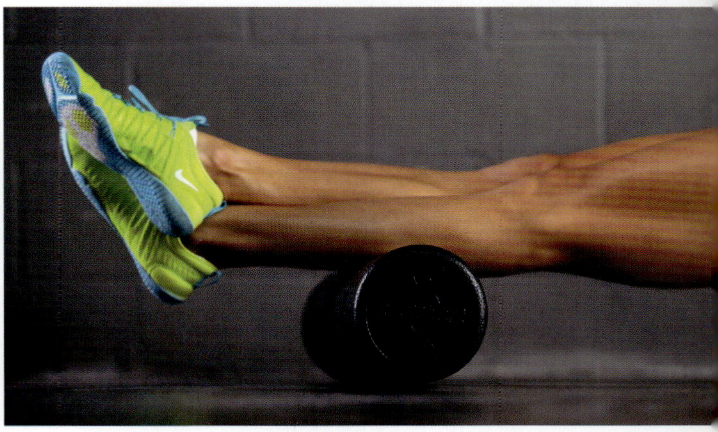

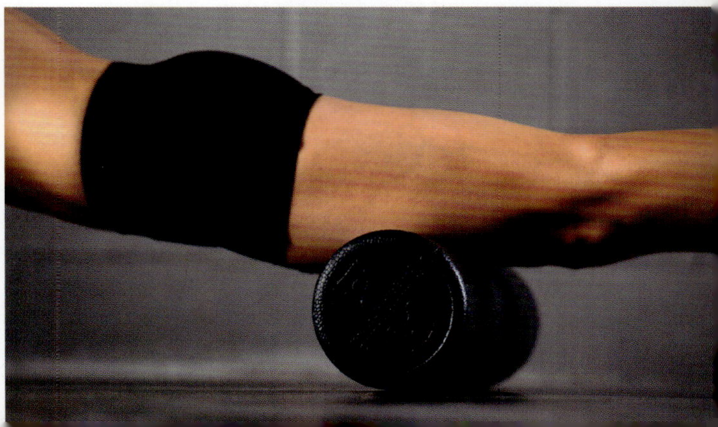

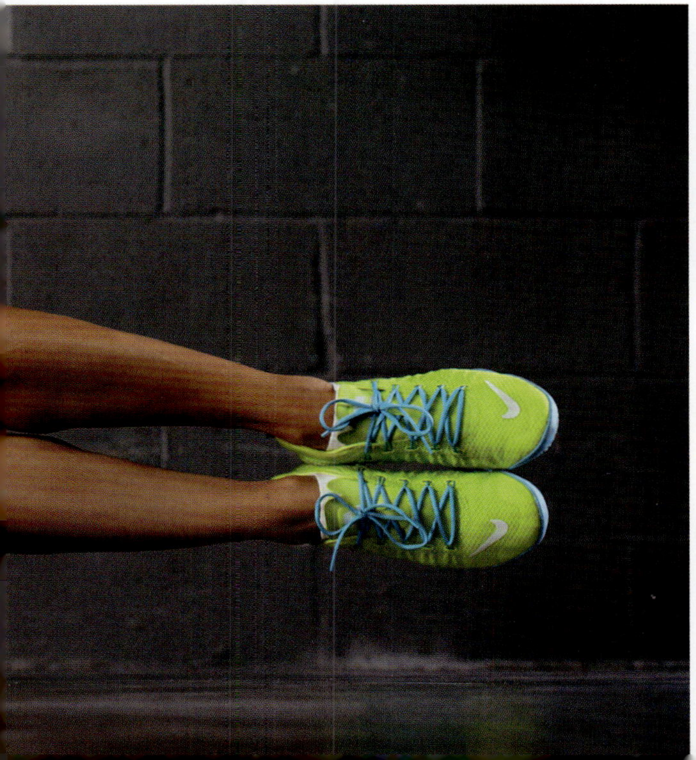

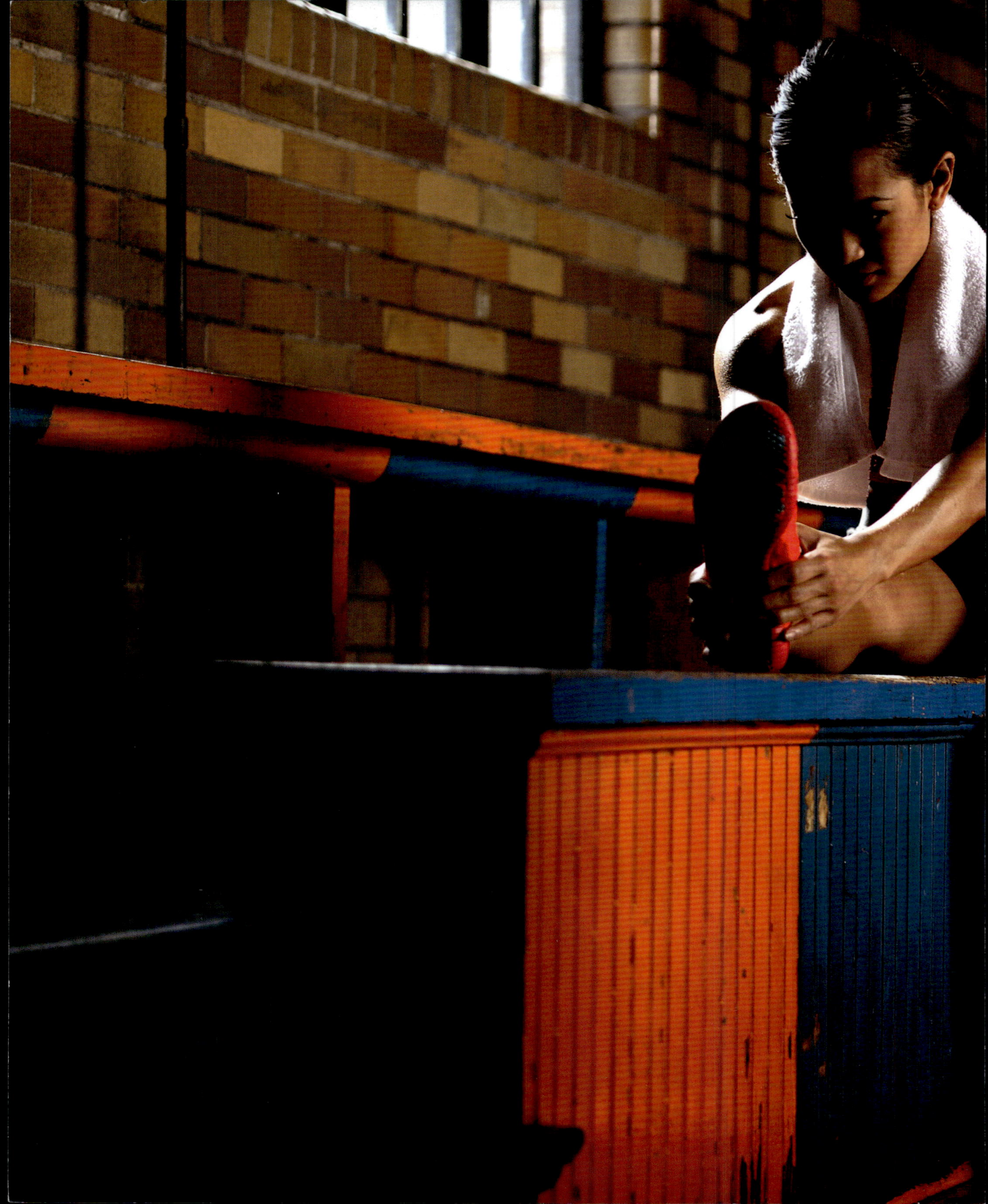

02

ÉTIREMENTS AVANT ET APRÈS L'EFFORT

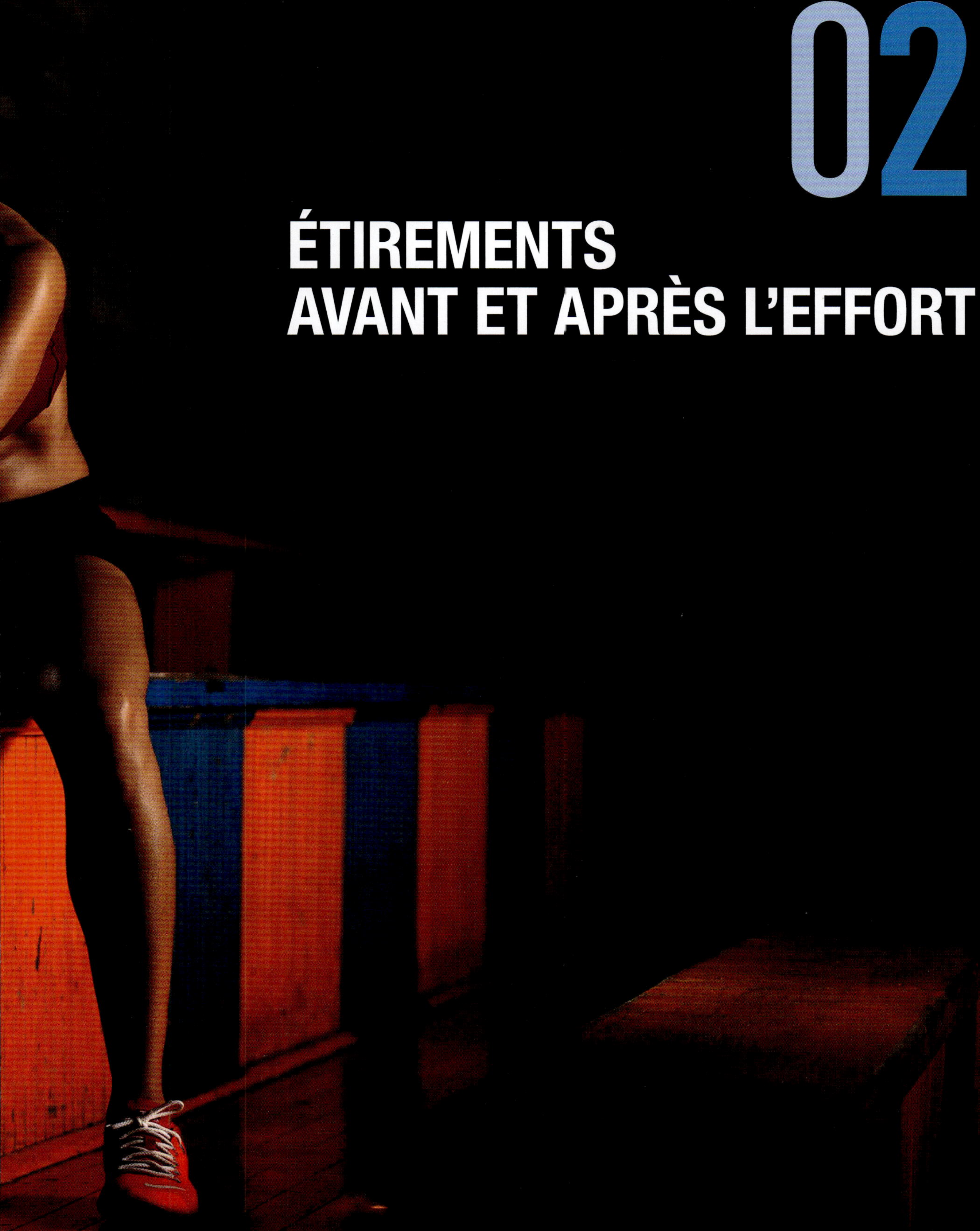

PINCE DEBOUT ET DEMI-PINCE DEBOUT

Incontournable dans les salles de yoga, la pince debout, ou *uttanasana*, étire l'arrière des cuisses et les mollets, et relâche le bas du dos. En transformant la pince debout en demi-pince, ou *ardha uttanasana*, vous pouvez étendre l'étirement aux hanches. Cette alternance vous donnera plus de souplesse et minimisera le risque de blessures.

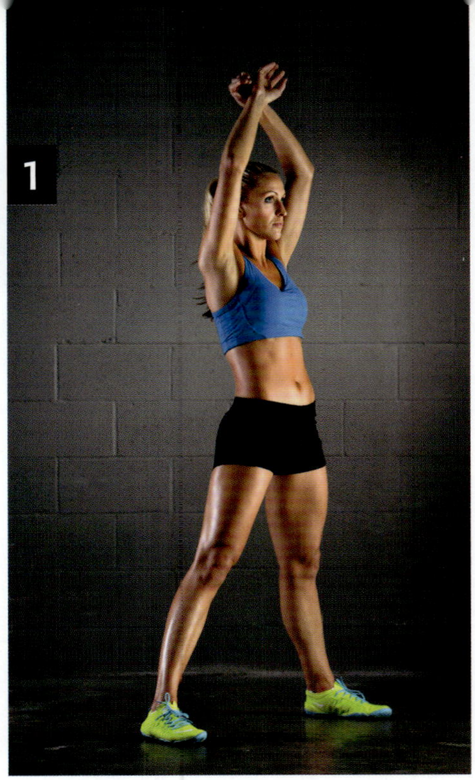

1

Debout, les bras relâchés, inspirez et levez les bras au-dessus de la tête.

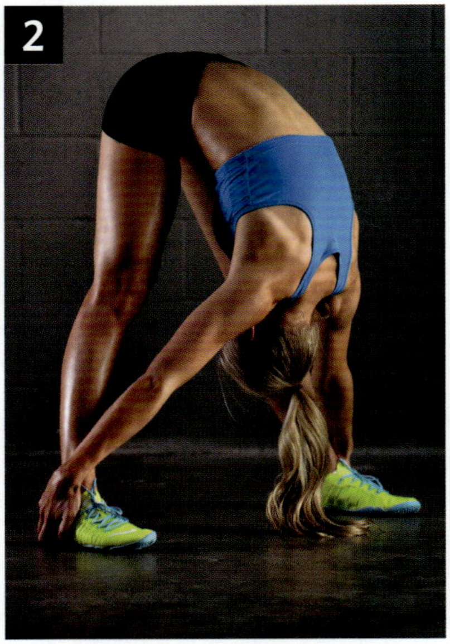

2

Expirez en relâchant les bras le long du corps, penchez le buste vers l'avant, et déroulez la colonne vertébrale jusqu'en bas. Votre nez pointe vers vos tibias.

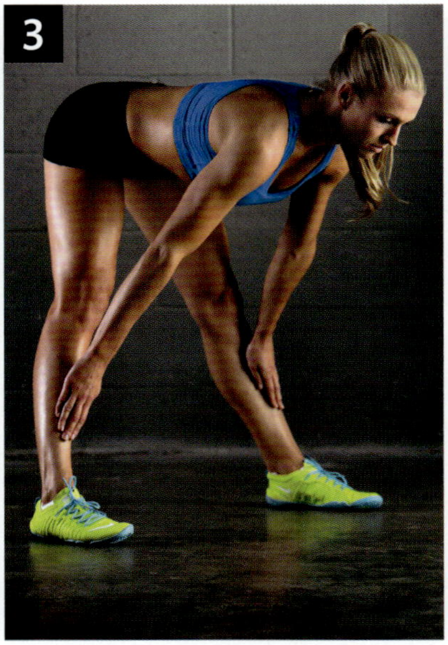

3

Inspirez et relevez la tête en faisant le dos plat. Votre poids passe à l'arrière et vos fessiers pointent vers l'arrière. Vos mains sont placées sur vos jambes, au niveau qui vous permet d'aplatir le dos.

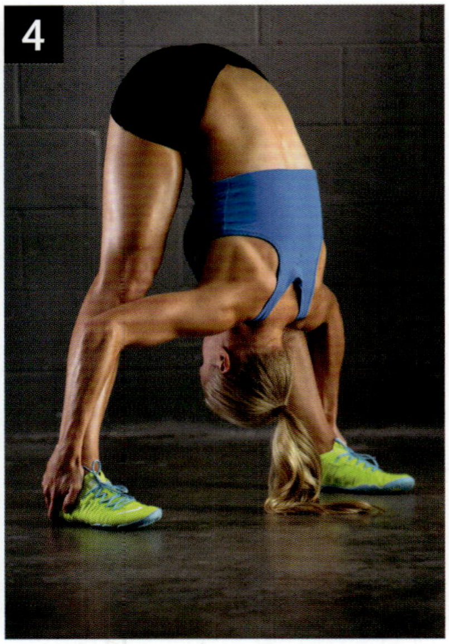

4

Expirez et redescendez en pince debout. Recommencez trois fois.

FENTE DE CÔTÉ

La fente de côté est un étirement dynamique qui tonifie et étire les membres inférieurs tout en les renforçant. Les hanches s'ouvrent, vous gagnez en stabilité et en équilibre. Les hanches s'étirent aussi, de même que les mollets, les tendons d'Achille ou du jarret, et les adducteurs. Il allie les gestes et les avantages de trois positions de yoga : la fente croissant de lune, la chaise, et l'angle latéral.

1

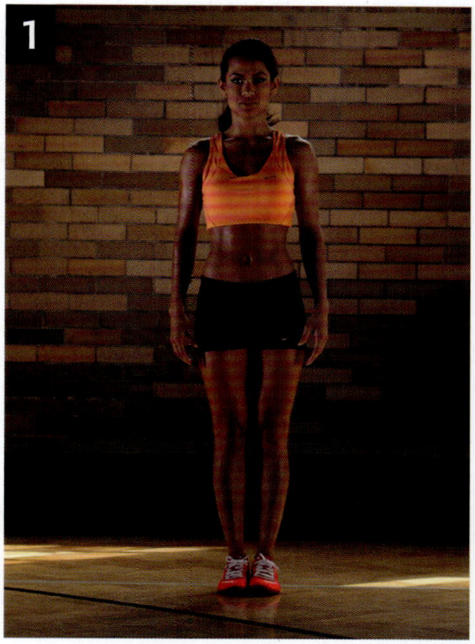

Debout, les pieds joints et les bras relâchés, vous vous grandissez.

2

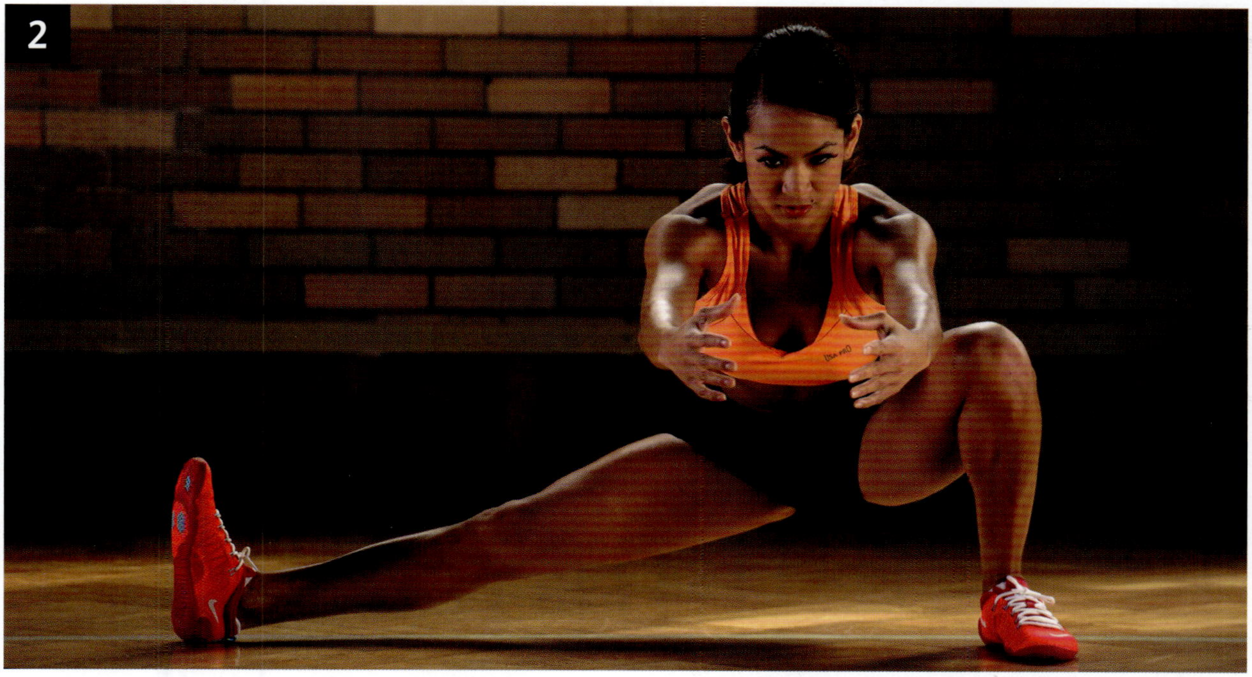

Faites un pas de géant à droite. Votre genou droit fléchit au moins à 90 degrés (plus l'angle est aigu, mieux c'est). Tendez les bras face à vous pour l'équilibre. Tenez 30 secondes avant de revenir au centre. À faire trois fois de chaque côté.

FENTE AU SOL

Si vos muscles fléchisseurs de la hanche sont trop tendus, les exercices n'auront pas l'effet escompté sur vos abdos, fessiers et quadriceps internes. Cela peut causer des blessures, comme les douleurs lombaires, le syndrome de la bandelette ilio-tibiale, ou même la maladie de Sinding-Larsen. La fente au sol est un étirement d'activation qui réveillera, étirera vos fléchisseurs de la hanche et rendra vos séances plus efficaces et préviendra les blessures.

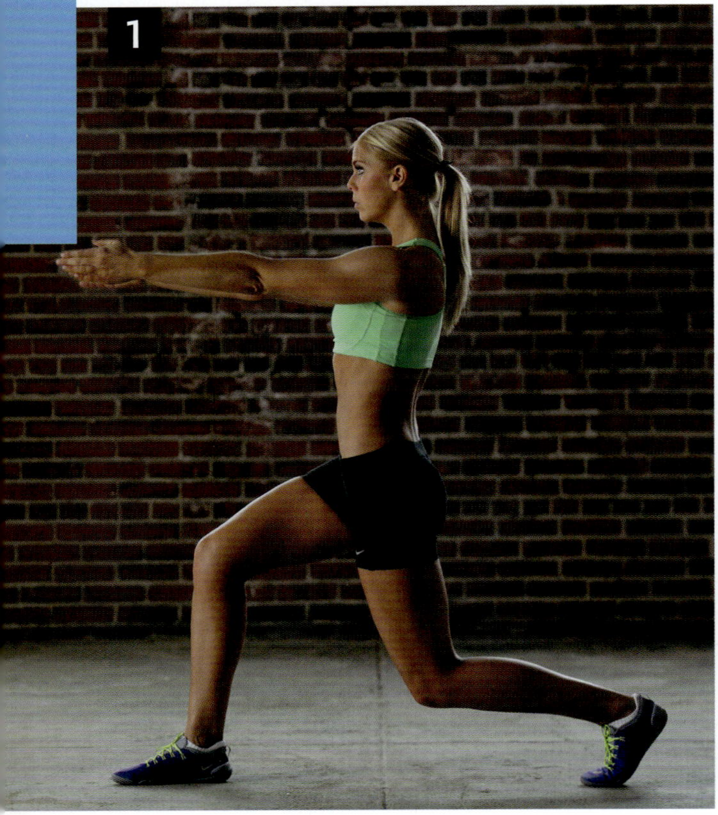

Avec la jambe droite, fendez-vous en avant, le genou à 90 degrés et votre poids sur le talon. Votre genou gauche se trouve sous votre hanche. Levez les bras afin qu'ils soient parallèles au sol. Vos orteils pointent vers l'avant.

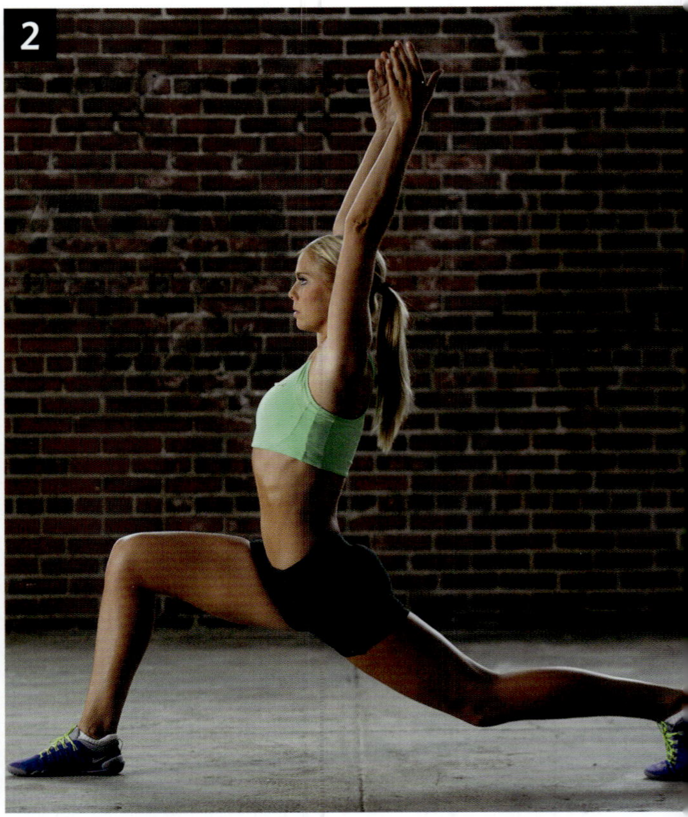

Levez les bras vers le ciel, parallèles à vos oreilles. Reculez et tendez la jambe gauche et laissez les hanches se rapprocher du sol. Gardez la position le temps de deux respirations. Recommencez cinq fois avant de changer de jambe.

ANGLE LATÉRAL ÉTIRÉ

L'angle latéral étiré est une posture de yoga très répandue qui renforce vos cuisses, hanches et chevilles tout en étirant les adducteurs, le dos, les hanches et en ouvrant votre poitrine. Cet étirement peut aussi augmenter votre capacité pulmonaire.

L'ASTUCE DU COACH

Si vous avez du mal à atteindre le sol avec votre main d'appui, posez un objet plat de type brique de yoga en dessous.

1

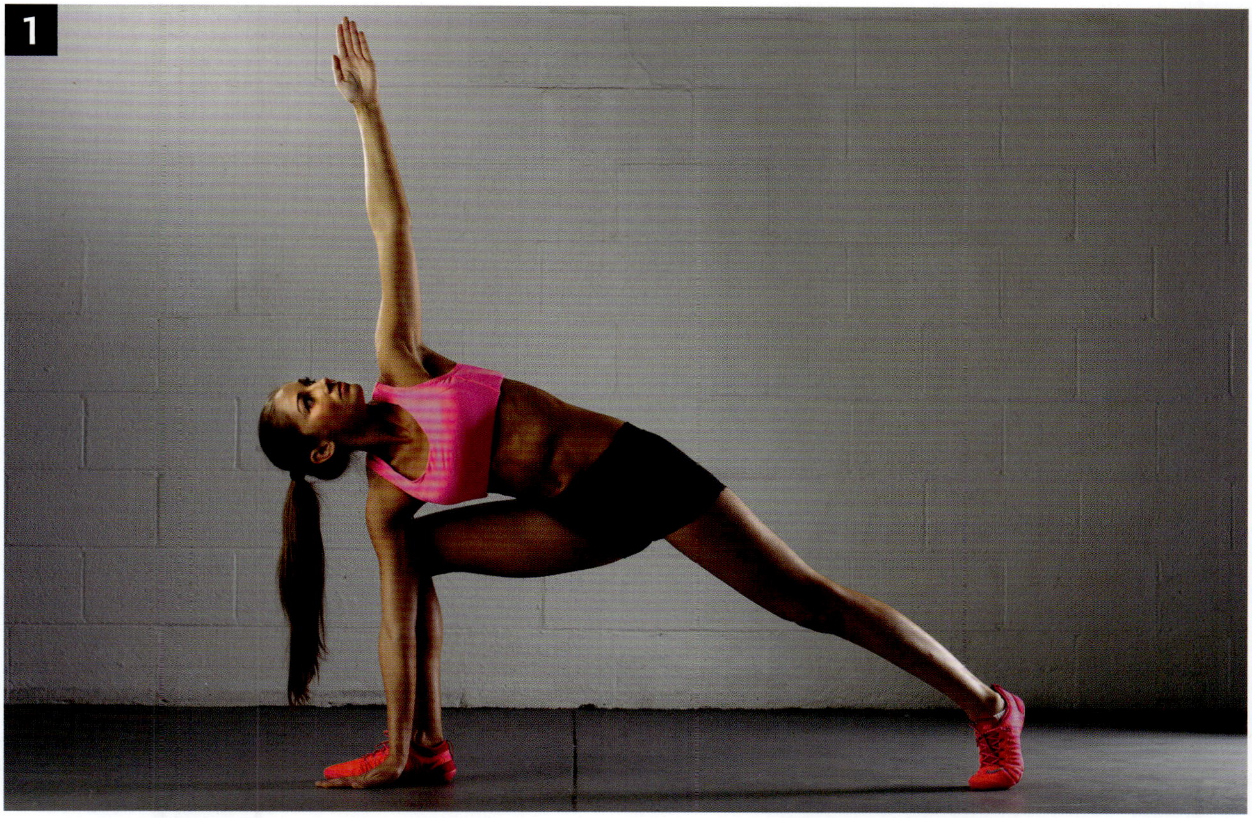

Avec la jambe gauche, faites un pas de géant sur le côté. Fléchissez le genou droit à 90 degrés (cuisse parallèle au sol). Posez la main droite à terre et étirez le bras gauche jusqu'au plafond, en ouvrant votre poitrine. Tenez 30 secondes et changez de côté.

ÉTIREMENT INTENSE DES CÔTÉS

L'étirement intense des côtés est une position penchée en avant et asymétrique connue dans le yoga sous le nom de *parsvottanasana*. C'est un excellent étirement pour le tendon du jarret qui protège les lombaires.

L'ASTUCE DU COACH

Autorisez-vous un très léger fléchissement du genou avant pour éviter une pression inutile sur l'articulation et les ligaments. Si besoin, placez vos mains sur le tibia de cette même jambe pour plus de stabilité.

1

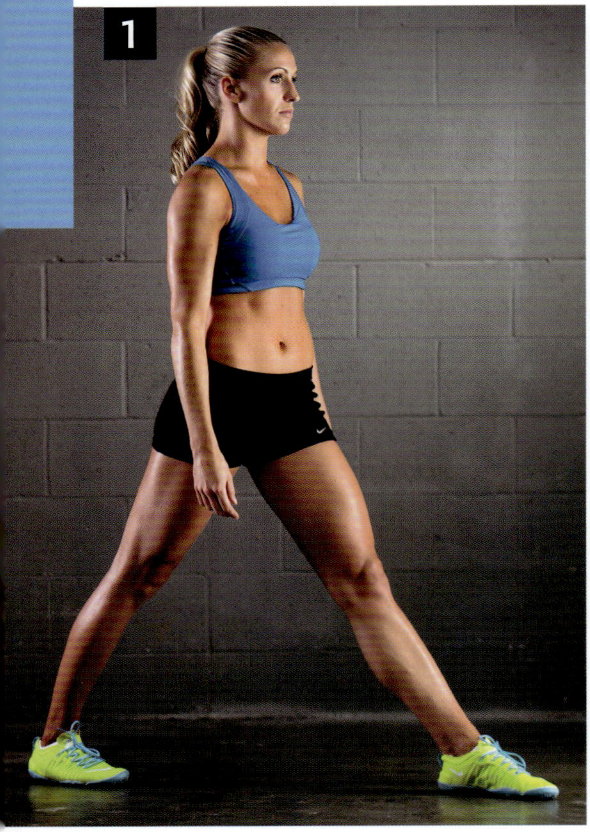

Tenez-vous droite, les bras ballants et les pieds écartés plus large que les épaules. Du pied gauche, faites un pas de géant en avant (tous les orteils pointent vers l'avant).

2

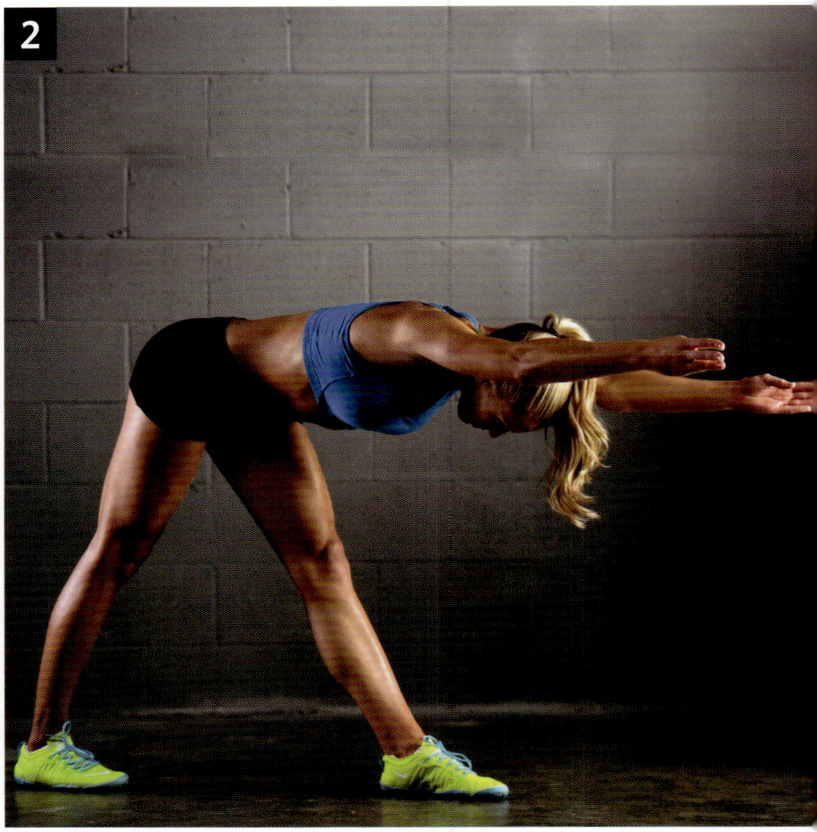

Penchez-vous lentement en avant en gardant votre colonne vertébrale la plus droite possible. Avancez la hanche droite pour faire un angle droit avec le pelvis, puis allez chercher loin devant avec les bras. Torse horizontal, les tendons du jarret sont actifs. Tenez 30 secondes (entre 5 et 10 respirations). Changez de côté.

OUVRE-HANCHES

L'ouverture des hanches comporte de nombreux avantages : soulager les douleurs dorsales, améliorer votre démarche et la circulation. Elle étire les adducteurs, le bas du dos, la base de la colonne et les hanches. En décontractant les muscles des hanches (les psoas majeurs et les iliaques) vous évitez les blessures et améliorer vos performances.

1

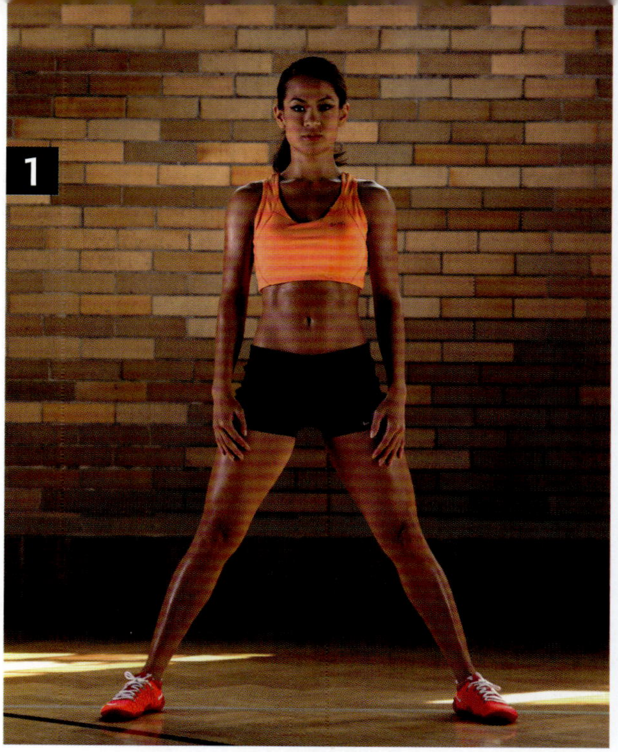

Tenez-vous droite, les bras relâchés sur le côté et les jambes écartées plus large que les épaules. Tournez les pieds vers l'extérieur pour ouvrir les hanches.

2

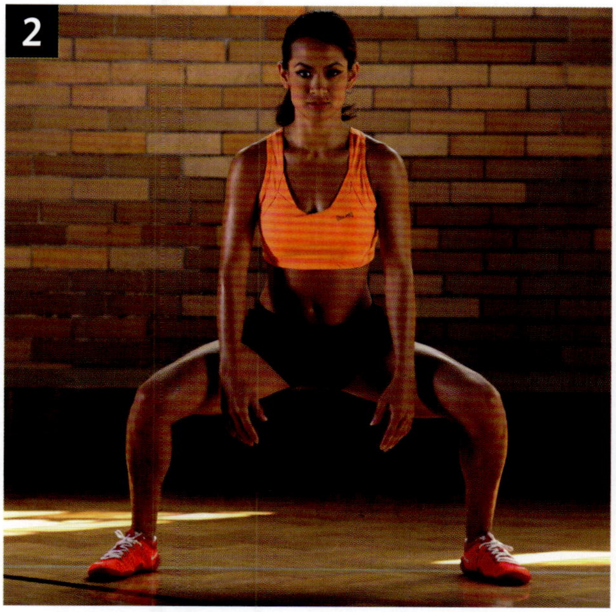

Fléchissez les genoux, les hanches se rapprochent du sol, le plus bas possible tout en gardant la colonne longue et droite. Les genoux sont juste au-dessus des pieds, pas en dedans.

3

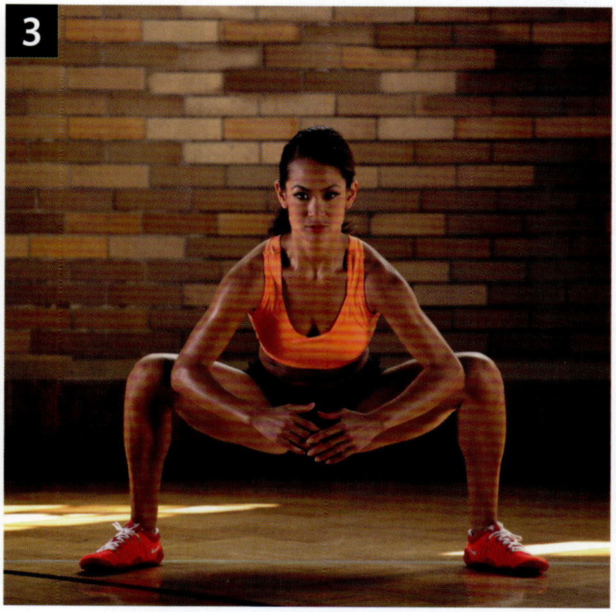

Ramenez vos coudes à l'intérieur de vos cuisses et poussez légèrement vers l'extérieur. Tenez 30 secondes en respirant profondément. Répétez 3 fois.

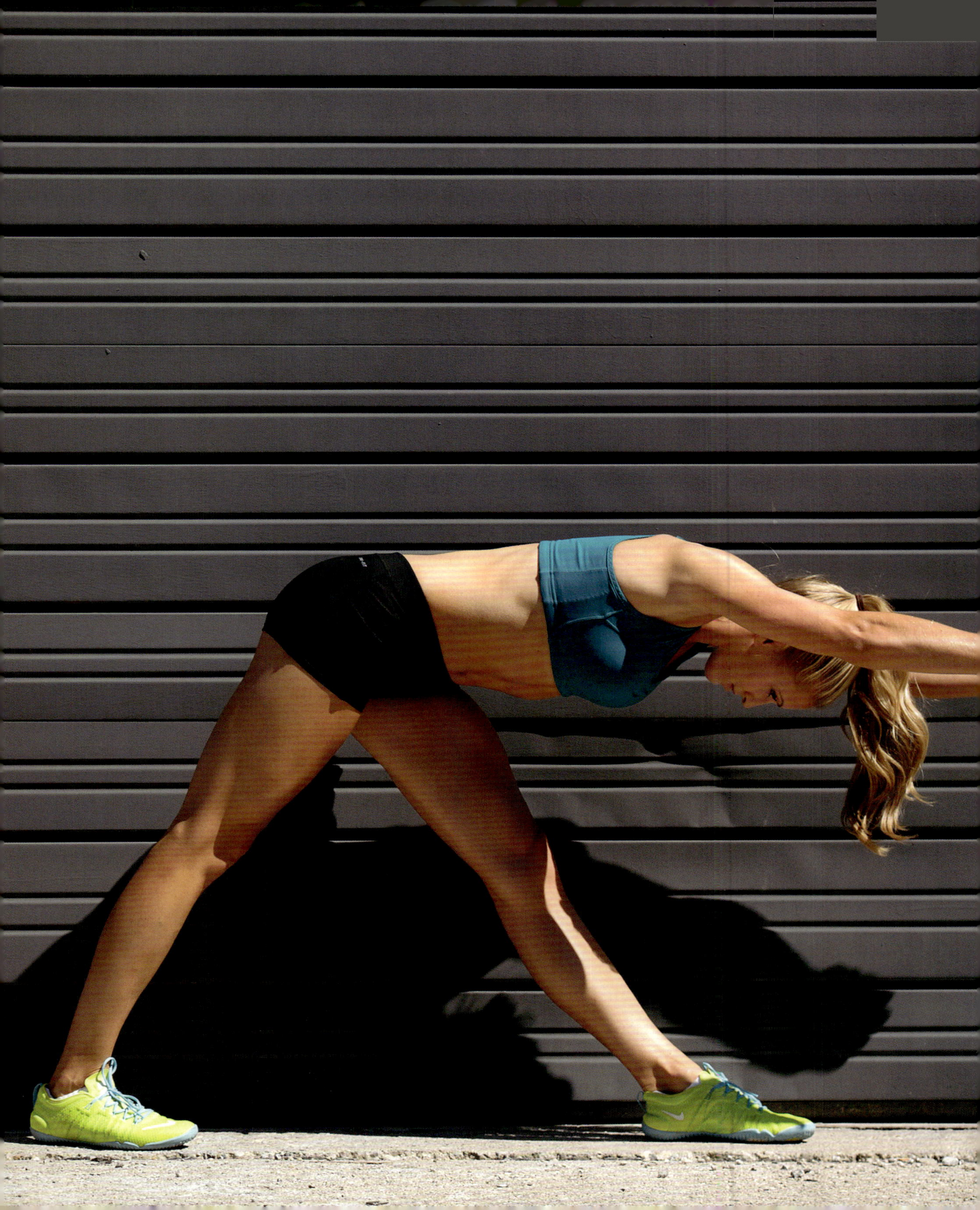

03

ENCHAÎNEMENTS HIIT POUR DÉBUTER

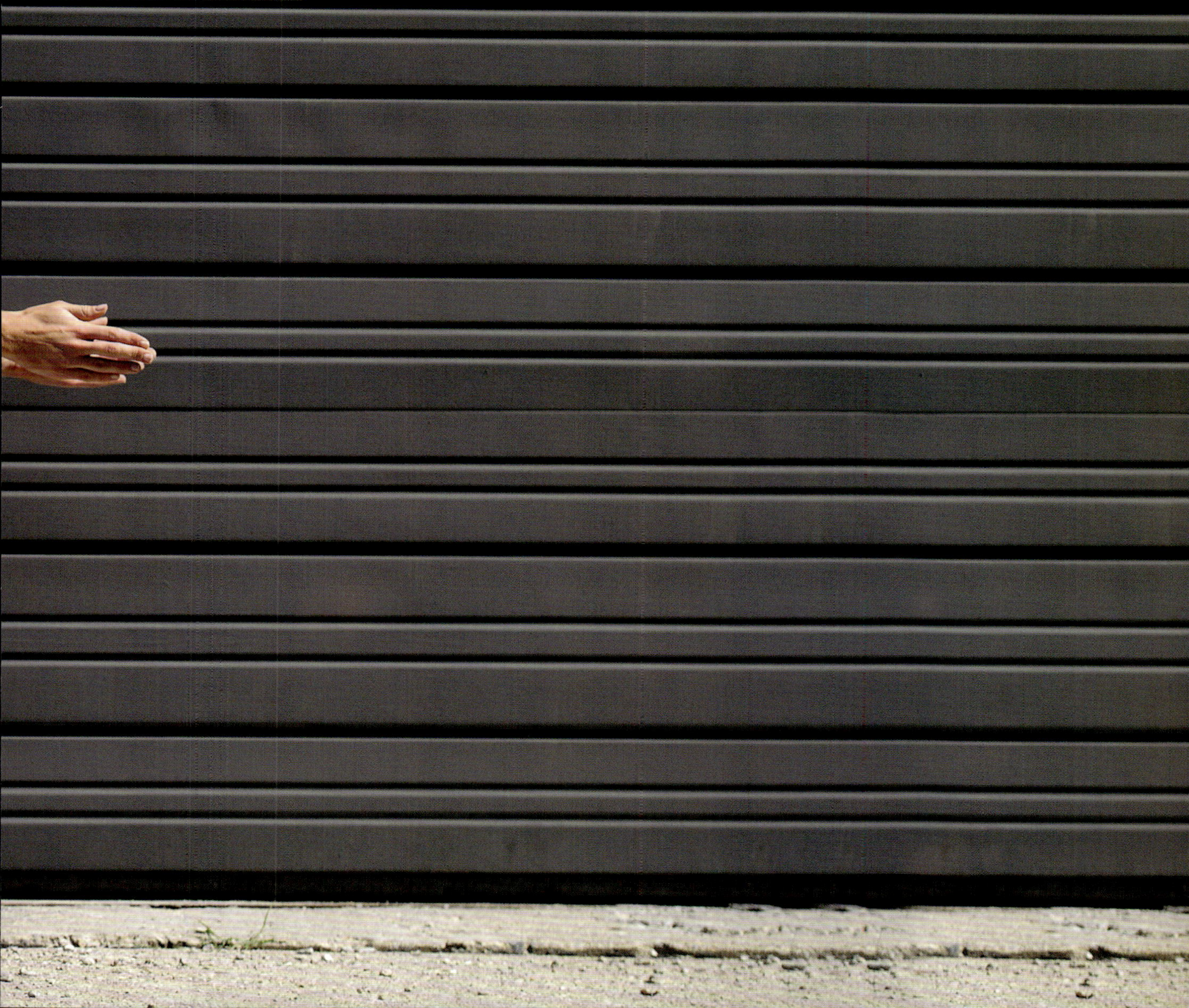

NIVEAU 1 : ENCHAÎNEMENTS POUR DÉBUTER

C'est avec ces cinq enchaînements que vous ferez vos premiers pas de HIITeuse. Vous y trouverez des exercices de base et des formats d'enchaînements classiques, de la variété, du challenge, mais rien d'impossible. Le niveau 1 vous guide avec des exercices à faible impact, des enchaînements courts, et des périodes de récup plus longues. Et souvenez-vous : la précision du geste avant tout.

FACIL'HIIT

TEMPS TOTAL : 9 min

Ces quatre exercices HIIT simples et classiques font travailler le corps entier sur un rapport travail-repos à 2/1. Vous travaillerez donc deux fois plus que vous ne vous récupérerez. Allez-y à fond, et amusez-vous bien !

Répétez l'enchaînement trois fois de suite, avec 1 minute de repos entre.

L'ASTUCE DU COACH

Pour les squats et les pompes, la profondeur du geste est plus importante que la vitesse. Si besoin, faites vos pompes à genoux.

	EFFORT	REPOS
SPRINT	0:20	0:10
SQUAT	0:20	0:10
JUMPING JACK	0:20	0:10
POMPES	0:20	0:10

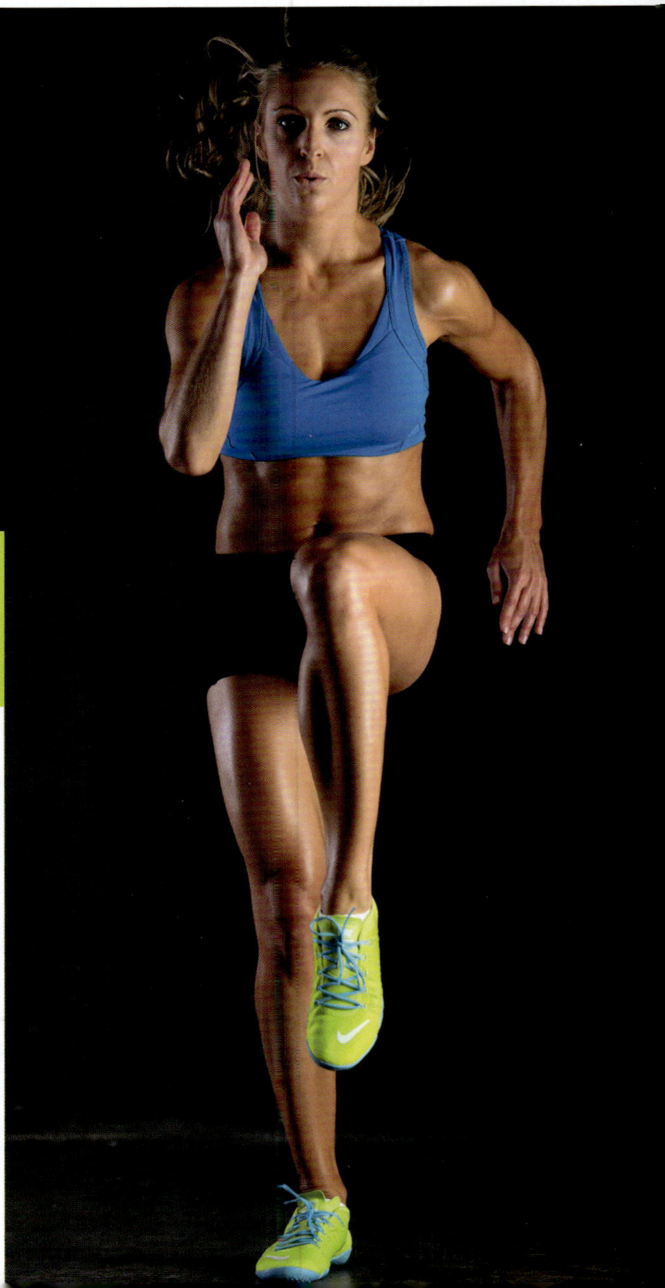

LES QUATRE FANTASTIQUES

TEMPS TOTAL : 7 min 30 s

Le deuxième enchaînement de cette série de niveau 1 vous présente le rapport travail-repos de 4/1 : votre temps d'effort est quatre fois supérieur à votre temps de repos. Ce ratio s'utilise souvent et à tous les niveaux parce qu'il vous oblige à travailler au maximum de votre rythme cardiaque pour une explosion d'effort brève mais intense.

Répétez l'enchaînement trois fois de suite, avec 30 secondes de repos entre chaque.

	EFFORT	REPOS
GENOUX HAUTS	0:30	0:00
SAUT DE SKI	0:30	0:00
SEAL JACK	0:30	0:00
PLANCHE	0:30	0:00

L'ASTUCE DU COACH

Atterrissez tout en souplesse sur les sauts de ski. Vos hanches ne pivotent pas et se fléchissent, ainsi que les genoux et les chevilles pour absorber le choc et faire décélérer le corps.

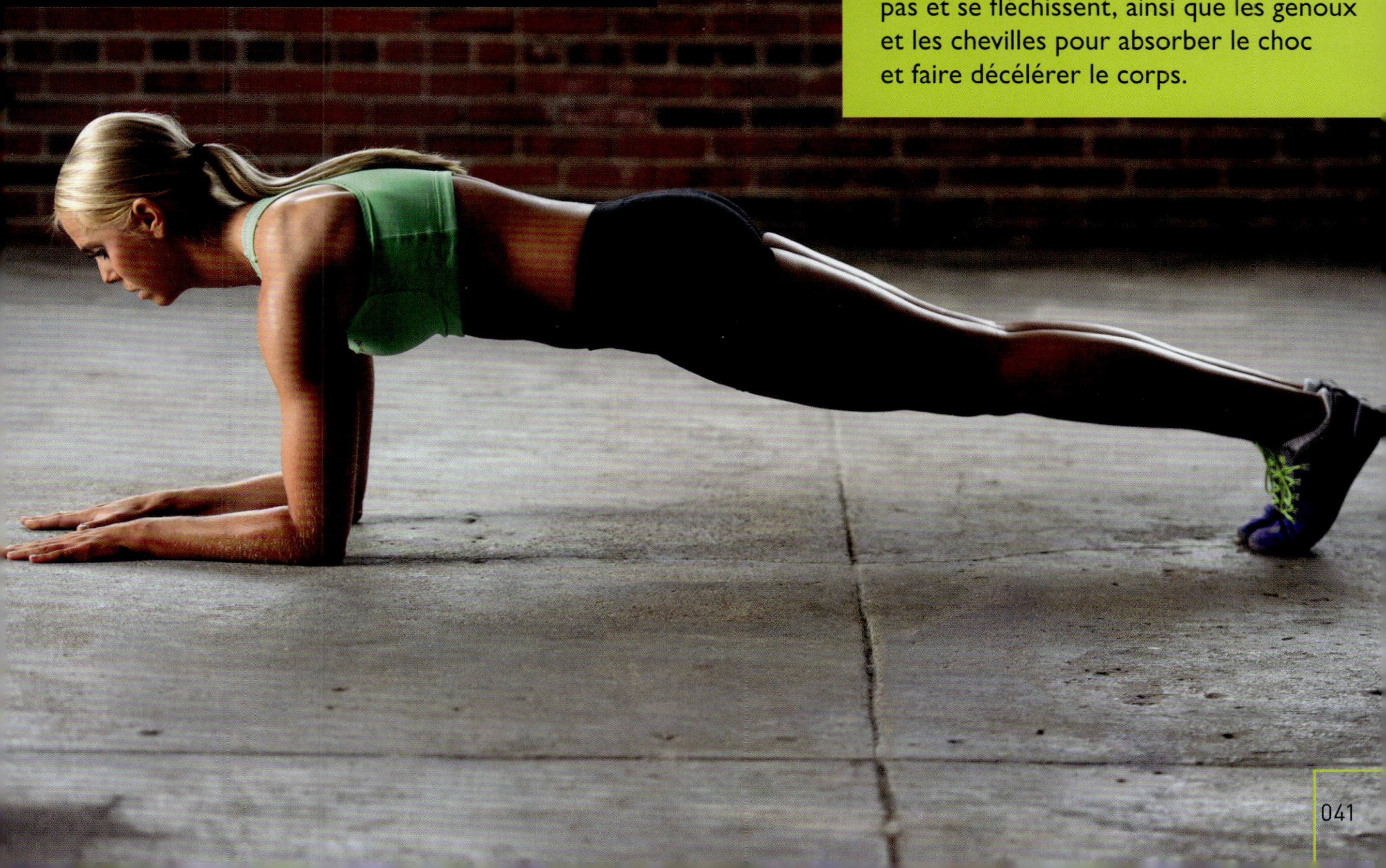

ENDURO

TEMPS TOTAL : 10 min

Le troisième enchaînement de niveau 1 vous familiarisera avec les séances plus longues, basées sur l'endurance musculaire et cardiovasculaire. Elles vous seront très bénéfiques si vous pratiquez un sport qui nécessite un effort soutenu sur une longue période.

Effectuez les 3 rounds dans l'ordre, avec 1 minute de repos entre chaque.

L'ASTUCE DU COACH

Si 4 minutes de haute intensité sans pause ne vous sont pas encore possibles, autorisez-vous 10 secondes entre chaque exercice.

	EFFORT	REPOS
SPRINT	0:30	0:00
SQUAT	0:30	0:00
SEAL JACK	0:30	0:00
POMPES	0:30	0:00
GENOUX HAUTS	0:30	0:00
FENTE INVERSÉE	0:30	0:00
MUMMY KICKS	0:30	0:00
PLANCHE	0:30	0:00

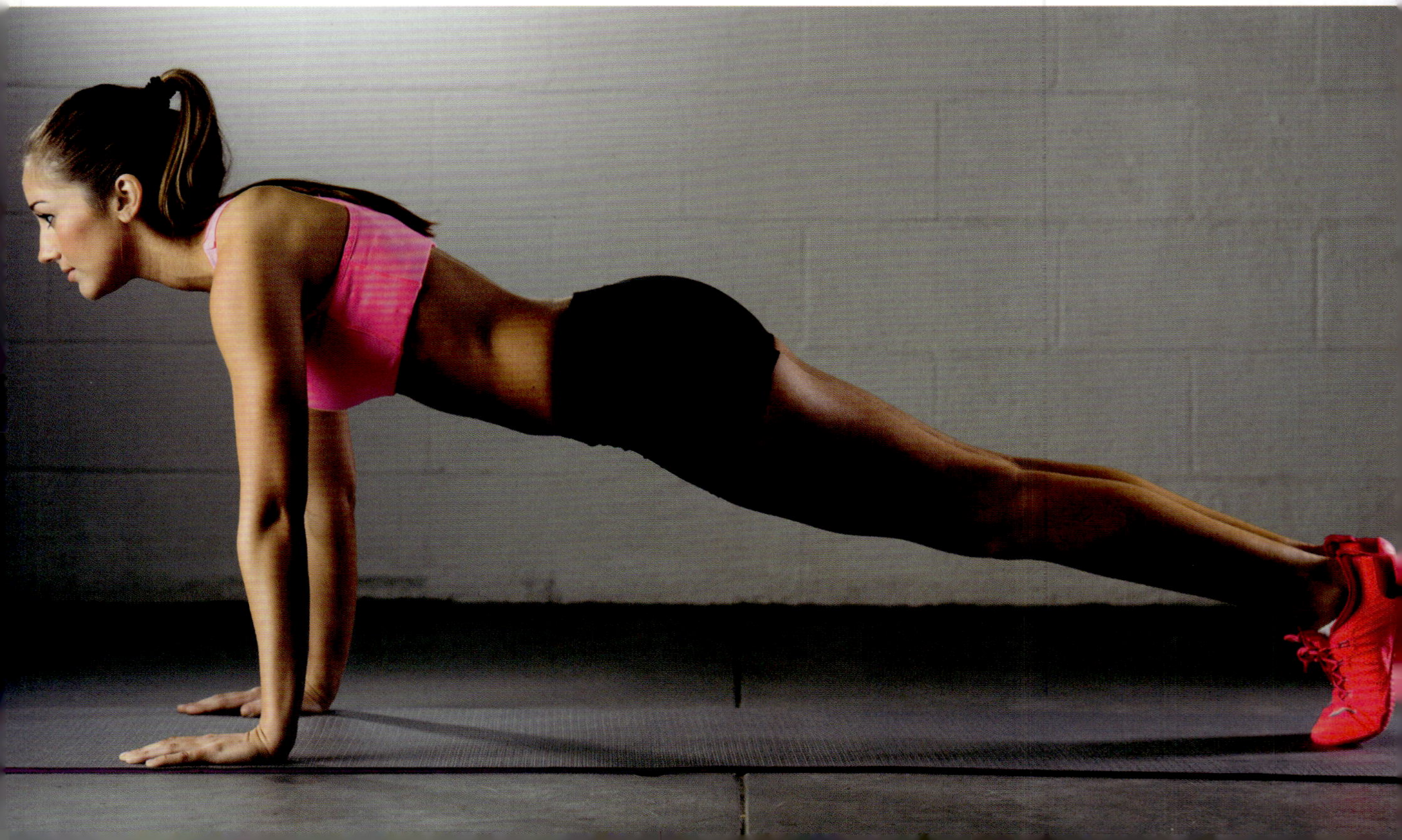

CHAQUE SECONDE COMPTE

TEMPS TOTAL : 12 min

Chaque seconde compte est le quatrième enchaînement de niveau 1. Cette séance en crescendo se divise en 3 rounds de plus en plus éprouvants. Plus vous êtes fatiguée, moins vous aurez de temps de récup. Ces exercices composés sur fond de challenge cardio sont aussi durs physiquement que moralement.

Effectuez les 3 rounds dans l'ordre, avec 1 minute de repos entre chaque.

L'ASTUCE DU COACH

Privilégiez la qualité au détriment de la vitesse, surtout quand la fatigue vous gagne, pour prévenir les blessures.

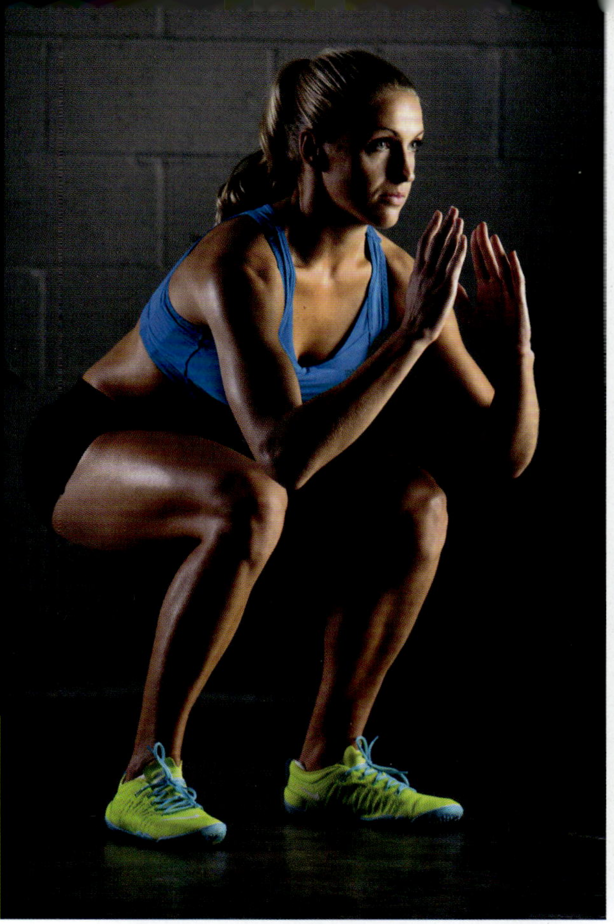

	1er ROUND EFFORT / REPOS	2e ROUND EFFORT / REPOS	3e ROUND EFFORT / REPOS
JUMPING JACK	0:15 / 0:15	0:20 / 0:10	0:30 / 0:00
FENTE LATÉRALE	0:15 / 0:15	0:20 / 0:10	0:30 / 0:00
GRIMPEUR	0:15 / 0:15	0:20 / 0:10	0:30 / 000
X-JACK	0:15 / 0:15	0:20 / 0:10	0:30 / 0:00
SQUAT BRAS TENDUS	0:15 / 0:15	0:20 / 0:10	0:30 / 0:00
POMPES	0:15 / 0:15	0:20 / 0:10	0:30 / 0:00

TRIPLÉ

TEMPS TOTAL : 27 min

Pour cette dernière séance de niveau 1 (la plus longue), trois est le chiffre magique. Chaque set de 3 minutes est à refaire 3 fois.

Effectuez chaque set 3 fois, avec 1 minute de repos entre.

LE CHALLENGE

Si c'est trop facile pour vous, reposez-vous seulement 30 secondes entre chaque set.

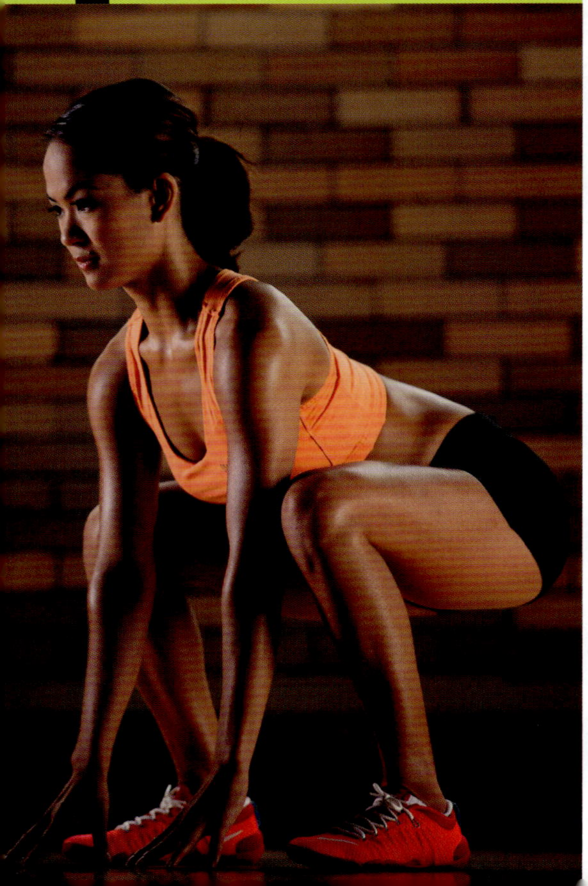

1er SET	EFFORT	REPOS
GENOUX HAUTS	0:30	0:00
SEAL JACK	0:30	0:00
SPRINT	0:30	0:00
CROSS JACK	0:30	0:00

2e SET	EFFORT	REPOS
SQUAT	0:30	0:00
FENTE INVERSÉE	0:30	0:00
SQUAT SIDE-KICK (D)	0:30	0:00
SQUAT SIDE-KICK (G)	0:30	0:00

3e SET	EFFORT	REPOS
MUMMY KICKS	0:30	0:00
POMPES	0:30	0:00
CRUNCH BICYCLETTE	0:30	0:00
PLANCHE	0:30	0:00

NIVEAU 2 : ENCHAÎNEMENTS POUR DÉBUTER

C'est avec ces cinq premiers enchaînements que vous ferez vos premiers pas de HIITeuse. Vous y trouverez des exercices de base et des formats d'enchaînements classiques, de la variété, du challenge, mais rien d'impossible. Le niveau 1 vous met sur les rails avec des exercices à faible impact, des enchaînements courts, et des périodes de récup plus longues. Et souvenez-vous : la précision du geste avant tout.

MÊME PAS MAL

TEMPS TOTAL : 9 min

Le premier enchaînement de niveau 2 fait travailler le corps sur plusieurs plans à la fois. Tout se corse un peu, il vous faudra puiser dans vos réserves et en donner un peu plus.

Répétez l'enchaînement 3 fois de suite, avec 1 minute de repos entre.

	EFFORT	REPOS
CROSS-COUNTRY SEAL	0:30	0:00
BURPEE	0:30	0:00
SQUAT RESSORTS	0:30	0:00
POMPES HINDU	0:30	0:00

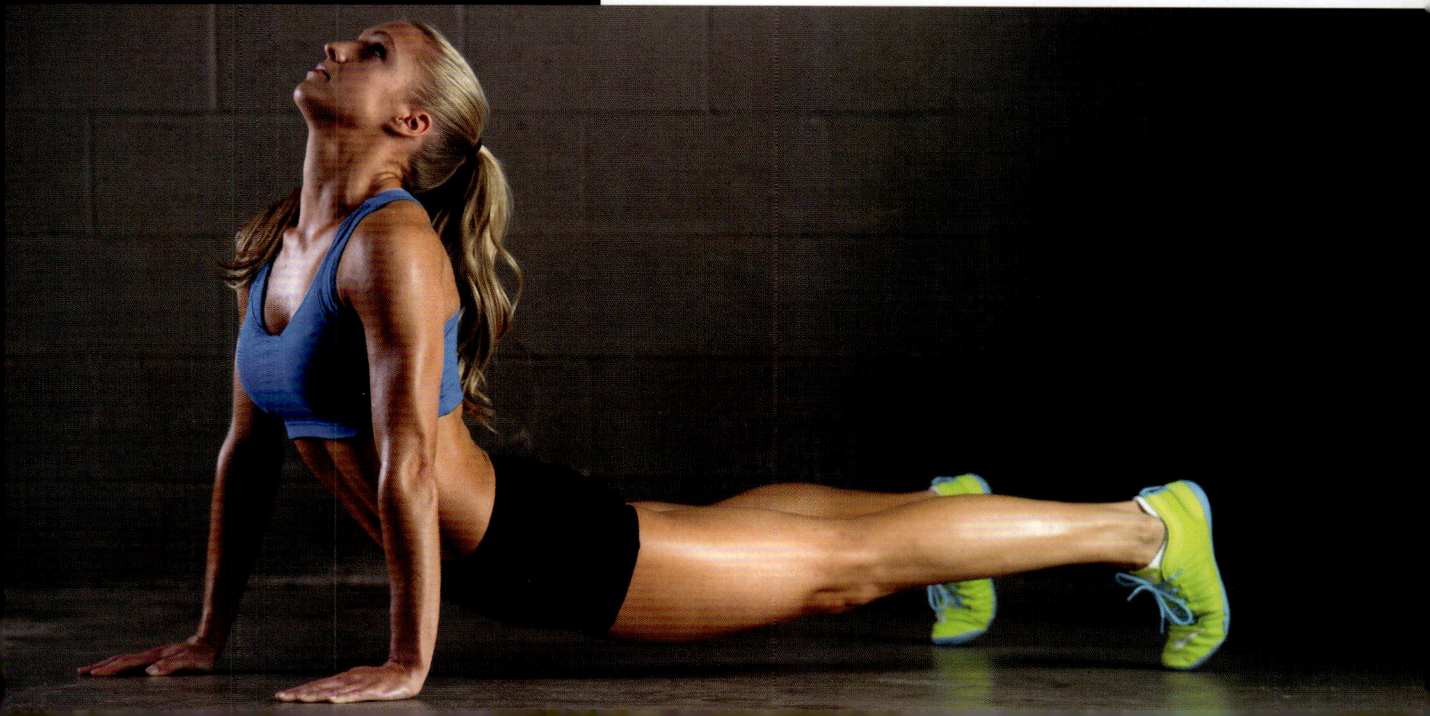

DE BAS EN HAUT

TEMPS TOTAL: 8 min

Ce deuxième enchaînement de niveau 2 se focalise sur la pliométrie, avec des exercices autour du saut: les muscles sont étirés de façon rapide et répétitive, puis contractés, ce qui augmente la puissance musculaire tout en mimant les mouvements de base de beaucoup de sports. Vous serez plus agile, aurez davantage d'équilibre, une meilleure coordination et des performances athlétiques supérieures. Reste à sauter sur l'occasion !

Répétez l'enchaînement 2 fois de suite, avec 30 secondes de repos entre.

	EFFORT	REPOS
PATINEUR	0:20	0:10
SQUAT	0:20	0:10
BURPEE	0:20	0:10
FENTE SAUTÉE	0:20	0:10
MOGUL JUMP	0:20	0:10
SQUAT SAUTÉ	0:20	0:10
POMPES 1-2	0:20	0:10

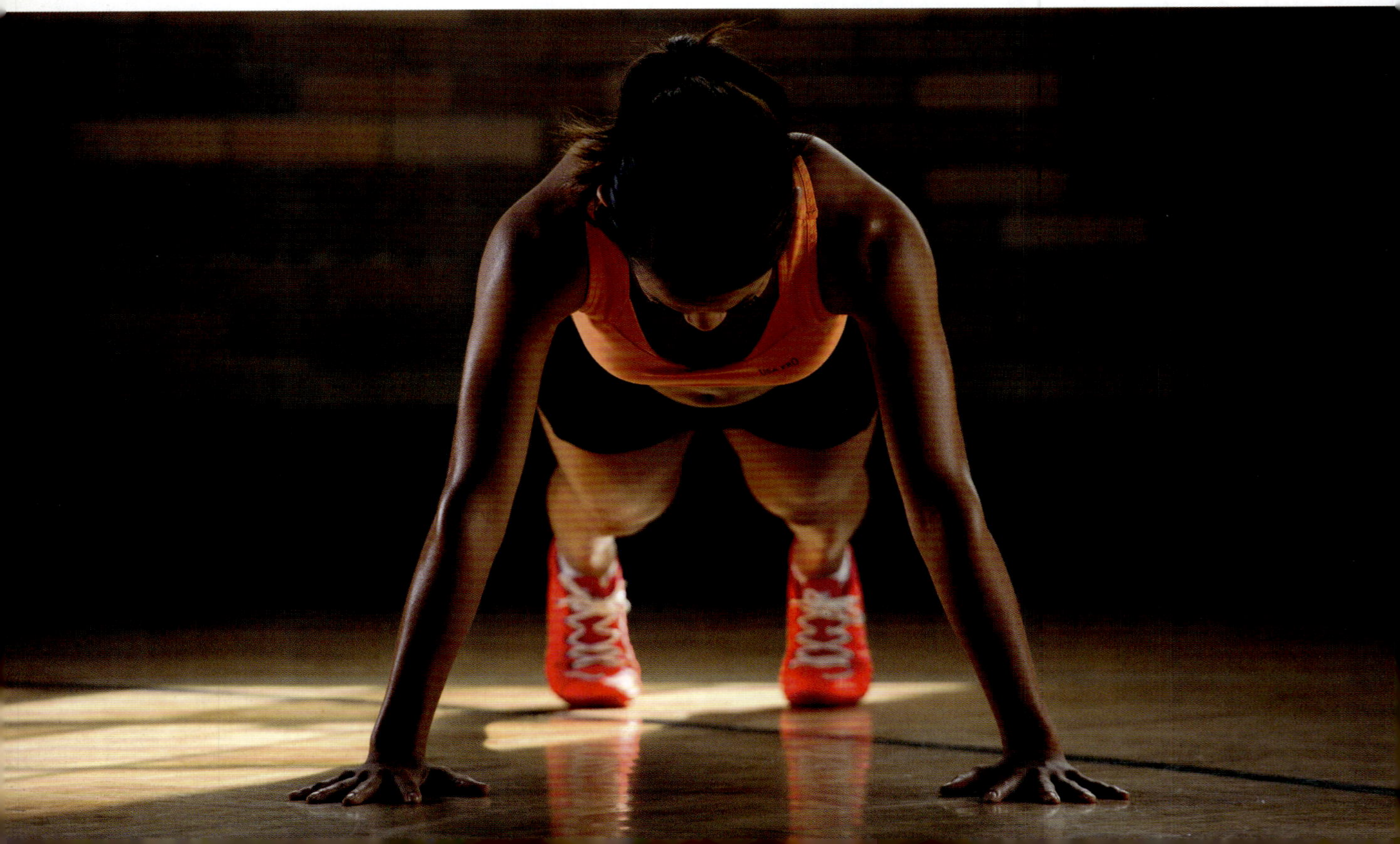

T'AS MAL OU T'ES MAL ?

TEMPS TOTAL : 5 min

Quand vous vous réveillerez demain, vous aurez mal partout et serez fière de vous, ou vous vous sentirez mal à l'idée d'avoir séché l'entraînement ? Avec un rapport travail/repos de 4/1, grand classique du HIIT, vous vous dépensez 4 fois plus longtemps que vous ne vous reposez.

Effectuez chaque set 2 fois, avec 30 secondes de repos entre.

1er SET	EFFORT	REPOS
SPRINT	0:30	0:00
SAUTERELLE	0:30	0:00
X-JACK	0:30	0:00
GRIMPEUR	0:30	0:00

2e SET	EFFORT	REPOS
SQUAT	0:30	0:00
FENTE INVERSÉE	0:30	0:00
SQUAT SAUTÉ	0:30	0:00
FENTE SAUTÉE	0:30	0:00

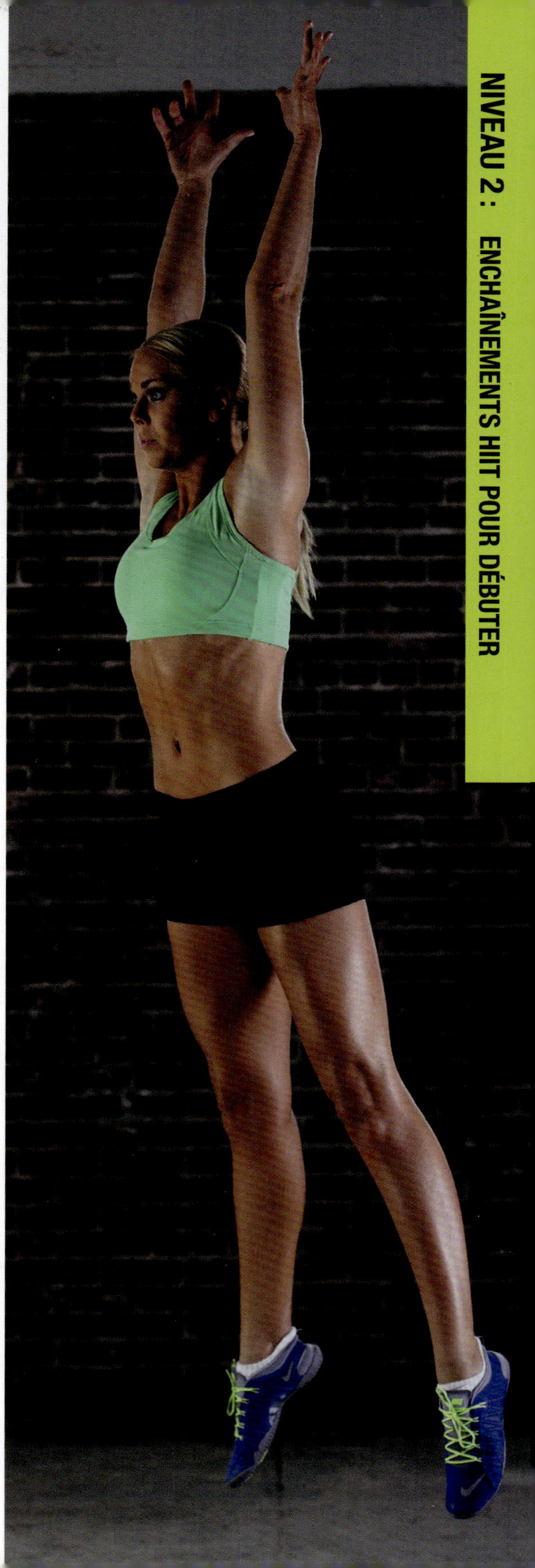

HIIT RÉUSSITE

TEMPS TOTAL : 14 min

Le quatrième enchaînement de niveau 2 augmente un peu la difficulté, avec huit exercices de corps entier conçus pour raffermir et éliminer le superflu. On compte sur vous pour tout donner, c'est la clé d'une réussite maximale.

Répétez l'enchaînement 2 fois de suite, avec 1 minute de repos entre.

	EFFORT	REPOS
SPRINT	0:30	0:15
PATINEUR	0:30	0:15
SQUAT CISEAUX	0:30	0:15
GLISSÉ BALAYÉ	0:30	0:15
POMPES 1-2	0:30	0:15
FENTE LATÉRALE	0:30	0:15
POMPES CROISÉES	0:30	0:15
SPRINTER SIT-UP	0:30	0:15

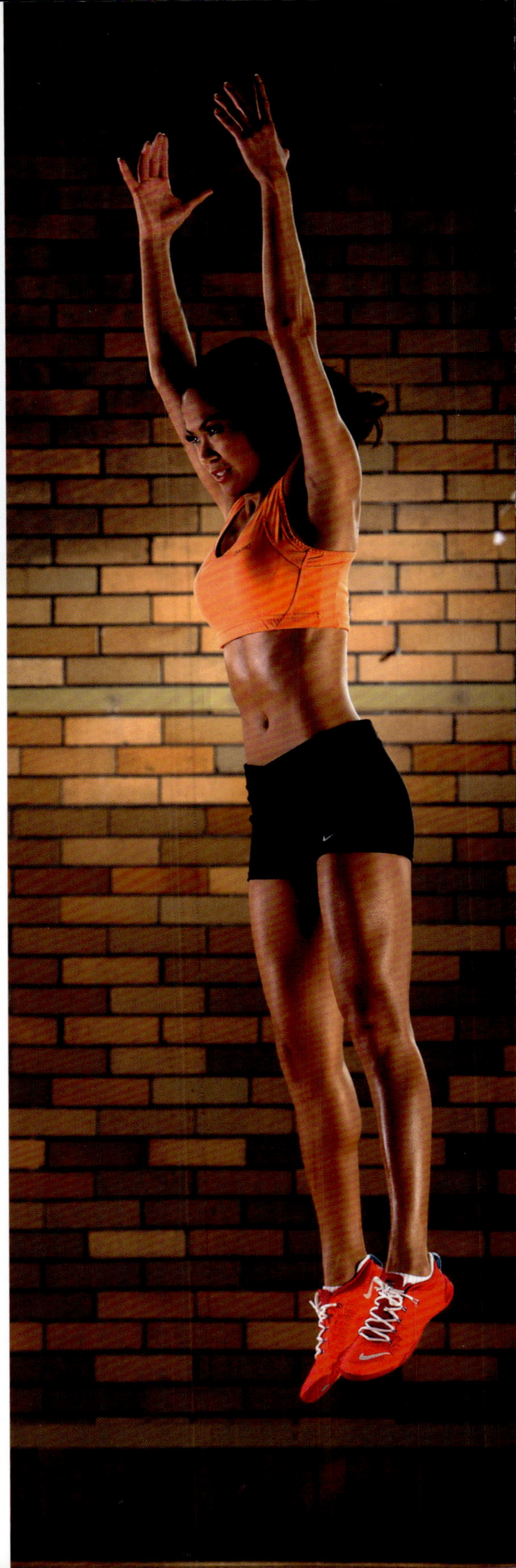

ON S'AGITE, ON S'AGITE !

TEMPS TOTAL : 22 min 30 s

Le dernier enchaînement de niveau 2 est aussi le plus long. Il tonifie, raffermit et renforce, et vous donne une idée de ce qui vous attend au niveau 3.

Effectuez chaque set 3 fois, avec 30 secondes de repos entre.

1er SET	EFFORT	REPOS
JUMPING JACK	0:30	0:00
SQUAT SAUTÉ	0:30	0:00
GLISSÉ BALAYÉ	0:30	0:00
FENTE SAUTÉE	0:30	0:00

2e SET	EFFORT	REPOS
SPRINT	0:30	0:00
T MAJUSCULE (D)	0:30	0:00
BURPEE	0:30	0:00
T MAJUSCULE (G)	0:30	0:00

3e SET	EFFORT	REPOS
ABDOS EN V	0:30	0:00
POMPES 1-2	0:30	0:00
SPRINTER SIT-UP	0:30	0:00
PLANCHE SUPERMAN	0:30	0:00

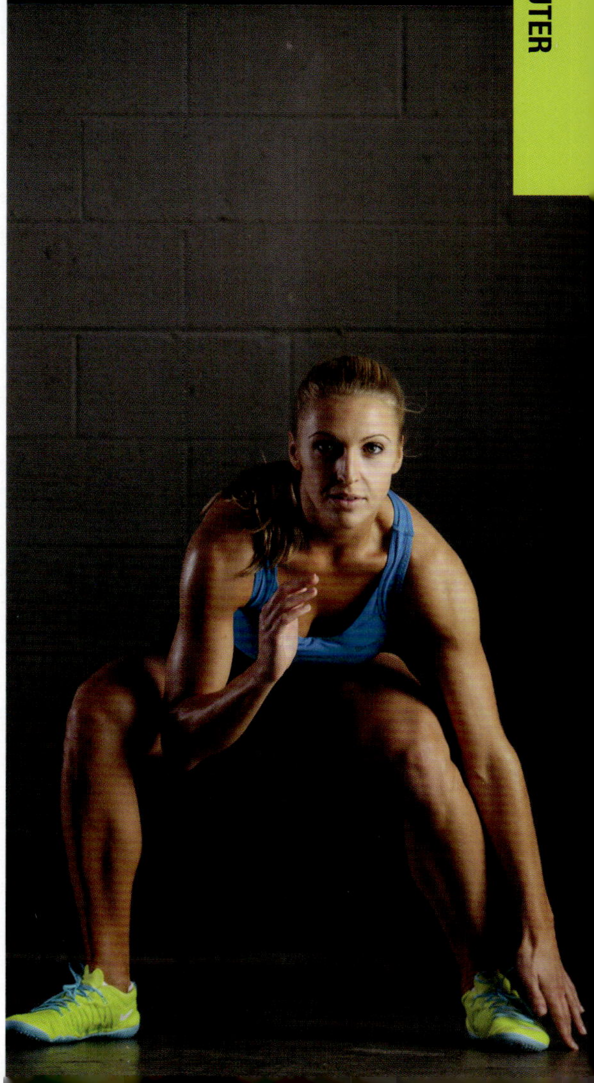

NIVEAU 3 :
ENCHAÎNEMENTS POUR DÉBUTER

Pour se lancer dans le niveau 3, il faut être prête à tout donner. Vous saurez vraiment en quoi consiste le HIIT : ces enchaînements combinent les exercices les plus difficiles avec les temps de repos les plus courts. Un corps d'athlète, ça se mérite !

PLUS RAPIDE, ENDURANTE, EXPLOSIVE !

TEMPS TOTAL : 22 min 30 s

Voilà un enchaînement qui porte bien son nom : de la cardio à un rythme soutenu, un temps d'effort plus long, et comme résultat de la force et de la tonicité.

Effectuez chaque set 3 fois, avec 30 secondes de repos entre.

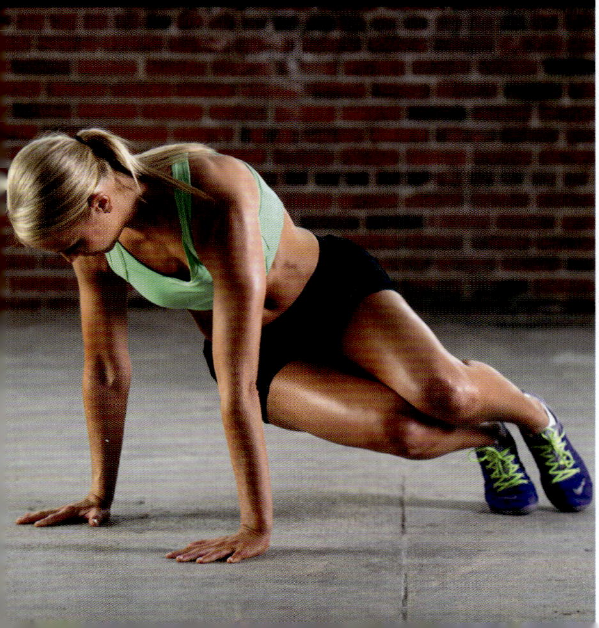

1er SET	EFFORT	REPOS
SPRINT	0:30	0:00
X-JACK	0:30	0:00
SQUAT RESSORTS	0:30	0:00
DANSE DU CRABE	0:30	0:00

2e SET	EFFORT	REPOS
POWER KNEE (D)	0:30	0:00
IN AND OUTS	0:30	0:00
POWER KNEE (G)	0:30	0:00
SPIDERMAN	0:30	0:00

3e SET	EFFORT	REPOS
BURPEE	0:30	0:00
GLISSÉ BALAYÉ	0:30	0:00
SQUAT CISEAUX	0:30	0:00
POMPES 1-2	0:30	0:00

LES TROIS MOUSQUETAIRES

TEMPS TOTAL : 22 min 30 s

Avec le niveau 3, les séances sont plus intenses et les exercices plus complexes. Faites bien attention à la précision de vos mouvements. Allez au bout de vos limites, mais privilégiez la qualité plutôt que la quantité.

Effectuez chaque set 3 fois, avec 30 secondes de repos entre.

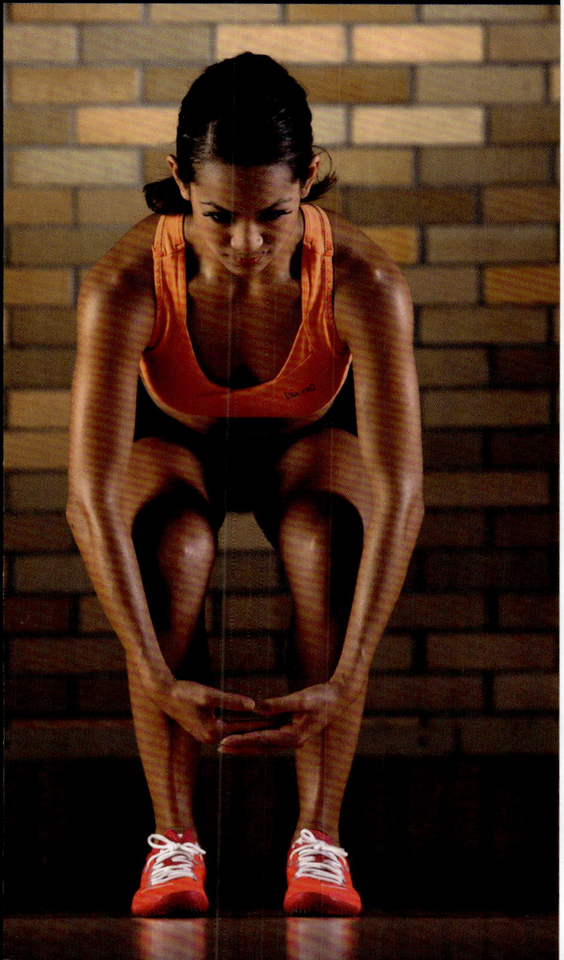

1er SET	EFFORT	REPOS
JUMPING JACK	0:30	0:00
GRIMPEUR	0:30	0:00
MOGUL JUMP	0:30	0:00
ÉTOILE	0:30	0:00

2e SET	EFFORT	REPOS
SQUAT SAUTÉ	0:30	0:00
SQUAT BRAS TENDUS	0:30	0:00
FENTE SAUTÉE	0:30	0:00
SQUAT BRAS TENDUS	0:30	0:00

3e SET	EFFORT	REPOS
POMPES HINDU	0:30	0:00
REACH	0:30	0:00
ABDOS EN V	0:30	0:00
ROTATION RUSSE	0:30	0:00

LA FORME FÉROCE

TEMPS TOTAL : 15 min

Ce troisième enchaînement de niveau 3 maintient la difficulté avec huit exercices sélectionnés pour renforcer votre ceinture abdominale et tonifier vos jambes. Avec un rapport travail-repos de 4/1 votre rythme cardiaque passera la cinquième.

Répétez l'enchaînement 3 fois de suite, avec 1 minute de repos entre.

	EFFORT	REPOS
SPRINT	0:30	0:00
FENTE SAUTÉE	0:30	0:00
SAUTERELLE	0:30	0:00
ÉTOILE	0:30	0:00
SQUAT SAUTÉ	0:30	0:00
BALL PRESS	0:30	0:00
BURPEE LEVÉ DE JAMBES	0:30	0:00
PLANCHE ROTATIVE	0:30	0:00

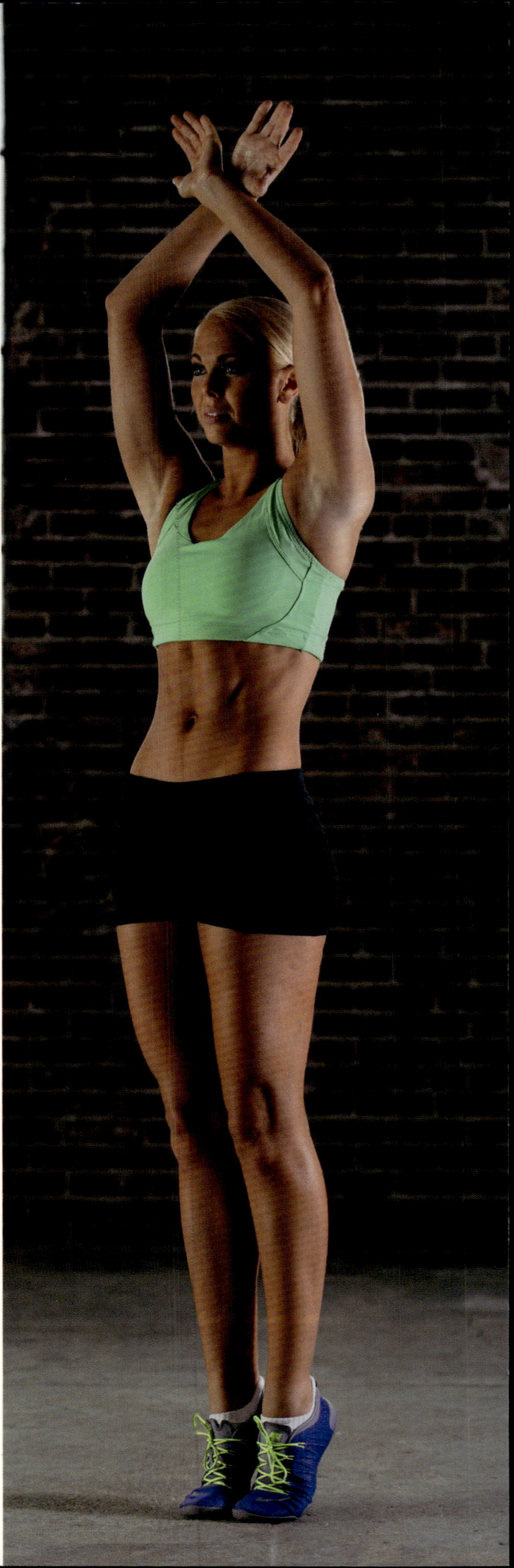

EN PLEIN DANS LE MILLE

TEMPS TOTAL : 15 min

Pour ce quatrième enchaînement de niveau 3, consacré à la ceinture abdominale, la base, le « mille », on associe un rapport travail-repos de 4/1 à de la cardio et des exercices autour du buste. Il faut tout donner, y compris lors du troisième tiers-temps.

Répétez l'enchaînement 3 fois de suite, avec 1 minute de repos entre.

	EFFORT	REPOS
X-JACK	0:30	0:00
POMPES 1-2	0:30	0:00
STAR	0:30	0:00
REACH	0:30	0:00
SQUAT RESSORTS	0:30	0:00
POMPES HINDU	0:30	0:00
DANSE DU CRABE	0:30	0:00
ABDOS IN & OUT	0:30	0:00

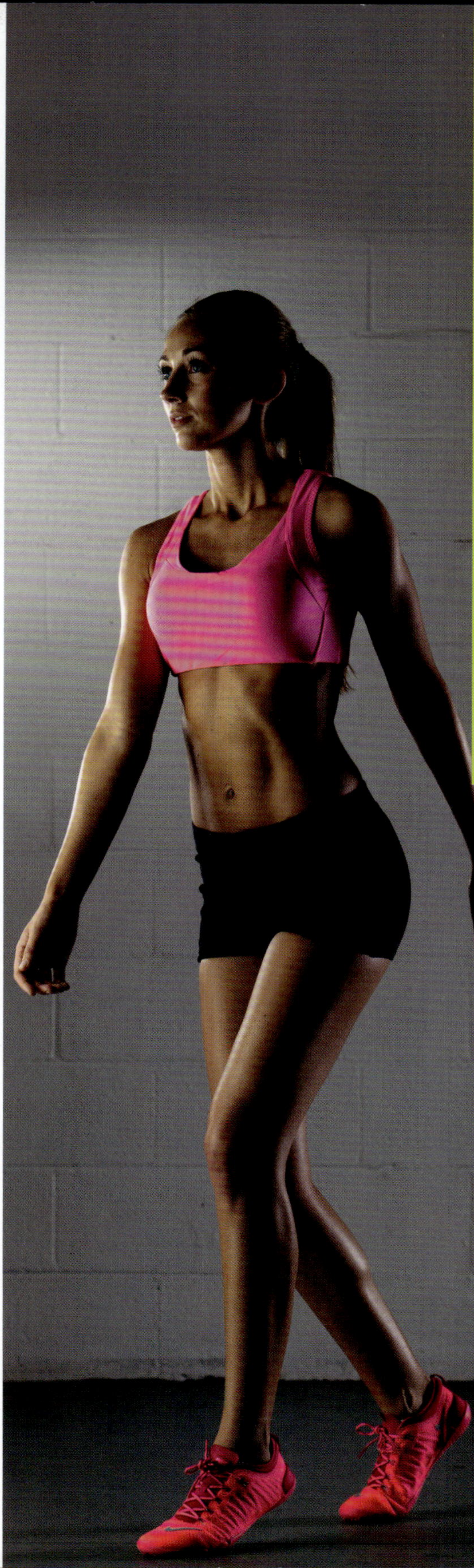

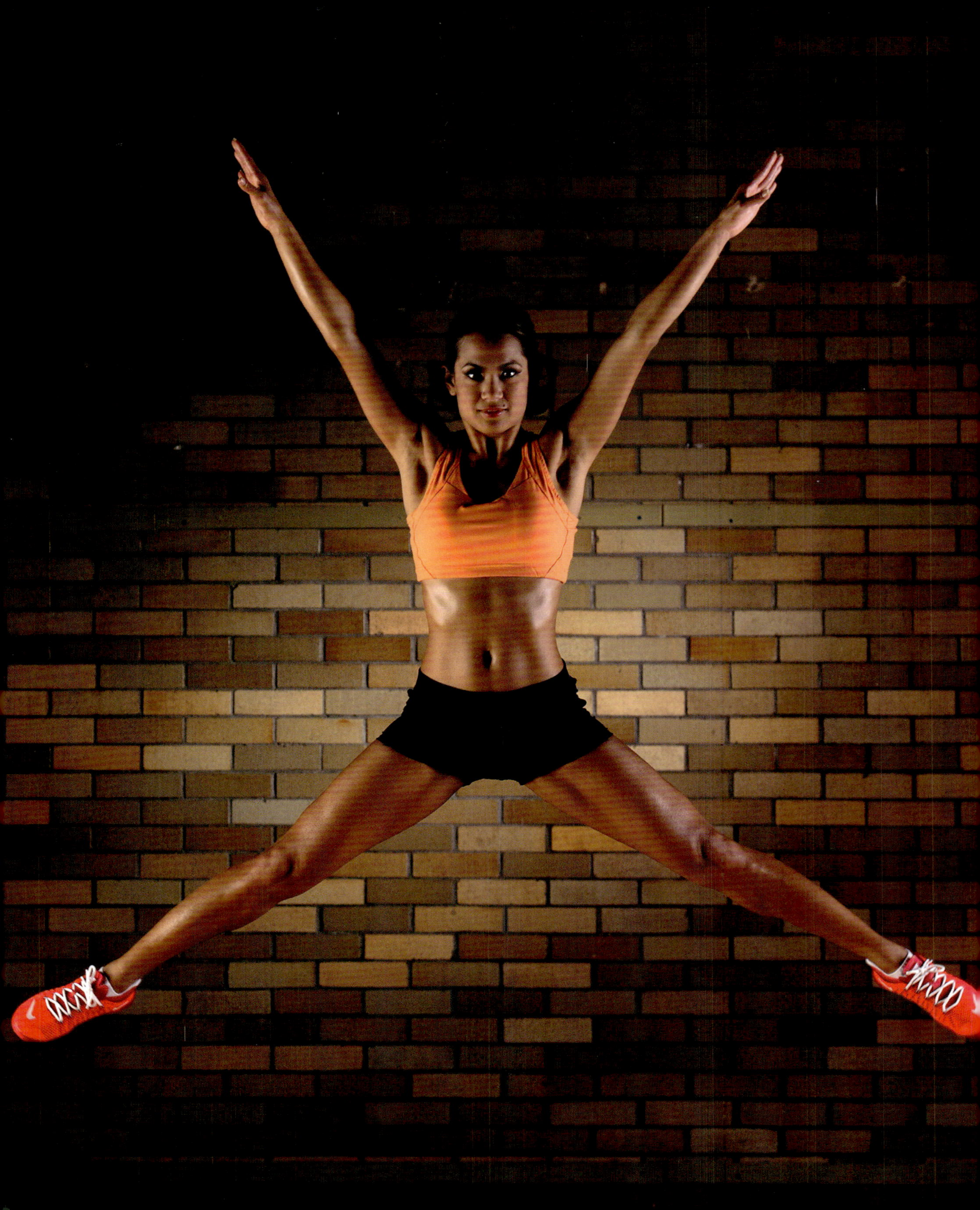

BOMBE À RETARDEMENT

TEMPS TOTAL : 40 min

Ce dernier enchaînement de niveau 3 se déroule en quatre sets et vise à développer votre endurance, le tout afin de vous préparer à tous les challenges que le HIIT va vous apporter ensuite.

Faites le premier set 1 fois, puis les suivants 3 fois chacun, avec 1 minute de repos entre chaque set.

1er SET (1 ROUND)

	EFFORT	REPOS
X-JACK	0:30	0:00
POMPES 1-2	0:30	0:00
ÉTOILE	0:30	0:00
REACH	0:30	0:00
SQUAT RESSORTS	0:30	0:00
POMPES HINDU	0:30	0:00
DANSE DU CRABE	0:30	0:00
ABDOS IN & OUT	0:30	0:00

2e SET (3 ROUNDS)

	EFFORT	REPOS
JUMPING JACK	0:30	0:00
GRIMPEUR	0:30	0:00
MOGUL JUMP	0:30	0:00
FENTE LATÉRALE	0:30	0:00

3e SET (3 ROUNDS)

	EFFORT	REPOS
SQUAT SAUTÉ	0:30	0:00
SQUAT BRAS TENDUS	0:30	0:00
SQUAT CISEAUX	0:30	0:00
SQUAT BRAS TENDUS	0:30	0:00

4e SET (3 ROUNDS)

	EFFORT	REPOS
POMPES	0:30	0:00
PONT INVERSÉ	0:30	0:00
ABDOS EN V	0:30	0:00
ROTATION RUSSE	0:30	0:00

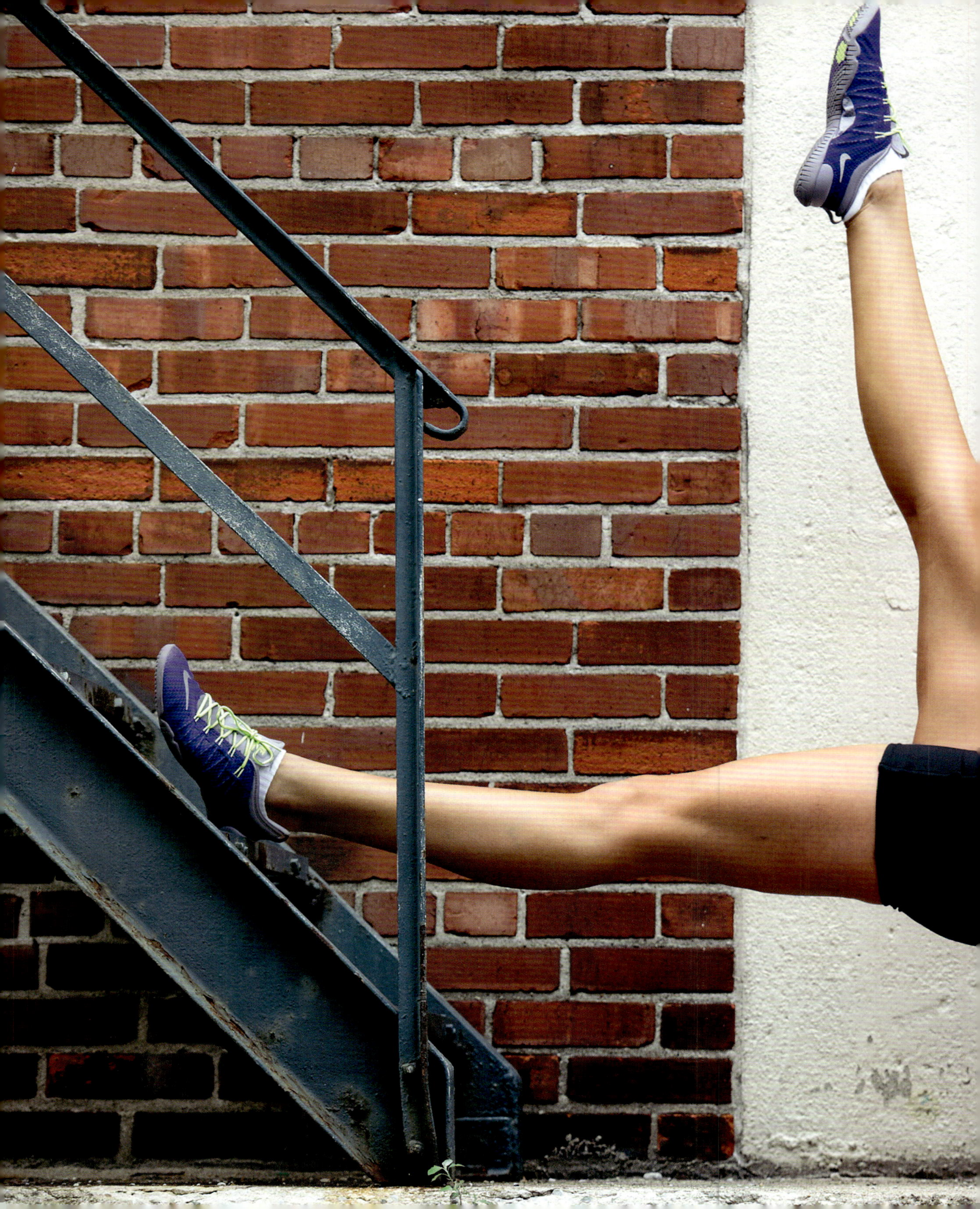

04

ENCHAÎNEMENTS HARDCORE

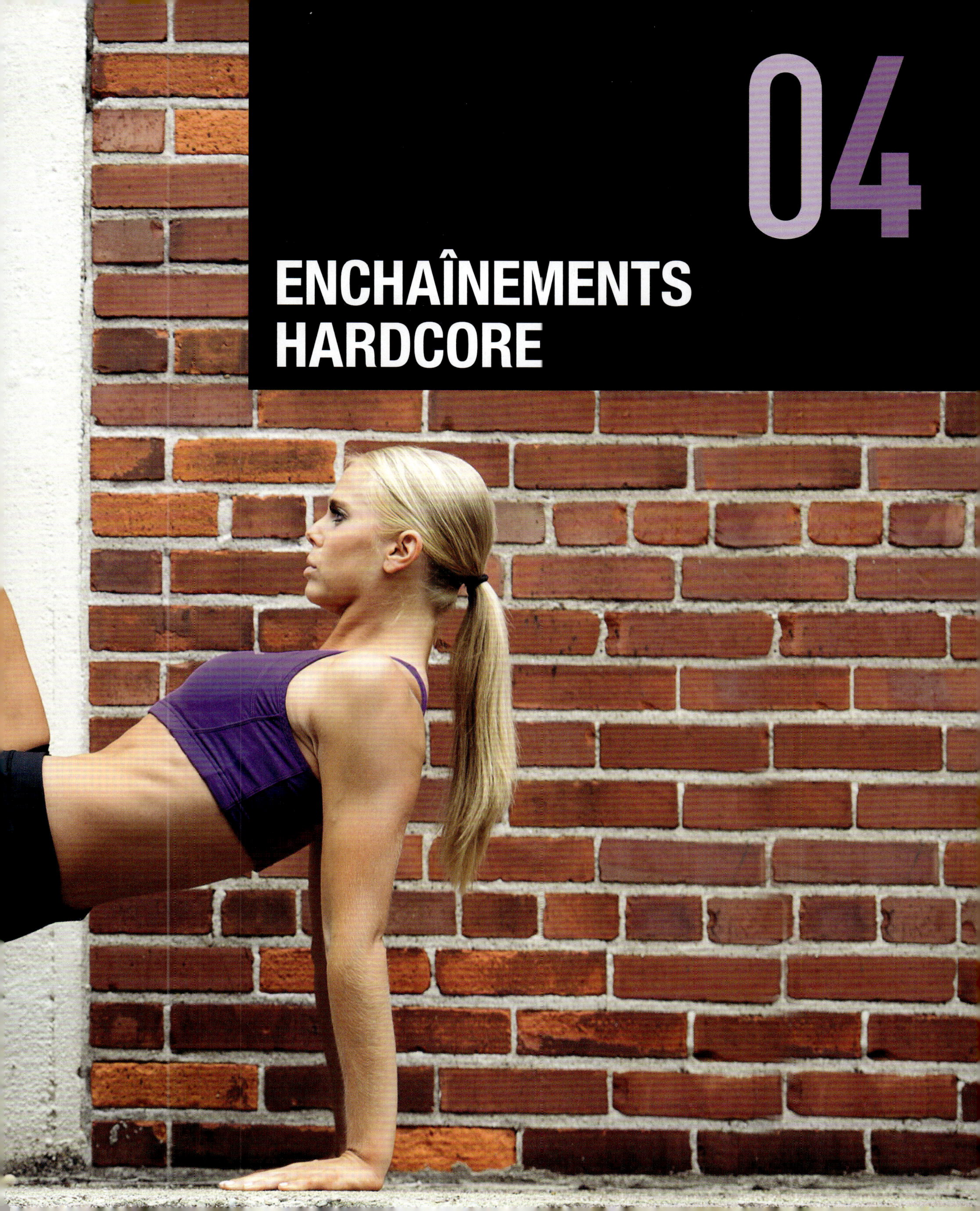

JUST DO HIIT !

Voilà un enchaînement simple et amusant qui saura vous faire transpirer tout en réunissant trois fondamentaux du HIIT : le sprint, le squat et le burpee. Poussez votre rythme cardiaque au max et souvenez-vous : on n'a rien sans rien. Bonne chance !

Reposez-vous 1 minute entre chaque round.

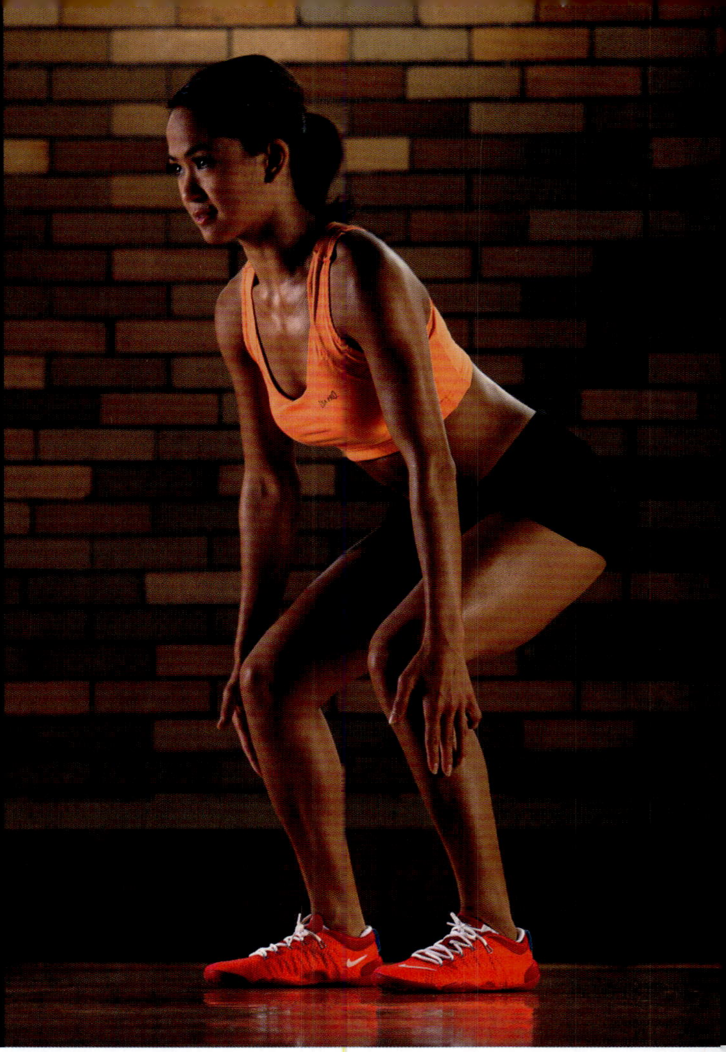

	EFFORT	REPOS
SPRINT	0:20	0:00
SQUAT	0:20	0:00
BURPEE	0:20	0:00

NIVEAU 1 - 4 ROUNDS

TEMPS TOTAL : 8 min

NIVEAU 2 - 8 ROUNDS

TEMPS TOTAL : 16 min

NIVEAU 3 - 12 ROUNDS

TEMPS TOTAL : 24 min

L'ENFER DES JAMBES

Cet enchaînement donne à vos jambes beaucoup de fil à retordre : les exercices ciblent les mollets, l'arrière des cuisses et les fessiers. Vos jambes gagnent en puissance et en définition. Le rapport travail-repos de 4/1 ne vous facilitera pas les choses, mais vous le remercierez !

Reposez-vous 30 secondes entre chaque round.

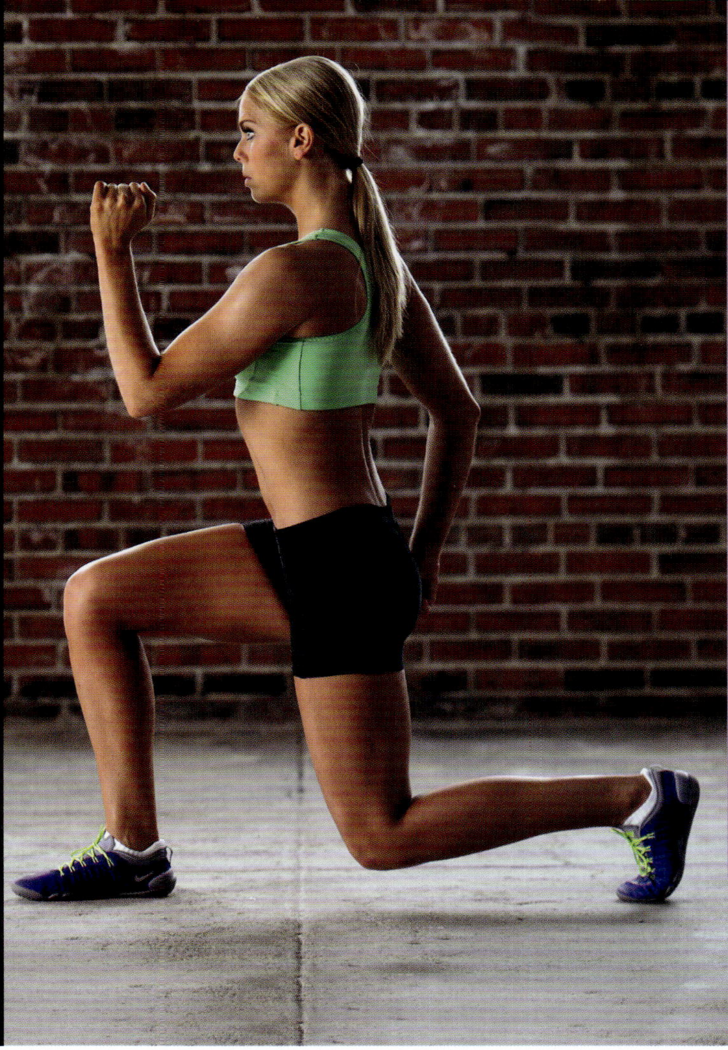

	EFFORT	REPOS
SQUAT	0:30	0:00
FENTE INVERSÉE	0:30	0:00
FENTE SAUTÉE	0:30	0:00
SQUAT SAUTÉ	0:30	0:00

NIVEAU 1 - 2 ROUNDS
TEMPS TOTAL : 5 min

NIVEAU 2 - 3 ROUNDS
TEMPS TOTAL : 7 min 30 s

NIVEAU 3 - 4 ROUNDS
TEMPS TOTAL : 10 min

TEMPÊTE CORPORELLE

Cet enchaînement comporte des exercices composés très courants. En travaillant ensemble plusieurs groupes musculaires, vous faites exploser le thermostat de votre four à calories, la masse grasse est carbonisée, et les muscles en profitent pour se tonifier, se redessiner et se renforcer.

Quel que soit votre niveau, à faire une seule fois.

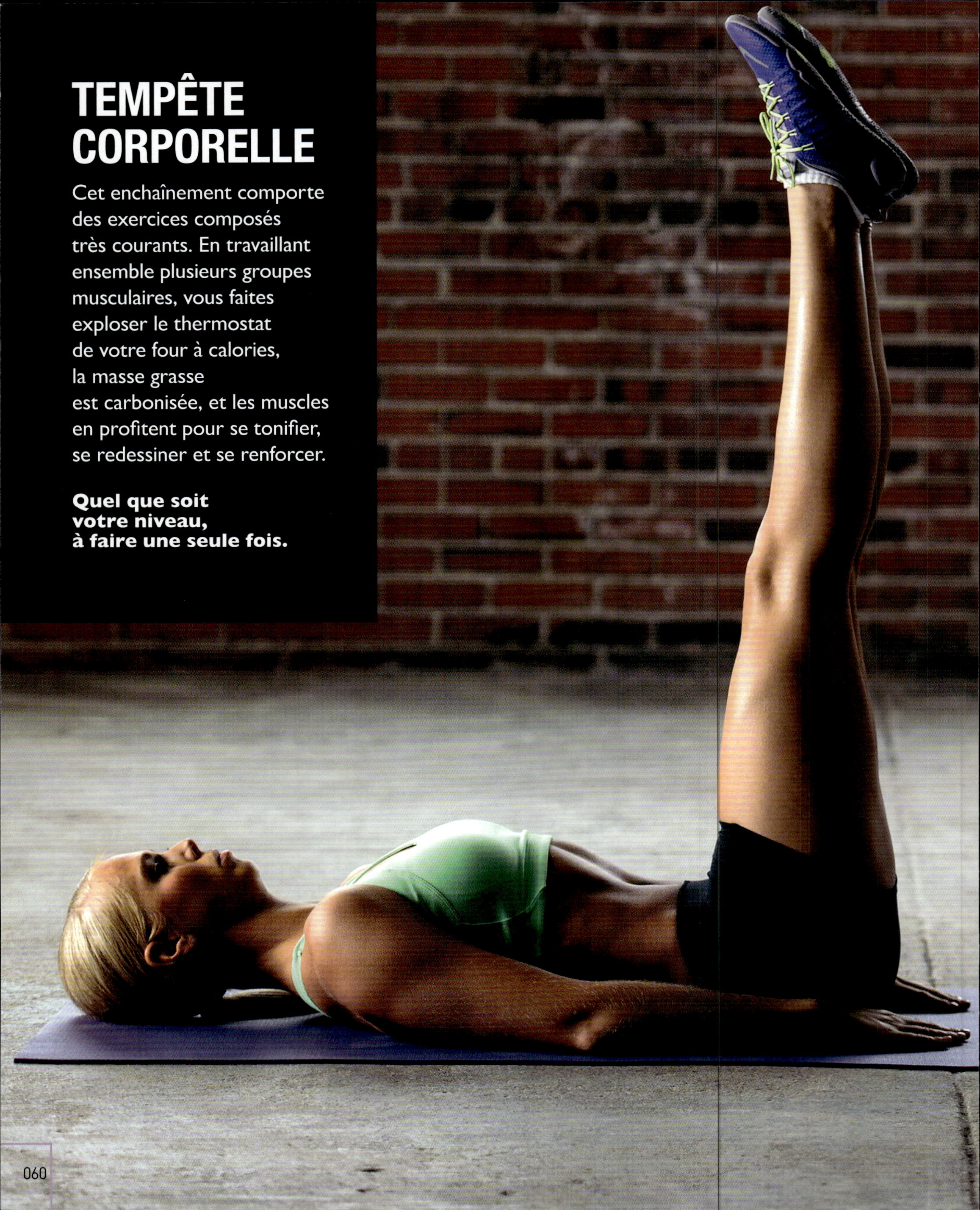

	NIVEAU 1 EFFORT / REPOS	NIVEAU 2 EFFORT / REPOS	NIVEAU 3 EFFORT / REPOS
SPRINT	1:00 / 1:00	1:00 / 0:30	1:00 / 0:15
JUMPING JACK	1:00 / 1:00	1:00 / 0:30	1:00 / 0:15
SQUAT	1:00 / 1:00	1:00 / 0:30	1:00 / 0:15
MUMMY KICKS	1:00 / 1:00	1:00 / 0:30	1:00 / 0:15
SPRINTER SIT-UP	1:00 / 1:00	1:00 / 0:30	1:00 / 0:15
X-JACK	1:00 / 1:00	1:00 / 0:30	1:00 / 0:15
POMPES	1:00 / 1:00	1:00 / 0:30	1:00 / 0:15
LEGS UP	1:00 / 1:00	1:00 / 0:30	1:00 / 0:15
TEMPS TOTAL	16 min	12 min	10 min

LE CYCLE

TEMPS TOTAL : 8 min

Cet enchaînement fait travailler les groupes musculaires majeurs, en vous faisant passer, par exemple, de la station debout à la position de la planche, et vice versa. Ce changement de niveau constant fera augmenter d'un coup votre rythme cardiaque. Souvenez-vous : sans difficulté, pas de résultats.

Pour chaque niveau, répétez l'enchaînement 3 fois de suite, avec 1 minute de repos entre.

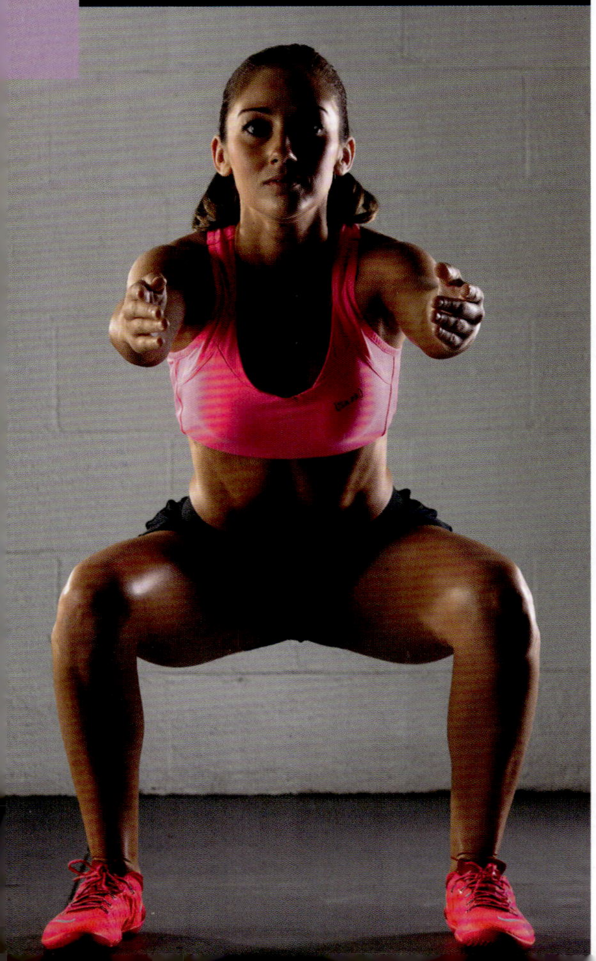

NIVEAU 1	EFFORT	REPOS
SPRINT	0:20	0:00
SQUAT	0:20	0:00
PLANCHE	0:20	0:00

NIVEAU 2	EFFORT	REPOS
SPRINT	0:20	0:00
SQUAT SAUTÉ	0:20	0:00
BURPEE	0:20	0:00

NIVEAU 3	EFFORT	REPOS
SPRINT	0:20	0:00
SQUAT CISEAUX	0:20	0:00
BURPEE LEVÉ DE JAMBES	0:20	0:00

LE CHALLENGE

Si vous êtes bien en forme, essayez de faire les trois niveaux coup sur coup en mode exponentiel : le niveau 1 une fois, le niveau 2 deux fois, et le niveau 3 trois fois.

BURPEE FOLIE !

TEMPS TOTAL : 7 min

Le mot « burpee » peut prêter à rire, mais quand vous savez ce que c'est, il y a de fortes chances qu'il vous mette de mauvaise humeur. Détesté par les clients, adorés par les entraîneurs, le burpee est un bastion de la révolution à l'œuvre dans les salles de gym. Les mouvements explosifs et le changement rapide de niveau font augmenter le rythme cardiaque, tandis que la position de pompe renforce les abdos.

Effectuez autant de burpees que possible pendant chaque temps d'effort.

	EFFORT	REPOS
BURPEE	0:10	0:10
BURPEE	0:20	0:20
BURPEE	0:20	0:10
BURPEE	0:30	0:30
BURPEE	0:20	0:20
BURPEE	0:30	1:00
BURPEE	0:20	0:20
BURPEE	0:20	0:20
BURPEE	0:10	0:10
BURPEE	0:20	0:20

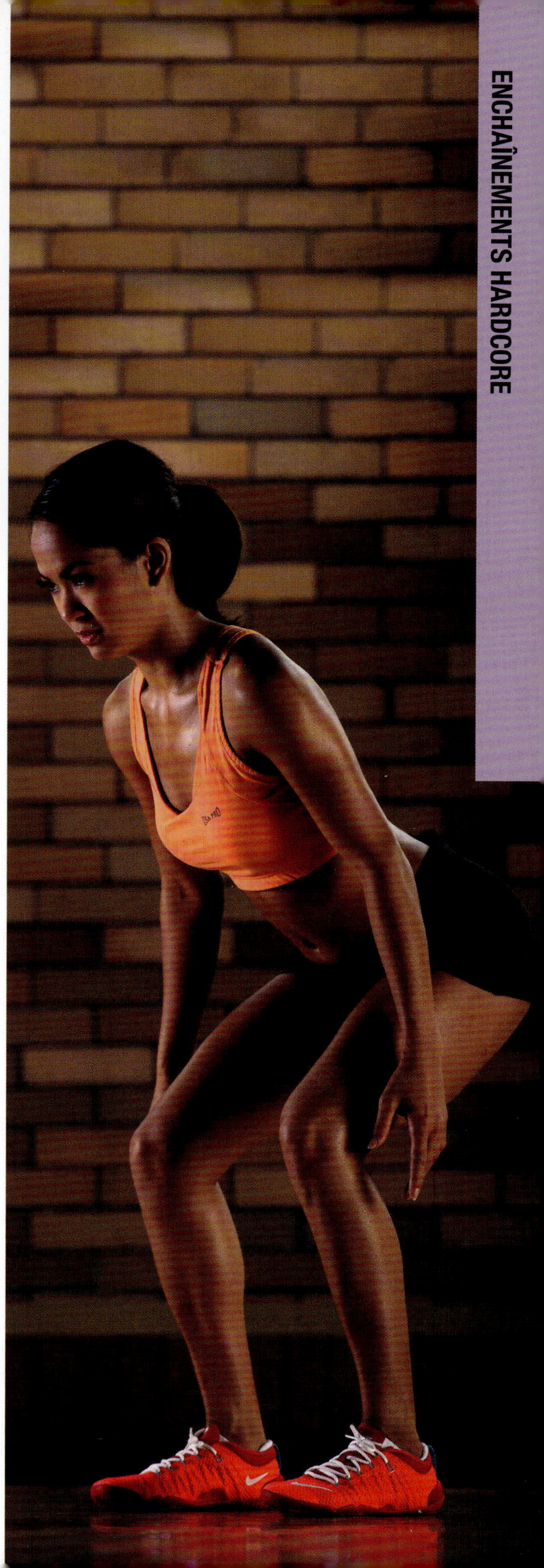

BRUT DE HIIT

Le cœur est le muscle le plus important du corps humain et, comme les autres, il s'adapte à la somme de travail qu'on lui donne. Quand le temps, la distance et l'intensité de vos séances varient, votre cœur travaille d'autant plus. Cet enchaînement plus long améliorera votre endurance cardio-vasculaire, vos performances athlétiques et vous donnera davantage de force.

Pas de repos entre les rounds.

L'ASTUCE DU COACH

Le HIIT se pratique à un rythme cardiaque maximal, alors ne vous attendez pas à des miracles si vous ne vous donnez pas à fond. Il faut repousser vos limites physiques et mentales, surtout au niveau 3. **Prête ?**

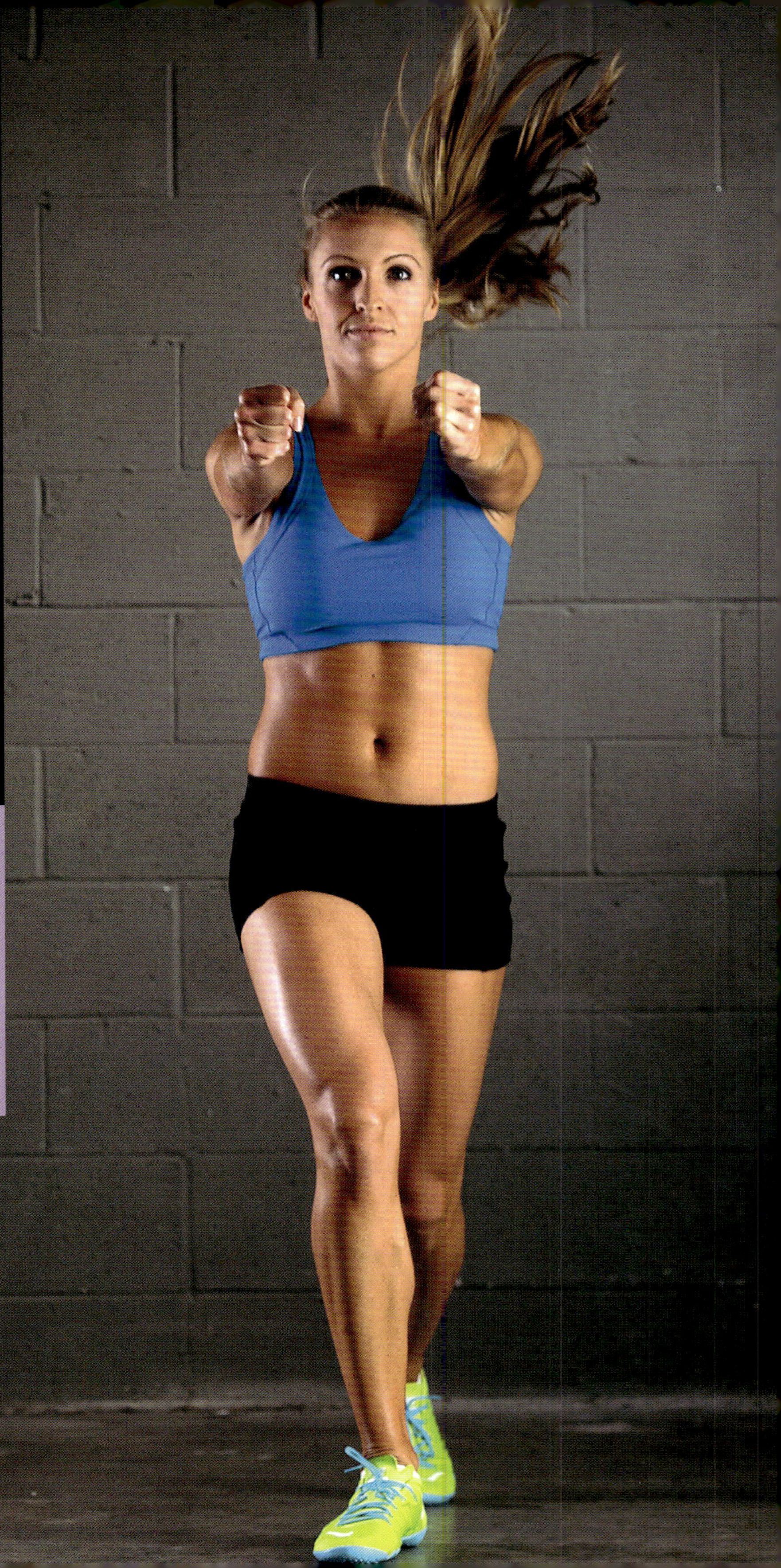

	NIVEAU 1 1 ROUND EFFORT / REPOS	NIVEAU 2 2 ROUNDS EFFORT / REPOS	NIVEAU 3 2 ROUNDS EFFORT / REPOS
SPRINT	0:30 / 0:30	0:30 / 0:15	0:30 / 0:10
SQUAT	0:30 / 0:30	0:30 / 0:15	0:30 / 0:10
CROSS-COUNTRY SEAL	0:30 / 0:30	0:30 / 0:15	0:30 / 0:10
GRIMPEUR	0:30 / 0:30	0:30 / 0:15	0:30 / 0:10
X-JACK	0:30 / 0:30	0:30 / 0:15	0:30 / 0:10
POMPES	0:30 / 0:30	0:30 / 0:15	0:30 / 0:10
FENTE SAUTÉE	0:30 / 0:30	0:30 / 0:15	0:30 / 0:10
SAUTERELLE	0:30 / 0:30	0:30 / 0:15	0:30 / 0:10
POMPES HINDU	0:30 / 0:30	0:30 / 0:15	0:30 / 0:10
BURPEE	0:30 / 0:30	0:30 / 0:15	0:30 / 0:10
TEMPS TOTAL	10 min	15 min	13 min 20 s

À CÔTÉ DE VOS POMPES ?

Vous avez relevé les jeux de mots sur les diverses pompes proposées ici, mais blague à part, le HIIT peut vraiment vous booster le moral : il peut réduire les inflammations du cerveau (migraines), améliore l'équilibre hormonal, et vous donne énergie et confiance en vous. Ne vous reste plus qu'à conquérir le monde.

LE CHALLENGE DU COACH

Si vous vous sentez d'attaque, optez pour le trio ! Effectuez 3 rounds de chaque niveau à la suite pour une belle série de plus en plus difficile.

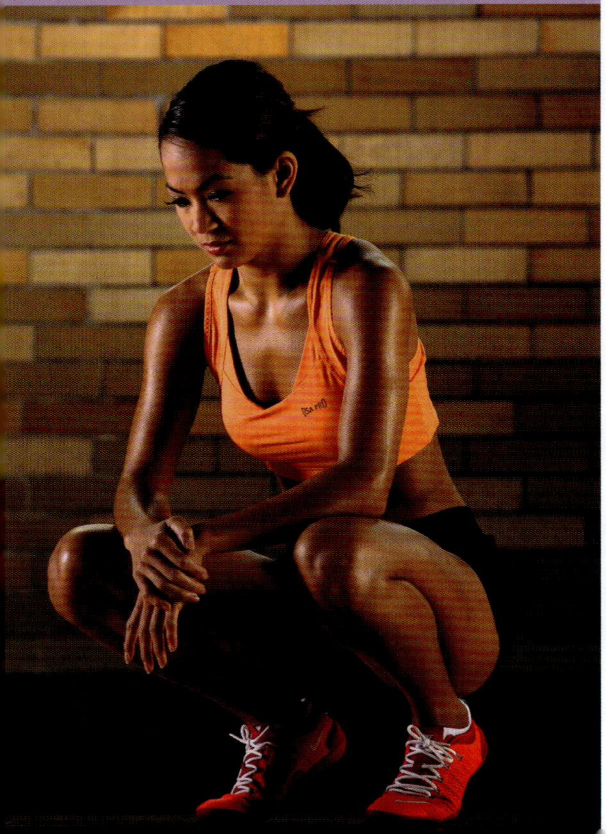

NIVEAU 1	EFFORT	REPOS
POMPES	0:30	0:00
SQUAT	0:30	0:00
JUMPING JACK	0:30	0:00
PLANCHE	0:30	0:00

RÉPÉTEZ 3 FOIS DE SUITE,
AVEC 1 MINUTE DE REPOS ENTRE.
TEMPS TOTAL : 9 min

NIVEAU 2	EFFORT	REPOS
POMPES CROISÉES	0:30	0:00
FENTE SAUTÉE	0:30	0:00
PONT INVERSÉ	0:30	0:00
BURPEE	0:30	0:00

RÉPÉTEZ 5 FOIS DE SUITE,
AVEC 1 MINUTE DE REPOS ENTRE.
TEMPS TOTAL : 15 min

NIVEAU 3	EFFORT	REPOS
POMPES 1-2	0:30	0:00
SQUAT PEDAL	0:30	0:00
CRAB TOUCH	0:30	0:00
ALTERNATING LEG LIFT BURPEE	0:30	0:00

RÉPÉTEZ 7 FOIS DE SUITE,
AVEC 1 MINUTE DE REPOS ENTRE.
TEMPS TOTAL : 21 min

DU PEPS DANS MES QUADRICEPS

Quand on travaille sur les gros muscles, on brûle beaucoup de calories. N'allez pas vous imaginer que ces exercices de squat vont vous transformer en l'Incroyable Hulk: les muscles des jambes sont parmi les plus gros du corps et consomment énormément d'énergie, pendant l'effort et après, avec l'effet boomerang. Vous serez donc plus élancée, mais aurez aussi davantage d'équilibre et de mobilité, et vos performances s'en ressentiront.

1er SET	EFFORT	REPOS
SQUAT	0:20	0:00
SQUAT BRAS TENDUS	0:10	0:00
SQUAT	0:20	0:00
SQUAT BRAS TENDUS	0:10	0:00
SQUAT	0:20	0:00
SQUAT BRAS TENDUS	0:10	0:00
SQUAT	0:20	0:00
SQUAT BRAS TENDUS	0:10	0:00

2e SET	EFFORT	REPOS
SQUAT BRAS TENDUS	0:20	0:00
SQUAT	0:10	0:00
SQUAT BRAS TENDUS	0:20	0:00
SQUAT	0:10	0:00
SQUAT BRAS TENDUS	0:20	0:00
SQUAT	0:10	0:00
SQUAT BRAS TENDUS	0:20	0:00
SQUAT	0:10	0:00

NIVEAU 1

EFFECTUEZ LES SETS L'UN APRÈS L'AUTRE, AVEC 1 MINUTE DE REPOS ENTRE.
TEMPS TOTAL : 6 min

NIVEAU 2

RÉPÉTEZ CHAQUE SET 2 FOIS, AVEC 1 MINUTE DE REPOS ENTRE.
TEMPS TOTAL : 12 min

NIVEAU 3

RÉPÉTEZ CHAQUE SET 3 FOIS, AVEC 1 MINUTE DE REPOS ENTRE.
TEMPS TOTAL : 18 min

LE TIERCÉ

TEMPS TOTAL : 7 min 30 s

Avec son rapport travail-repos de 4/1, cet enchaînement mettra à contribution chaque muscle de votre corps. Chaque set a pour but de faire travailler le plus de groupes musculaires possible et de pousser votre métabolisme au max pour faire fondre les calories. L'enchaînement est difficile, et la précision dans le geste aura toute son importance : la qualité l'emporte sur la quantité. Ici, un seul niveau, l'objectif étant de répéter l'enchaînement le plus possible, avec un maximum de 3 rounds.

Prenez 30 secondes de repos après chaque set.

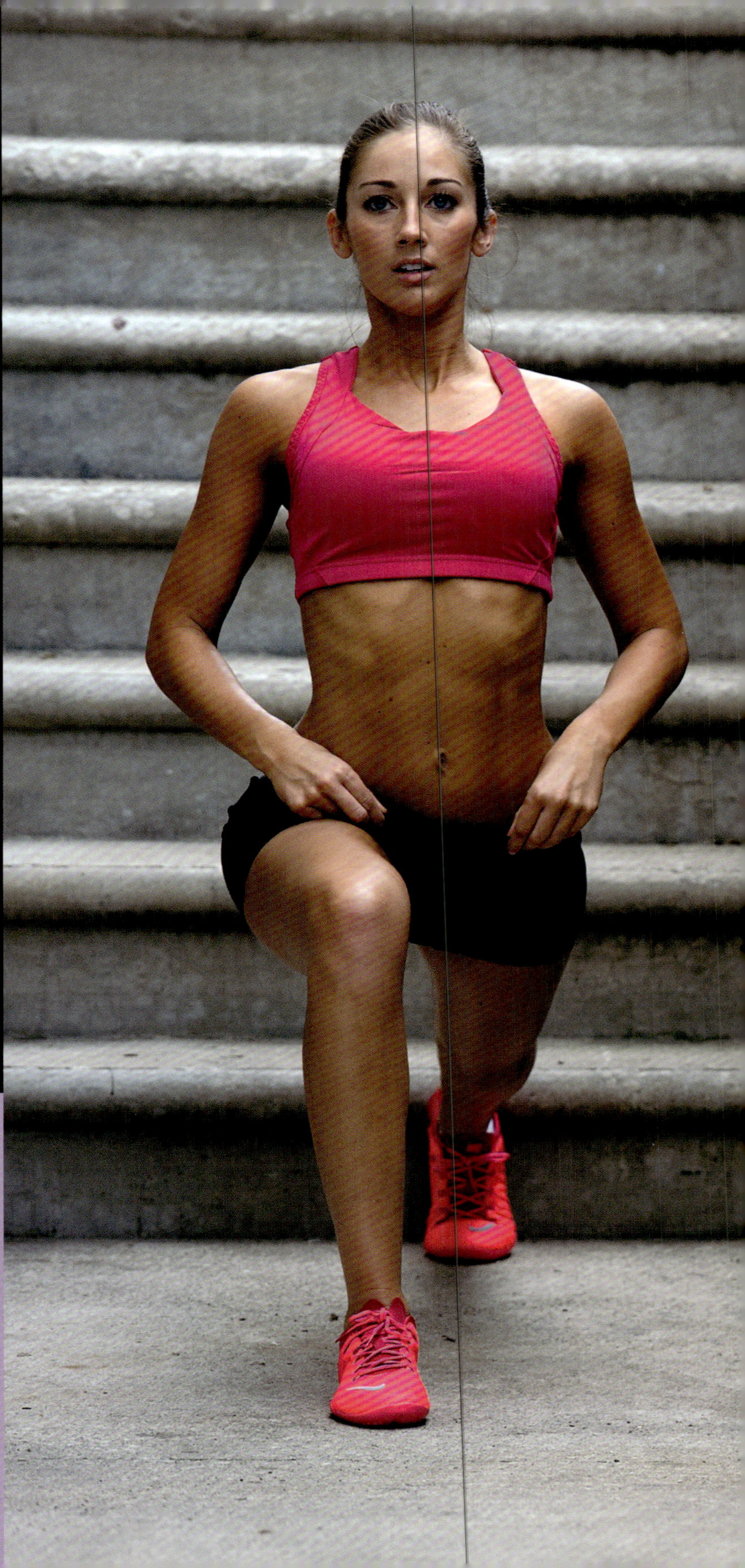

ATTENTION

Je veux des gestes appliqués sur les fentes et les squats. Votre poids descend dans vos talons, et ne laissez pas les genoux dépasser les orteils.

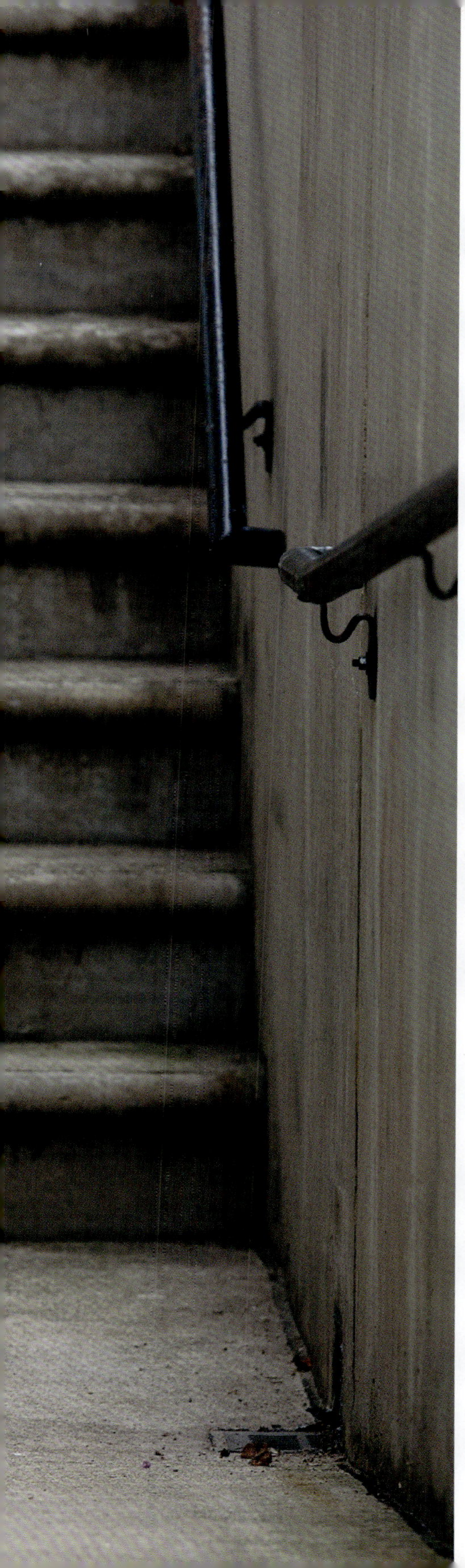

1er SET	EFFORT	REPOS
SPRINT	0:30	0:00
CROSS-COUNTRY SEAL	0:30	0:00
X-JACK	0:30	0:00
GRIMPEUR	0:30	0:00

2e SET	EFFORT	REPOS
SQUAT	0:30	0:00
FENTE INVERSÉE	0:30	0:00
SQUAT SAUTÉ	0:30	0:00
FENTE SAUTÉE	0:30	0:00

3e SET	EFFORT	REPOS
POWER KNEE (D)	0:30	0:00
BURPEE	0:30	0:00
POWER KNEE (G)	0:30	0:00
POMPES HINDU	0:30	0:00

LE GRAND SAUT

Voilà un enchaînement plein de peps, avec quatre variations sur le jumping jack classique. On se dépasse en s'amusant, et cardio et muscu sont réparties à 50/50. Les changements de rythme et de centre de gravité, ainsi que la sollicitation de grands groupes musculaires accéléreront votre rythme cardiaque, vous feront brûler des calories – et vous regretterez que les secondes de repos ne soient qu'au nombre de 10.

	EFFORT	REPOS
JUMPING JACK	0:20	0:10
X-JACK	0:20	0:10
SEAL JACK	0:20	0:10
POMPES	0:20	0:10

NIVEAU 1
RÉPÉTEZ CHAQUE SET 4 FOIS, AVEC 30 SECONDES DE REPOS ENTRE.
TEMPS **TOTAL : 10 min**

NIVEAU 2
RÉPÉTEZ CHAQUE SET 8 FOIS, AVEC 30 SECONDES DE REPOS ENTRE.
TEMPS **TOTAL : 20 min**

NIVEAU 3
RÉPÉTEZ CHAQUE SET 12 FOIS, AVEC 30 SECONDES DE REPOS ENTRE.
TEMPS **TOTAL : 30 min**

L'ASTUCE DU COACH

Pour les exercices basés sur la force, la forme est la plus importante. Gardez la poitrine fière et fléchissez hanches, genoux et chevilles pour les X-Jacks. Sur les pompes, votre nez doit toucher le sol.

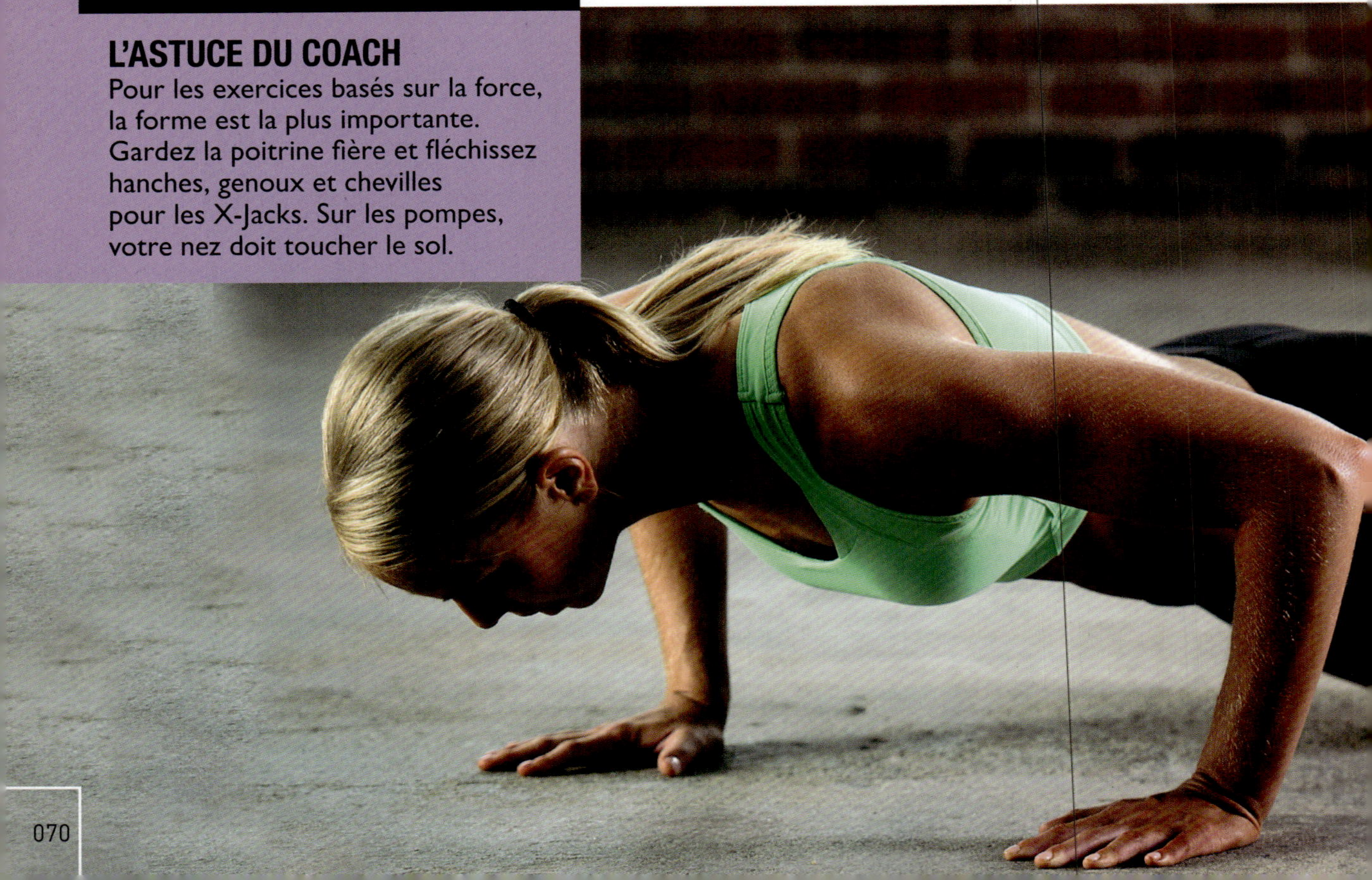

ABDO-LUMENT F-AB-ULEUSE !

Nous voudrions toutes avoir les abdos gainés, sexy et bien définis, mais un six-pack, ça se mérite: il vous faudra la nutrition adaptée et du dévouement à vos entraînements. Les exercices de cet enchaînement les pétrissent dans tous les sens pour activer les fibres musculaires et vous faire obtenir des résultats plus rapidement.

	EFFORT	REPOS
ABDOS EN V	0:20	0:00
SPRINTER SIT-UP	0:20	0:00
ROTATION RUSSE	0:20	0:00

NIVEAU 1
RÉPÉTEZ CHAQUE SET 4 FOIS, AVEC 1 MINUTE DE REPOS ENTRE. TEMPS **TOTAL : 8 min**

NIVEAU 2
RÉPÉTEZ CHAQUE SET 8 FOIS, AVEC 1 MINUTE DE REPOS ENTRE. TEMPS **TOTAL : 16 min**

NIVEAU 3
RÉPÉTEZ CHAQUE SET 12 FOIS, AVEC 1 MINUTE DE REPOS ENTRE. TEMPS **TOTAL : 24 min**

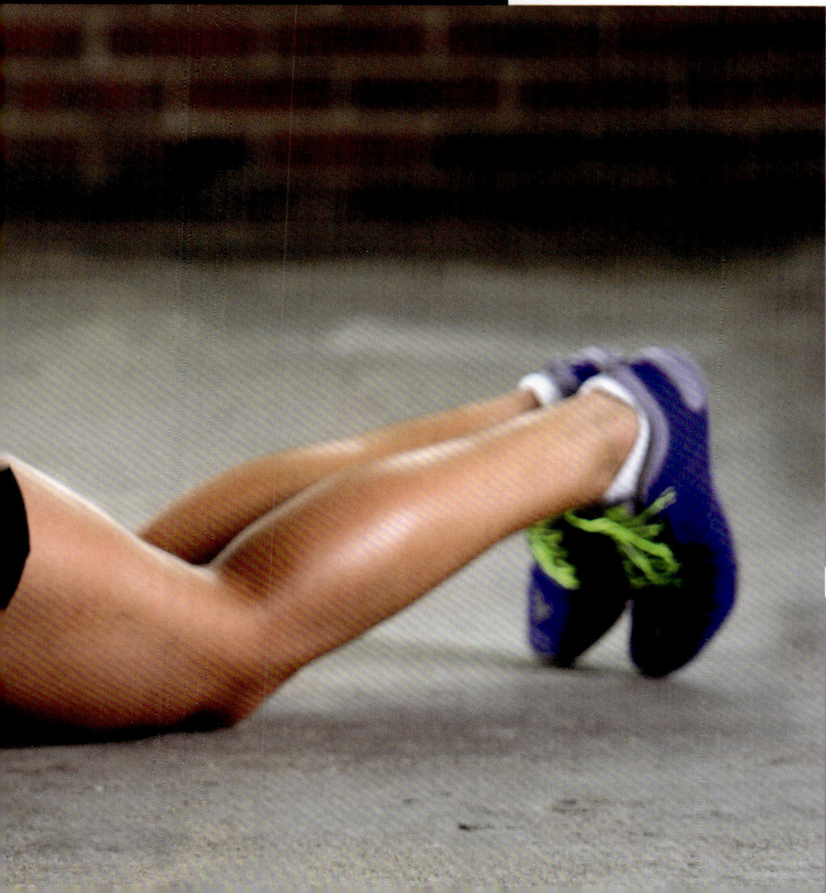

L'ASTUCE DU COACH

On appelle « base » l'espace entre le bas de la cage thoracique et le point de rencontre entre les fessiers et les tendons du jarret. La base inclut les fléchisseurs de la hanche, le plancher pelvien et les fessiers. Chaque exercice de cette série vous demandera de mettre cette base à contribution. Votre colonne devra se stabiliser et lutter contre le poids de votre corps et contre la gravité.

LE CHALLENGE

Pour pimenter un peu cet enchaînement, agrémentez chaque mouvement d'un ballon d'exercice.

INCENDIE CORPOREL

Cet enchaînement associe des exercices de cardio explosifs, comme le sprint, à des mouvements sollicitant des groupes musculaires majeurs, comme le squat ciseaux. Vous sentirez la chaleur monter dès le premier round, mais attention sur les niveaux 2 et 3.

Prenez 1 minute de repos à chaque round.

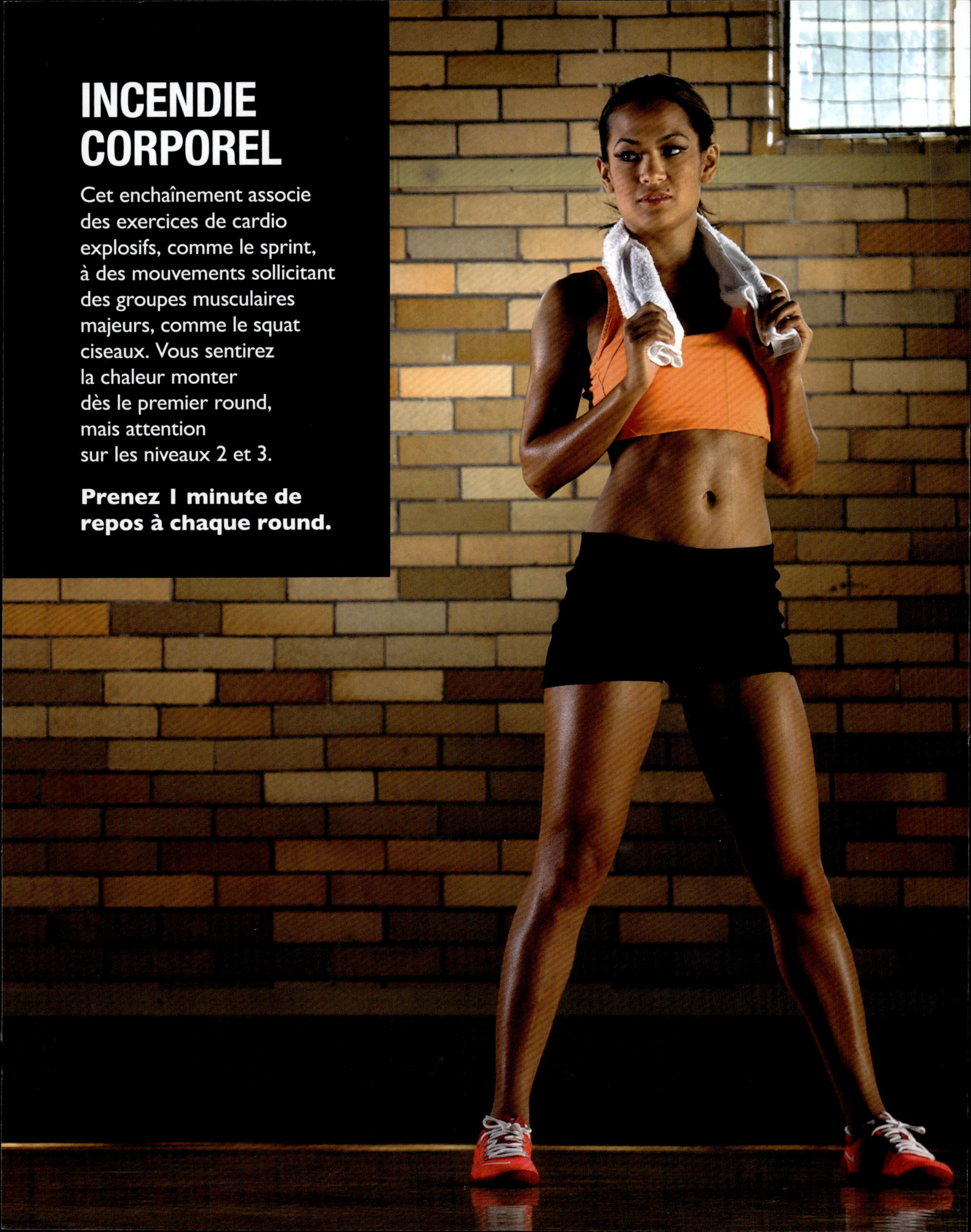

	NIVEAU 1 1 ROUND EFFORT / REPOS	NIVEAU 2 2 ROUNDS EFFORT / REPOS	NIVEAU 3 3 ROUNDS EFFORT / REPOS
SPRINT	1:00 / 1:00	1:00 / 0:30	1:00 / 0:15
CROSS JACK	1:00 / 1:00	1:00 / 0:30	1:00 / 0:15
MUMMY KICKS	1:00 / 1:00	1:00 / 0:30	1:00 / 0:15
MOGUL JUMP	1:00 / 1:00	1:00 / 0:30	1:00 / 0:15
SQUAT CISEAUX	1:00 / 1:00	1:00 / 0:30	1:00 / 0:15
SPIDERMAN	1:00 / 1:00	1:00 / 0:30	1:00 / 0:15
BALL PRESS	1:00 / 1:00	1:00 / 0:30	1:00 / 0:15
ABDOS EN V	1:00 / 1:00	1:00 / 0:30	1:00 / 0:15
TEMPS TOTAL	16 min	28 min	36 min

PLIÉE EN DEUX

Tous les exercices de cette série sollicitent les muscles centraux de notre corps (abdos, obliques, abdos transverses, bas du dos, muscles du bassin) au même instant pour stabiliser la colonne vertébrale et résister aux forces produites par le déplacement de votre corps dans l'espace. À l'inverse des exercices abdos classiques qui ne sollicitent que le « six-pack », ces exercices mis bout à bout font travailler toute la région.

	EFFORT	REPOS
ABDOS EN V	0:20	0:10
REACH DOUBLE TORSION	0:20	0:10
SPRINTER SIT UP	0:20	0:10
PLANCHE SUPERMAN	0:20	0:10

NIVEAU 1
RÉPÉTEZ CHAQUE SET 4 FOIS, AVEC 30 SECONDES DE REPOS ENTRE.
TEMPS TOTAL : 10 min

NIVEAU 2
RÉPÉTEZ CHAQUE SET 6 FOIS, AVEC 30 SECONDES DE REPOS ENTRE.
TEMPS TOTAL : 15 min

NIVEAU 3
RÉPÉTEZ CHAQUE SET 8 FOIS, AVEC 30 SECONDES DE REPOS ENTRE.
TEMPS TOTAL : 20 min

ATTENTION

Dès lors que vous êtes allongée sur le dos, votre pelvis doit rester bien à plat. Si vous vous cambrez trop, vous risquez de vous blesser dans le bas du dos.

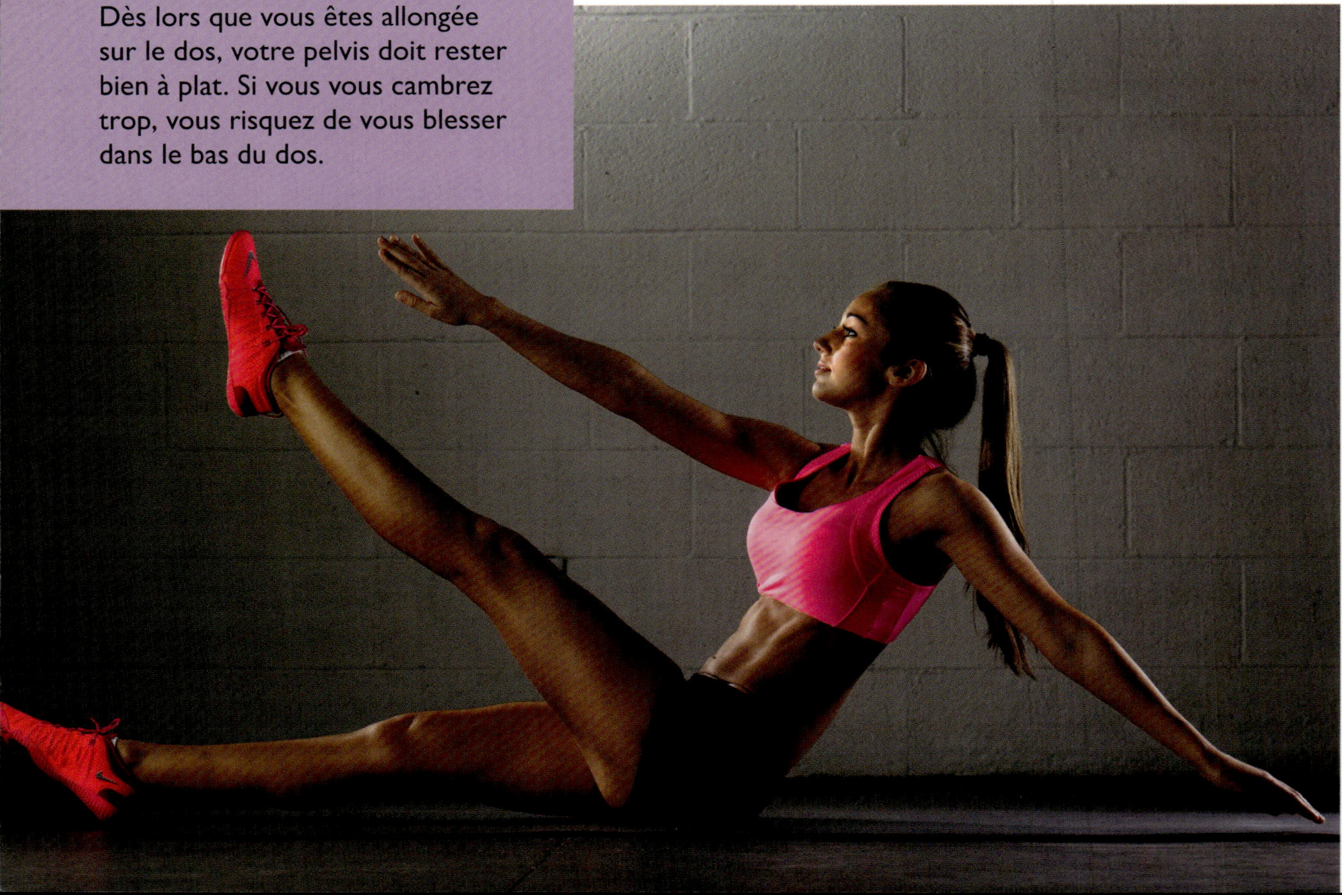

HIIT HOP

Cet enchaînement très dynamique et impactant ne vous laissera pas de répit. Il comprend les exercices de HIIT que j'utilise le plus et fera travailler votre corps tout entier : ceinture abdominale et bassin, jambes et fessiers, et les bras. Avec un rapport travail-repos de 3/1, vous allez devoir repousser vos limites. Mais vous pouvez le faire !

	EFFORT	REPOS
GRIMPEUR	0:20	0:00
X-JACK	0:20	0:00
POMPES HINDU	0:20	0:00
FENTE SAUTÉE	0:20	0:00
PATINEUR	0:20	0:00
DANSE DU CRABE	0:20	0:00

NIVEAU 1 — RÉPÉTEZ CHAQUE SET 2 FOIS, AVEC 1 MINUTE DE REPOS ENTRE. **TEMPS TOTAL : 6 min**

NIVEAU 2 — RÉPÉTEZ CHAQUE SET 6 FOIS, AVEC 1 MINUTE DE REPOS ENTRE. **TEMPS TOTAL : 9 min**

NIVEAU 3 — RÉPÉTEZ CHAQUE SET 8 FOIS, AVEC 1 MINUTE DE REPOS ENTRE. **TEMPS TOTAL : 15 min**

ATTENTION

Sur les exercices pliométriques (les sauts), l'atterrissage et l'amortissement de ce choc sont de la plus haute importance. Fléchissez légèrement genoux, hanches et chevilles descendre tout en souplesse.

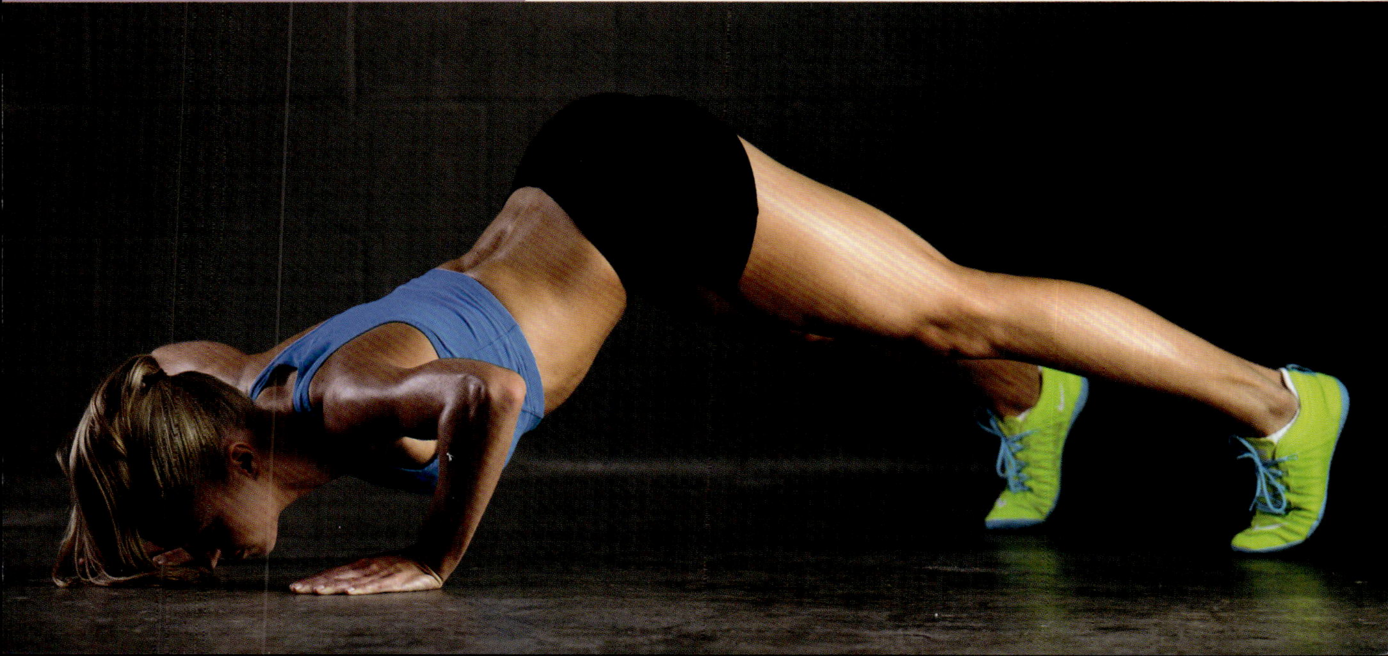

LES CINQ MERCENAIRES

TEMPS TOTAL : 14 min

Cinq exercices pour sculpter la silhouette, brûler les graisses et évacuer les calories en faisant grimper votre rythme cardiaque et en travaillant chacun de vos muscles.

Pour chaque niveau, répétez l'enchaînement 4 fois avec 1 minute de repos entre 1.

LE CHALLENGE DU COACH

Si vous êtes prête à tout donner, effectuez les trois niveaux à la suite, du premier au troisième, 4 fois de suite. Ce qui ne vous tue pas vous rend plus forte !

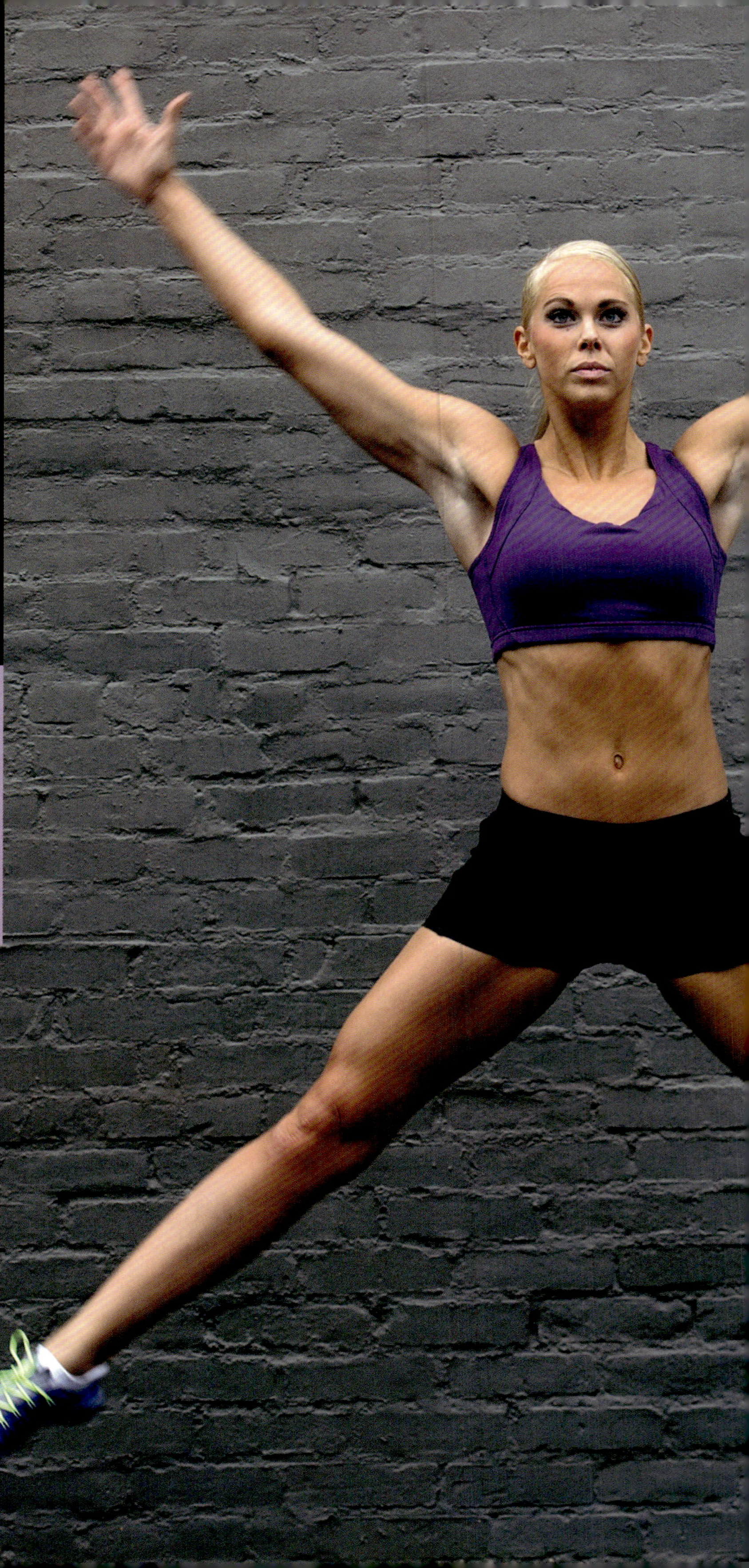

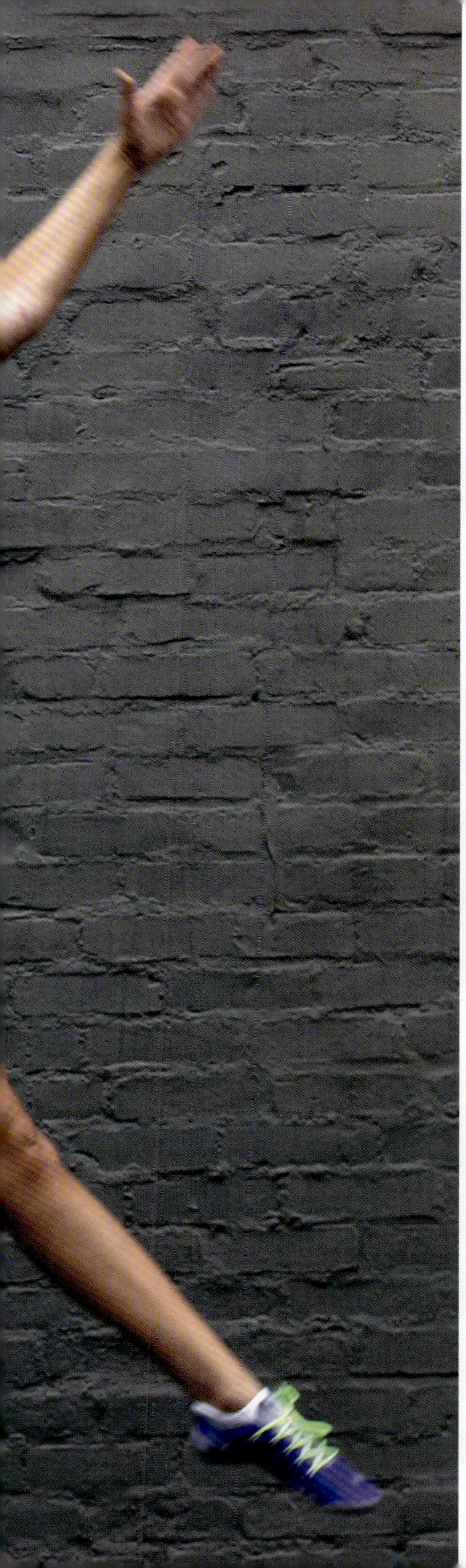

NIVEAU 1	EFFORT	REPOS
SPRINT	0:30	0:00
PLANCHE	0:30	0:00
JUMPING JACK	0:30	0:00
PLANCHE ROTATIVE	0:30	0:00
SQUAT	0:30	0:00

NIVEAU 2	EFFORT	REPOS
BURPEE	0:30	0:00
POMPES	0:30	0:00
SEAL JACK	0:30	0:00
PLANCHE SUPERMAN	0:30	0:00
SQUAT SAUTÉ	0:30	0:00

NIVEAU 3	EFFORT	REPOS
BURPEE LEVÉ DE JAMBE	0:30	0:00
POMPES 1-2	0:30	0:00
ÉTOILE	0:30	0:00
ABDOS IN & OUT	0:30	0:00
SQUAT CISEAUX	0:30	0:00

T COMME TONIQUE

Les exercices portant sur une seule jambe sollicitent les muscles plus petits (adducteurs, moyens glutéaux, carrés des lombes) d'une façon que les exercices avec les deux pieds au sol ne permettent pas. Quand on perd l'appui d'une des deux jambes, coordination, équilibre et stabilité sont toutes mises à l'épreuve, et vos performances s'en voient décuplées, plus particulièrement si vous êtes une athlète.

	EFFORT	REPOS
SQUAT SIDE-KICK	0:30	0:00
T MAJUSCULE (G)	0:30	0:00
RELEVÉ ACCROUPI	0:30	0:00
T MAJUSCULE (D)	0:30	0:00

NIVEAU 1
RÉPÉTEZ 2 FOIS, AVEC 30 SECONDES DE REPOS ENTRE.
TEMPS TOTAL : 5 min

NIVEAU 2
RÉPÉTEZ 3 FOIS, AVEC 30 SECONDES DE REPOS ENTRE.
TEMPS TOTAL : 7 min 30 s

NIVEAU 3
RÉPÉTEZ 5 FOIS, AVEC 30 SECONDES DE REPOS ENTRE.
TEMPS TOTAL : 12 min 30 s

LE CHALLENGE

Pour un défi plus corsé, et davantage de calories brûlées, essayez d'agrémenter ces exercices d'un poids (ballon d'exercice, haltère ou kettlebell). À tenter une fois que l'enchaînement est parfaitement maîtrisé sans accessoire.

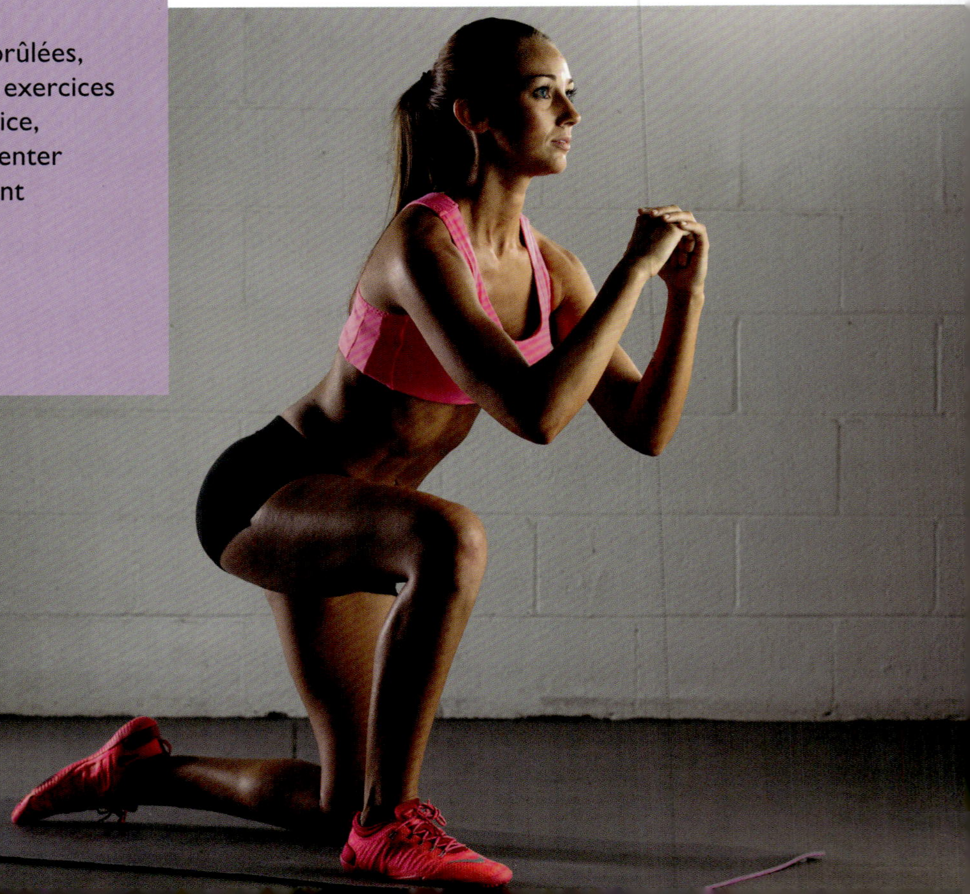

ABDO-MINATION

Les muscles de la zone bassin-abdos servent à stabiliser le corps tout entier et jouent un rôle clé en matière d'efficacité. Par exemple, le muscle droit de l'abdomen, les obliques internes et externes, les transverses et les érecteurs du rachis travaillent tous ensemble à donner à vos gestes de la puissance et à vos mouvements une bonne coordination.

	EFFORT	REPOS
CRUNCH BICYCLETTE	0:30	0:00
PLANCHE LATÉRALE (D)	0:30	0:00
ROTATION RUSSE	0:30	0:00
PLANCHE LATÉRALE (G)	0:30	0:00

NIVEAU 1

RÉPÉTEZ 2 FOIS, AVEC 30 SECONDES DE REPOS ENTRE.
TEMPS TOTAL : 5 min

NIVEAU 2

RÉPÉTEZ 3 FOIS, AVEC 30 SECONDES DE REPOS ENTRE.
TEMPS TOTAL : 7 min 30 s

NIVEAU 3

RÉPÉTEZ 5 FOIS, AVEC 30 SECONDES DE REPOS ENTRE.
TEMPS TOTAL : 12 min 30 s

ATTENTION

Un renforcement a de nombreux avantages : de meilleurs aptitudes physiques fonctionnelles, posture, ventre plat, prévention des blessures, augmentation des performances athlétiques. Mais ces muscles ont besoin de temps de repos et de récupération. Alternez donc avec des séances ciblant d'autres parties du corps.

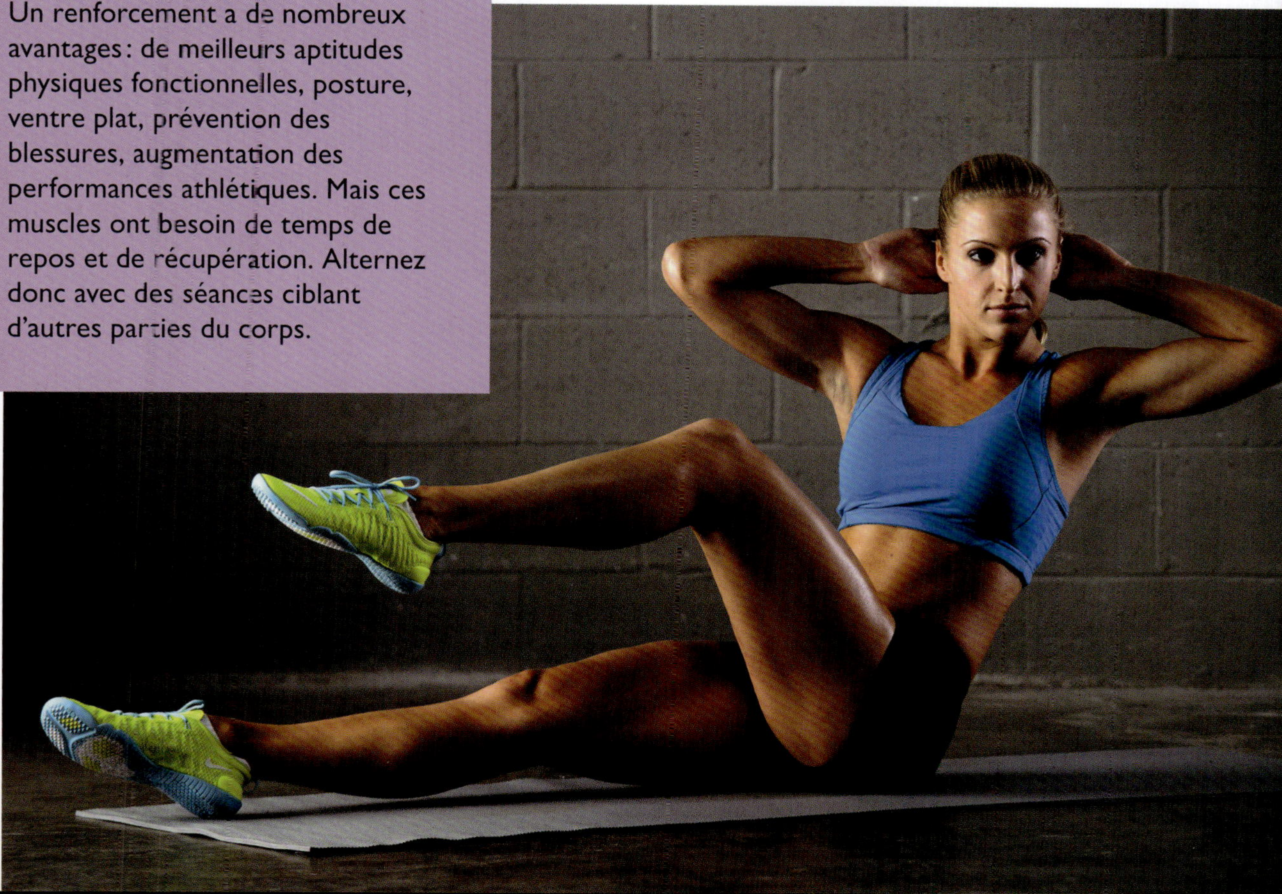

MARATHONIQUE

Testez votre endurance cardiovasculaire avec cet enchaînement dynamique qui alterne entre la cardio de haute intensité et des mouvements explosifs. C'est un peu plus long que d'habitude mais il faut tenir le coup, physiquement et mentalement. Gardez ce rythme de fou, ou tant pis pour vous !

Pas de repos entre les rounds.

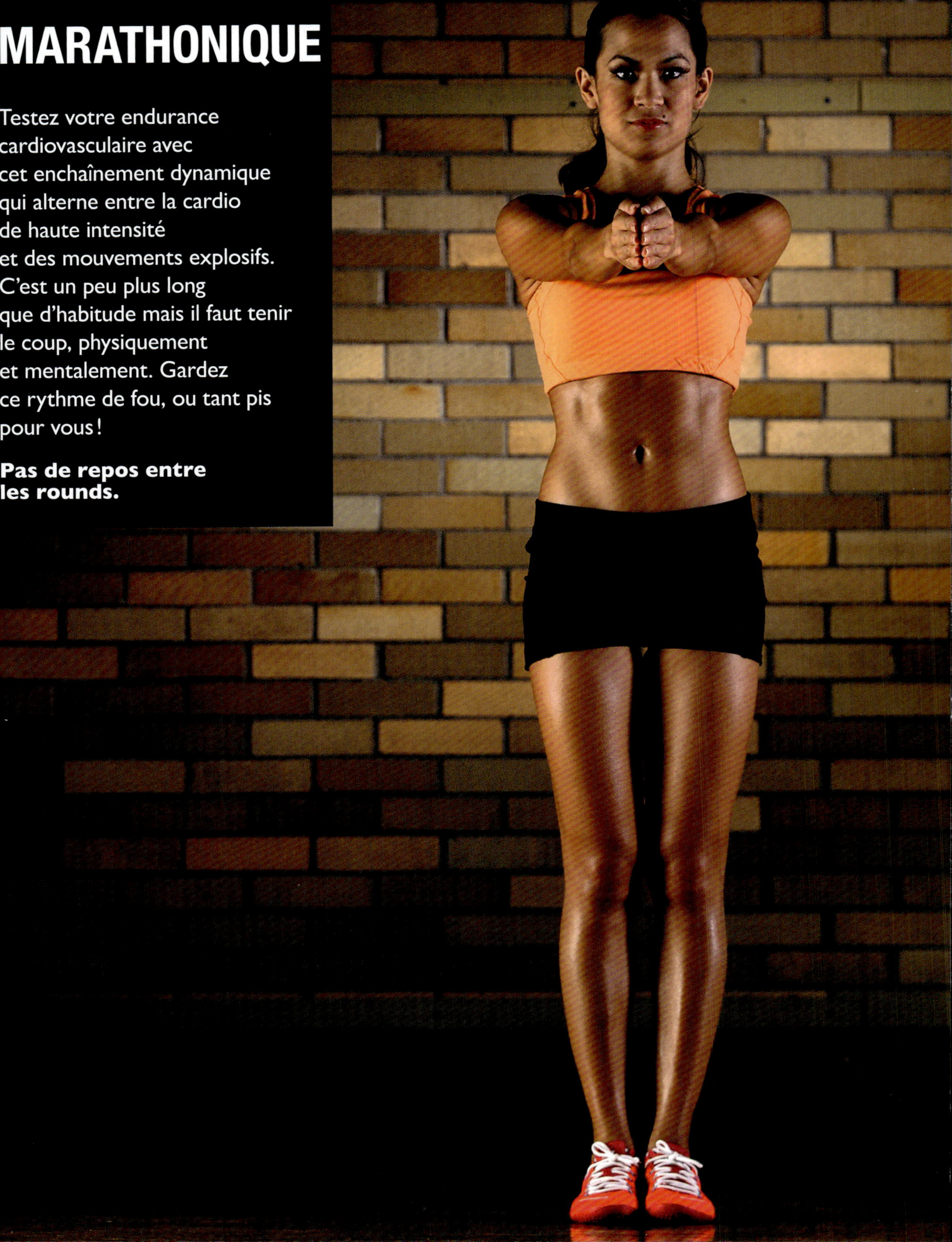

	NIVEAU 1 1 ROUND EFFORT / REPOS	NIVEAU 2 2 ROUNDS EFFORT / REPOS	NIVEAU 3 3 ROUNDS EFFORT / REPOS
SPRINT	1:00 / 1:00	1:00 / 0:30	1:00 / 0:15
SQUAT	1:00 / 1:00	1:00 / 0:30	1:00 / 0:15
SEAL JACK	1:00 / 1:00	1:00 / 0:30	1:00 / 0:15
FENTE INVERSÉE	1:00 / 1:00	1:00 / 0:30	1:00 / 0:15
POMPES	1:00 / 1:00	1:00 / 0:30	1:00 / 0:15
JUMP LUNGE	1:00 / 1:00	1:00 / 0:30	1:00 / 0:15
CROSS JACK	1:00 / 1:00	1:00 / 0:30	1:00 / 0:15
SQUAT SAUTÉ	1:00 / 1:00	1:00 / 0:30	1:00 / 0:15
TEMPS TOTAL	16 min	24 min	30 min

UNE ÉTOILE EST NÉE

Ces quelques instants passés en lévitation, la tête dans les étoiles, vous feront peut-être oublier un instant à quel point vos jambes chériront ces 10 secondes de répit. Voilà un enchaînement qui n'a pas fini de faire parler de lui dans les salles de gym.

	EFFORT	REPOS
X-JACK	0:20	0:10
FENTE SAUTÉE	0:20	0:10
ÉTOILE	0:20	0:10
POMPES CROISÉES	0:20	0:10

NIVEAU 1
RÉPÉTEZ 2 FOIS, AVEC 30 SECONDES DE REPOS ENTRE.
TEMPS TOTAL : 5 min

NIVEAU 2
RÉPÉTEZ 4 FOIS, AVEC 30 SECONDES DE REPOS ENTRE.
TEMPS TOTAL : 10 min

NIVEAU 3
RÉPÉTEZ 6 FOIS, AVEC 30 SECONDES DE REPOS ENTRE.
TEMPS TOTAL : 15 min

ATTENTION

Si pendant les X-jacks et les étoiles, vos yeux regardent le sol, c'est sans doute que vous êtes en train de surcompenser en vous penchant vers l'avant à l'atterrissage. Cela peut causer des douleurs dans le bas du dos, alors gardez votre torse redressé, regardez droit devant, et contractez vos abdos.

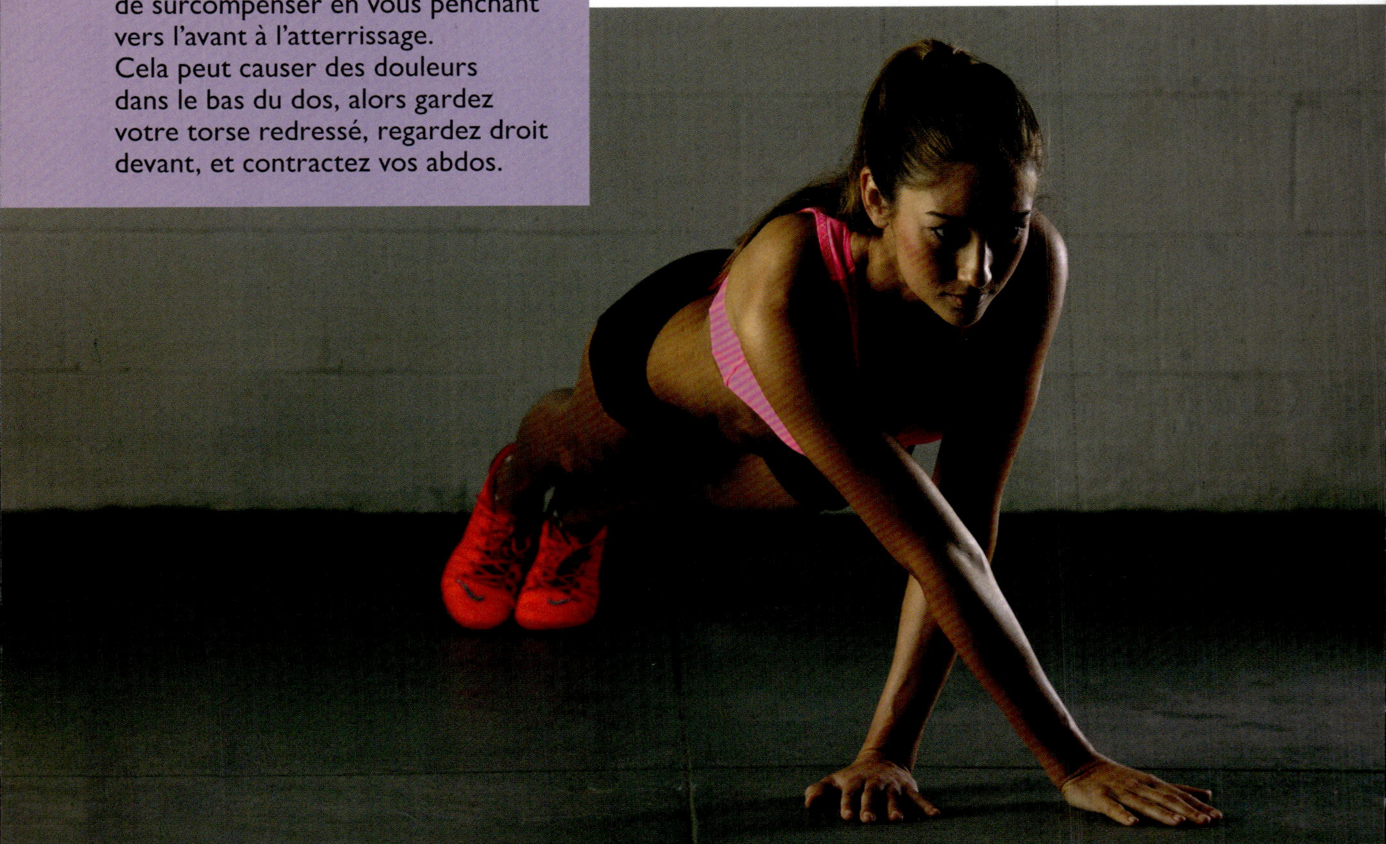

HIIT SPRINT

Pour certaines, le sprint est l'une des formes d'exercices les plus difficiles. Il s'agit de courir le plus vite possible, en concentrant toute son énergie et sa puissance dans des mouvements brefs et explosifs. Mais les avantages du sprint en valent la peine : vous repousserez votre seuil anaérobie et atomiserez des tonnes de calories.

	EFFORT	REPOS
SPRINT	0:30	0:00
GRIMPEUR	0:30	0:00
SPRINT	0:30	0:00
GRIMPEUR	0:30	0:00

NIVEAU 1 — RÉPÉTEZ 2 FOIS, AVEC 30 SECONDES DE REPOS ENTRE.
TEMPS TOTAL : 5 min

NIVEAU 2 — RÉPÉTEZ 4 FOIS, AVEC 30 SECONDES DE REPOS ENTRE.
TEMPS TOTAL : 10 min

NIVEAU 3 — RÉPÉTEZ 6 FOIS, AVEC 30 SECONDES DE REPOS ENTRE.
TEMPS TOTAL : 15 min

L'ASTUCE DU COACH

Pendant le sprint, relâchez les mains et les épaules, essayez de grandir votre torse et contractez les abdominaux. Servez-vous de vos bras pour l'élan mais gardez-les fléchis à 90 degrés, de sorte que vos mains se balancent des épaules aux fessiers.

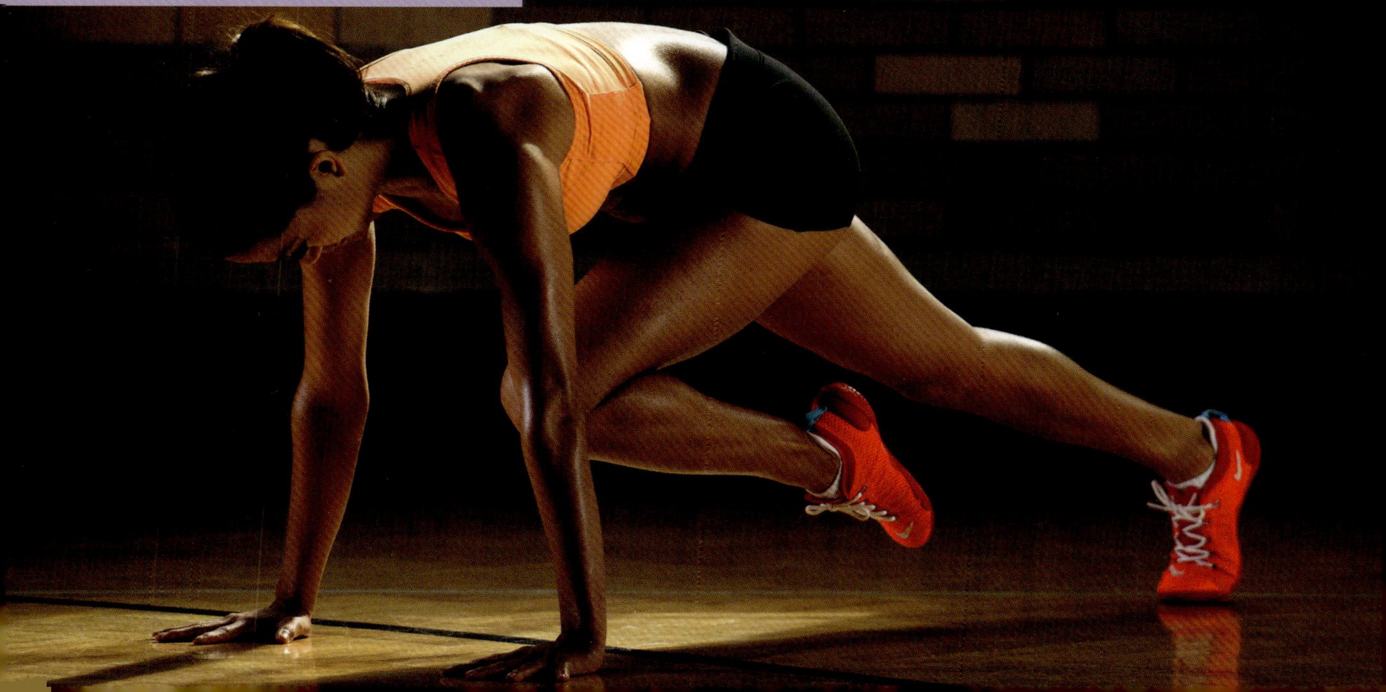

LE TRIO INFERNAL

TEMPS TOTAL : 18 min

Dans cet enchaînement, trois est véritablement le chiffre magique : trois exercices de 3 sets à répéter trois fois. Chaque set associe de la cardio à haut rendement avec des exercices de force pure à faire trembler les bras et les jambes. Il va falloir creuser dans les réserves.

Répétez chaque set 3 fois avant de passer au suivant, avec 30 secondes de repos entre chaque set.

LE CHALLENGE

Testez votre endurance cardio-vasculaire en supprimant les plages de repos entre les sets. Effectuez les neuf exercices d'un trait, prenez une minute de repos puis recommencez deux fois. Bonne chance !

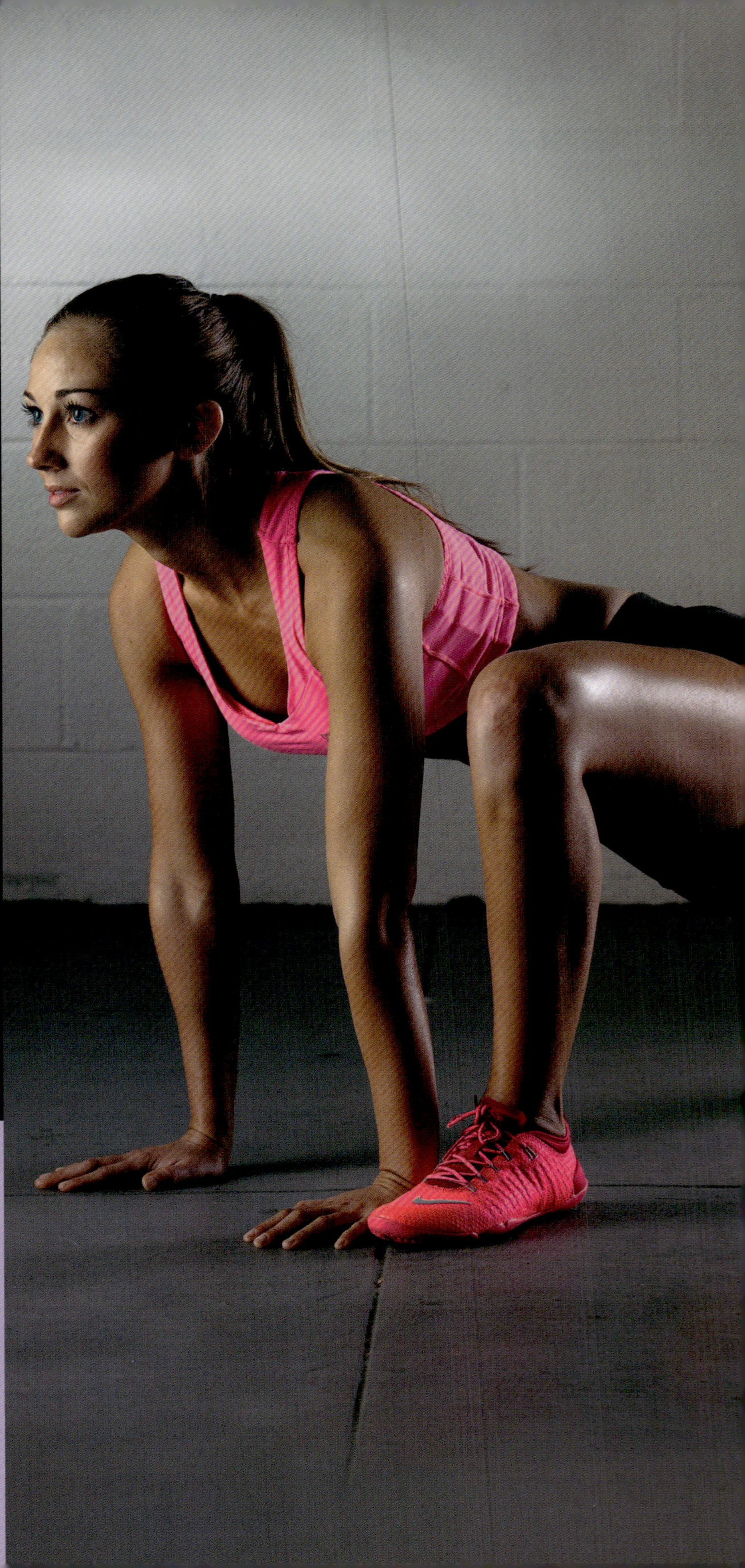

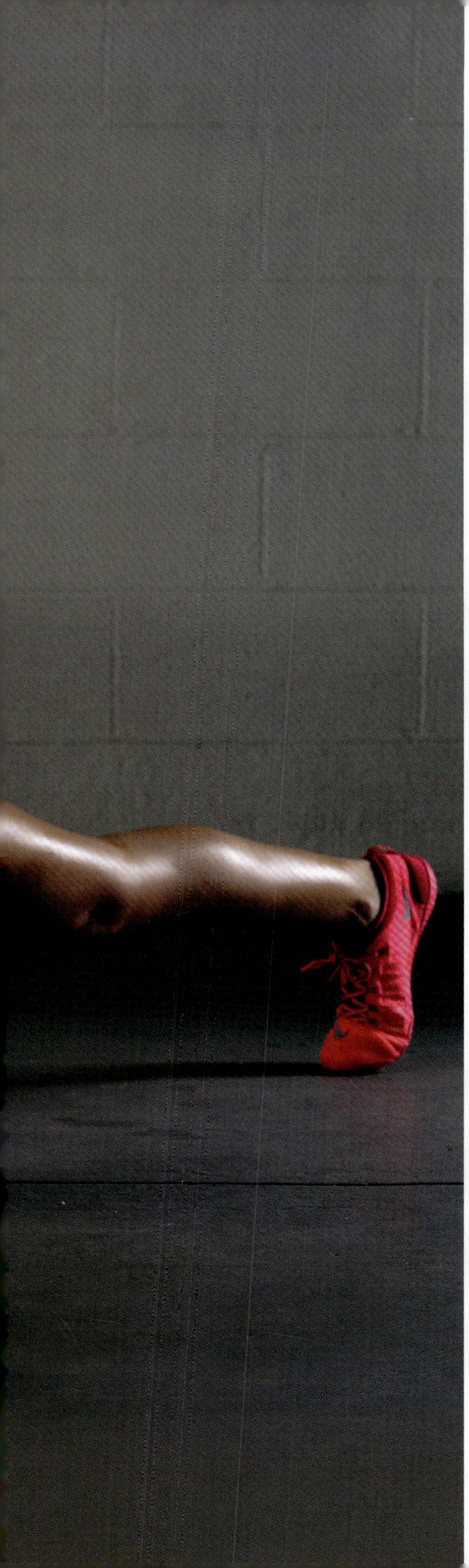

1er SET (3 ROUNDS)	EFFORT	REPOS
CROSS-COUNTRY SEAL	0:30	0:00
FENTE SAUTÉE	0:30	0:00
GRIMPEUR	0:30	0:00

2e SET (3 ROUNDS)	EFFORT	REPOS
SPRINT	0:30	0:00
POMPES 1-2	0:30	0:00
BURPEE	0:30	0:00

3e SET (3 ROUNDS)	EFFORT	REPOS
ÉTOILE	0:30	0:00
SQUAT CISEAUX	0:30	0:00
SAUTERELLE	0:30	0:00

OBJECTIF BIKINI

Après cinq ans passés à préparer les Indianapolis Colts Cheerleaders à leur calendrier-bikini annuel, on m'appelle officieusement « l'homme qui murmurait à l'oreille des bikinis ». Mon arme secrète ? Du HIIT, et encore du HIIT ! Avec cet enchaînement corps entier, vous serez prête pour le bikini en moins de deux.

Prenez 1 minute de repos entre chaque round.

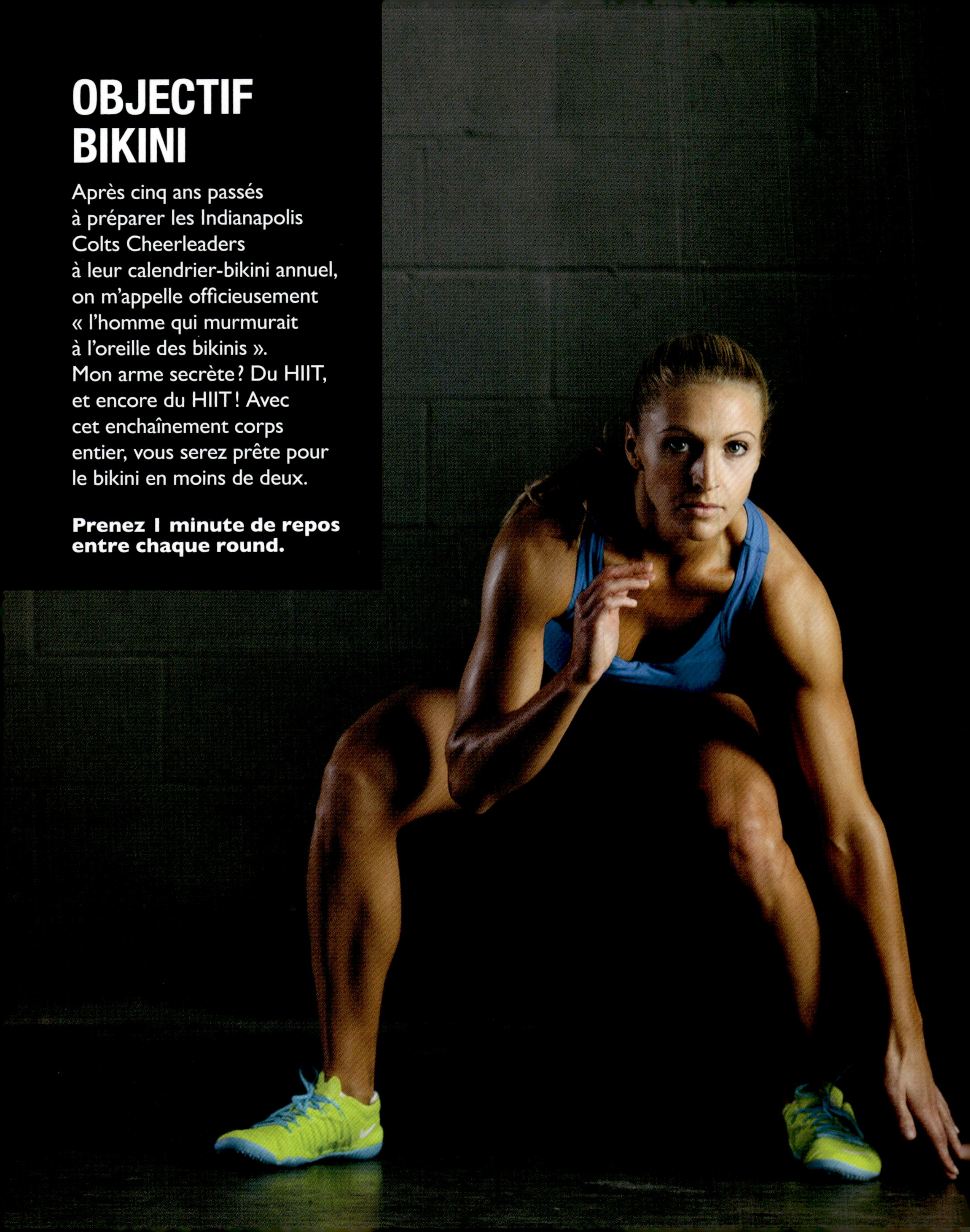

	NIVEAU 1 1 ROUND EFFORT / REPOS	NIVEAU 2 2 ROUNDS EFFORT / REPOS	NIVEAU 3 3 ROUNDS EFFORT / REPOS
SPRINT	0:30 / 0:30	0:30 / 0:15	0:30 / 0:10
GRIMPEUR	0:30 / 0:30	0:30 / 0:15	0:30 / 0:10
CROSS JACK	0:30 / 0:30	0:30 / 0:15	0:30 / 0:10
DANSE DU CRABE	0:30 / 0:30	0:30 / 0:15	0:30 / 0:10
GLISSÉ BALAYÉ	0:30 / 0:30	0:30 / 0:15	0:30 / 0:10
POMPES HINDU	0:30 / 0:30	0:30 / 0:15	0:30 / 0:10
PATINEUR	0:30 / 0:30	0:30 / 0:15	0:30 / 0:10
ROTATION RUSSE	0:30 / 0:30	0:30 / 0:15	0:30 / 0:10
TEMPS TOTAL	8 min	14 min	19 min

SECTION SQUAT

Les squats ciblent tous les muscles majeurs des membres inférieurs : quadriceps, tendons du jarret, fessiers. Ils nécessitent aussi un bassin bien stable, de la souplesse au niveau des hanches et des chevilles, et s'avèrent l'exercice parfait pour atteindre vos objectifs.

ATTENTION

Avec les squats, la précision du geste est primordiale, mais on se laisse facilement déconcentrer, surtout quand on en enchaîne beaucoup. Gardez la poitrine fière, ne laissez pas les genoux se dérober vers l'intérieur ou passer devant les orteils.

	EFFORT	REPOS
SQUAT	0:20	0:10
FENTE LATÉRALE (D)	0:20	0:10
SQUAT BRAS TENDUS	0:20	0:10
FENTE LATÉRALE (G)	0:20	0:10
SQUAT BRAS TENDUS	0:20	0:10
SQUAT SIDE-KICK (D)	0:20	0:10
SQUAT BRAS TENDUS	0:20	0:10
SQUAT SIDE-KICK (G)	0:20	0:10

NIVEAU 1

À EFFECTUER 1 FOIS.
TEMPS TOTAL : 4 min

NIVEAU 2

À EFFECTUER 2 FOIS AVEC 30 SECONDES DE REPOS ENTRE.
TEMPS TOTAL : 9 min

NIVEAU 3

À EFFECTUER 2 FOIS AVEC 30 SECONDES DE REPOS ENTRE.
TEMPS TOTAL : 13 min 30 s

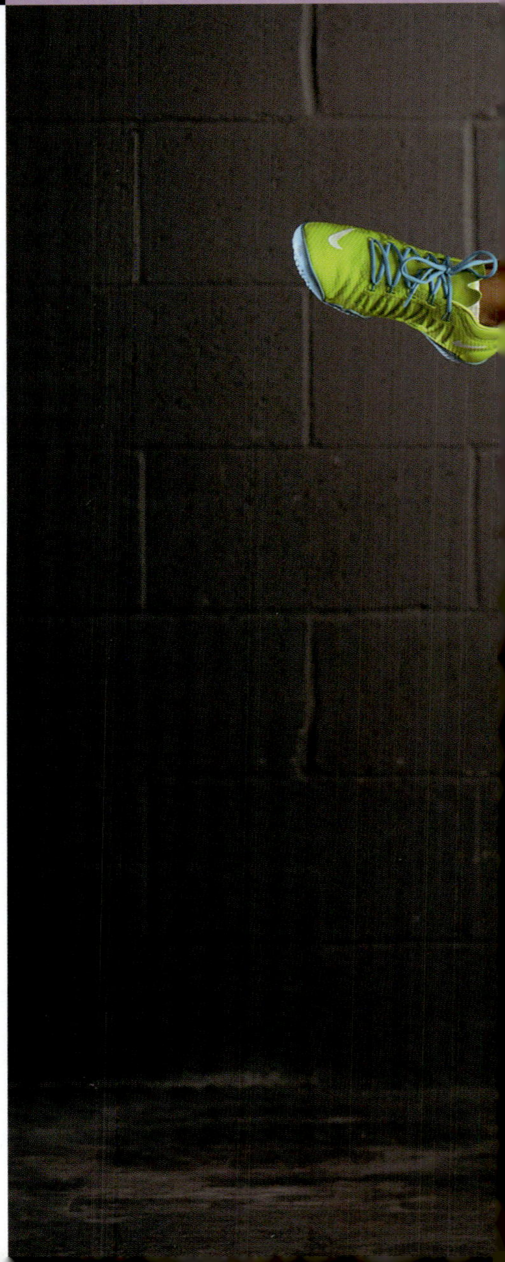

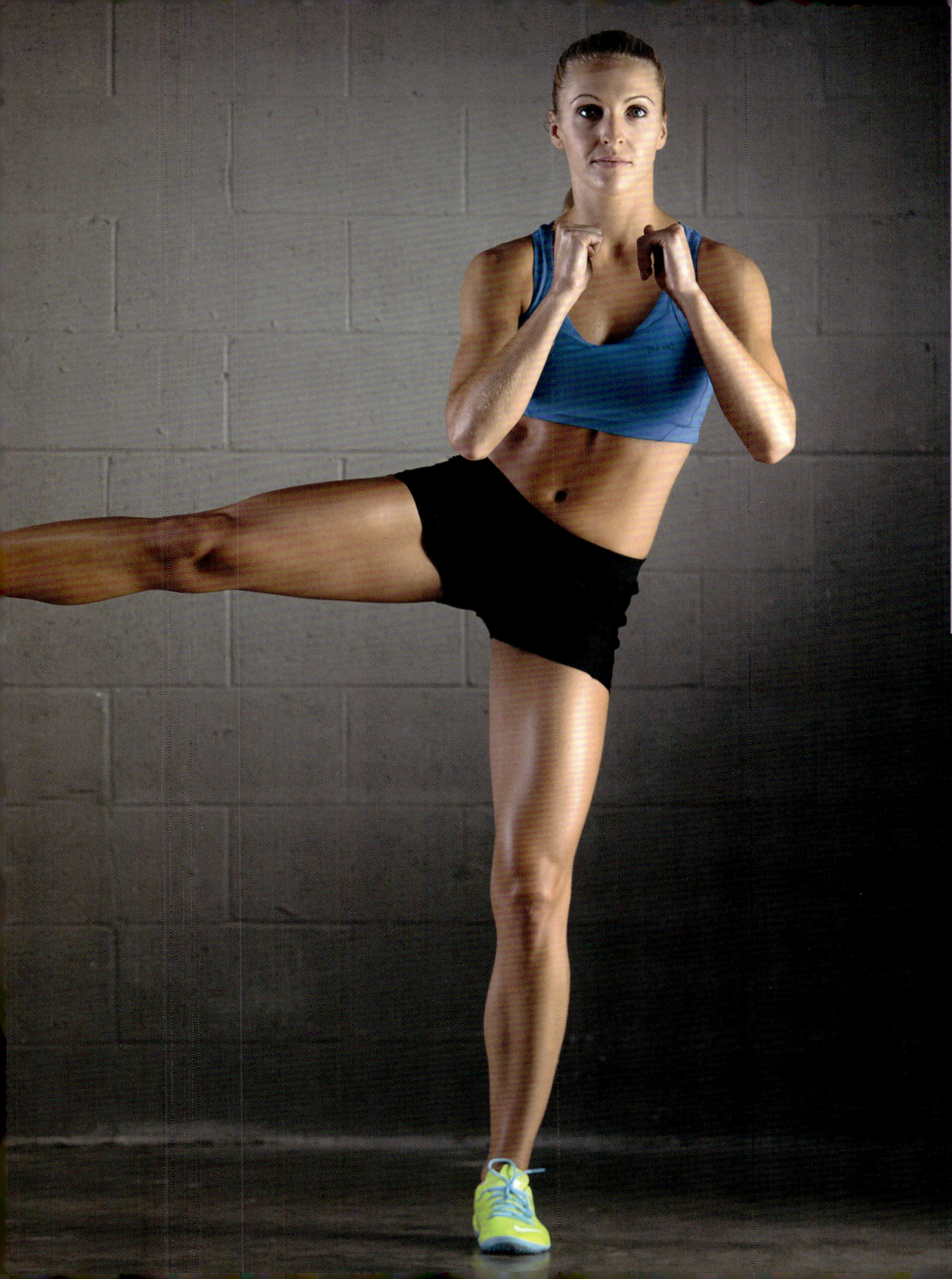

ÇA RAME !

Le mouvement du rameur est un bon exercice cardiovasculaire qui demande des efforts du corps tout entier et renforce l'endurance musculaire et la zone abdos-bassin. Cet enchaînement l'associe à des exercices de corps entier ciblant la ceinture abdominale. Membres supérieurs, inférieurs et centraux sont sollicités, et on ira chercher force et stabilité dans les muscles dorsaux.

	EFFORT	REPOS
RAMEUR AU SOL	0:30	0:00
REACH DOUBLE TORSION	0:30	0:00
ABDOS EN V	0:30	0:00

NIVEAU 1 — RÉPÉTEZ 3 FOIS, AVEC 30 SECONDES DE REPOS ENTRE. TEMPS **TOTAL : 6 min**

NIVEAU 2 — RÉPÉTEZ 5 FOIS, AVEC 30 SECONDES DE REPOS ENTRE. TEMPS **TOTAL : 10 min**

NIVEAU 3 — RÉPÉTEZ 7 FOIS, AVEC 30 SECONDES DE REPOS ENTRE. TEMPS **TOTAL : 14 min**

LE CHALLENGE

Pour un défi corsé, et davantage de calories brûlées, essayez d'agrémenter ces exercices d'un poids (ballon d'exercice, haltère ou kettlebell). À tenter une fois que l'enchaînement est parfaitement maîtrisé sans accessoire.

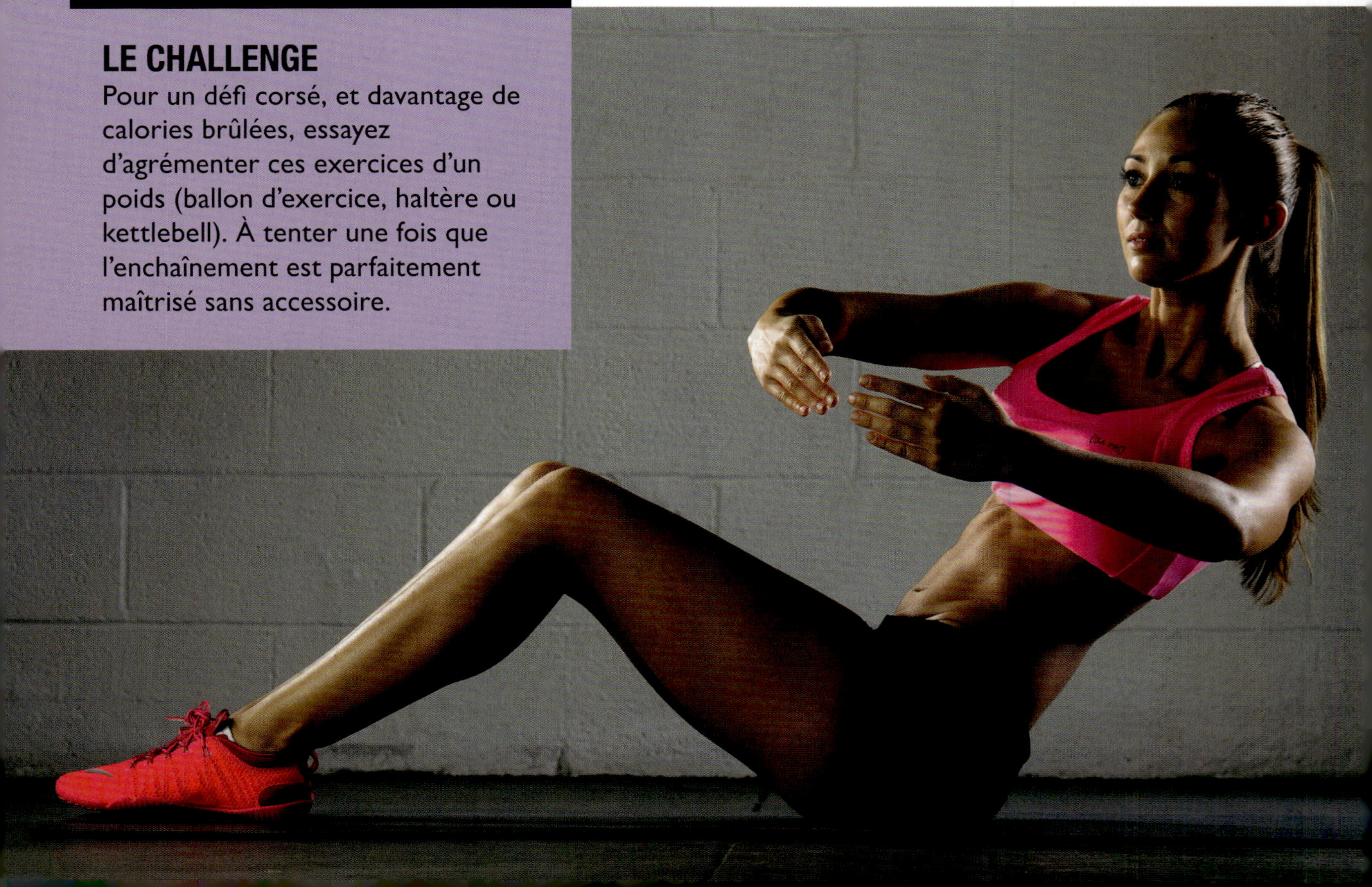

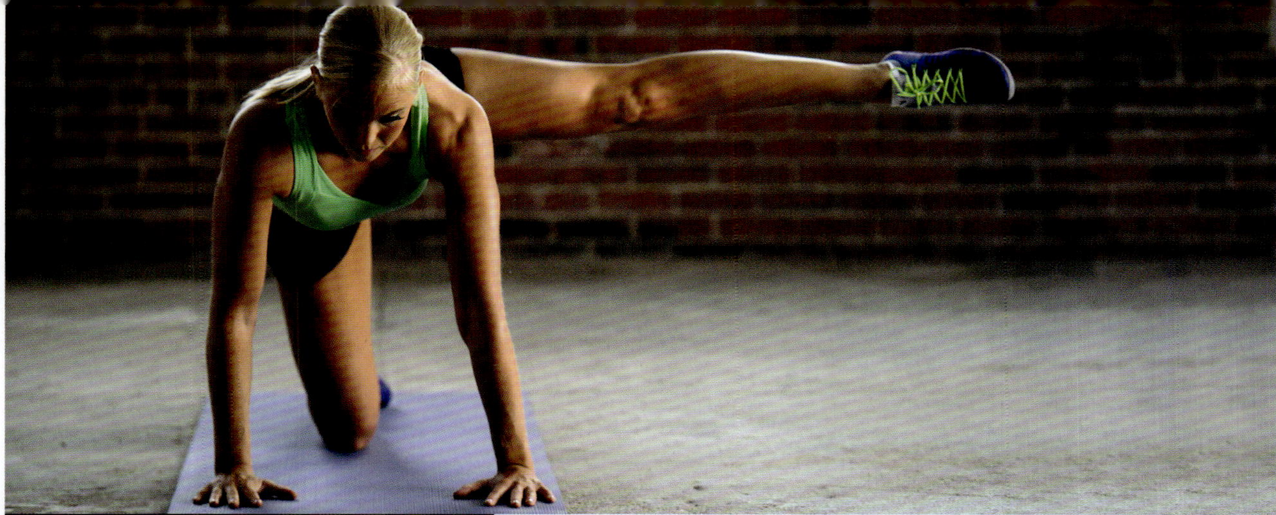

FESSES BÉTON

TEMPS TOTAL : 18 min

Construisez-vous des fesses en béton avec cet enchaînement ! Les muscles majeurs et mineurs des fessiers, des hanches et des jambes s'activent tous simultanément pour vous donner ces fesses rondes, lisses et toniques dont vous rêvez tant.

Répétez chaque set 3 fois, avec une pause de 30 secondes entre chaque set.

1er SET	EFFORT	REPOS
SQUAT	0:30	0:00
COUP DE SABOT ROTATIF (D)	0:30	0:00
BALAYAGE LATÉRAL (G)	0:30	0:00

2e SET	EFFORT	REPOS
REVERSE LUNGE	0:30	0:00
COUP DE SABOT ROTATIF (G)	0:30	0:00
BALAYAGE LATÉRAL (D)	0:30	0:00

3e SET	EFFORT	REPOS
IN AND OUTS	0:30	0:00
FENTE LATÉRALE	0:30	0:00
SQUAT CISEAUX	0:30	0:00

OBJECTIF MINCEUR

Cet enchaînement vous fera repousser vos limites pour booster votre métabolisme. Il va falloir tout donner et travailler à rythme cardiaque maximal afin d'avoir l'effet boomerang le plus conséquent possible, et de continuer à éliminer bien après la fin de cet enchaînement très complet.

1er SET	EFFORT	REPOS
SPRINT	0:30	0:00
CROSS-COUNTRY SEAL	0:30	0:00
POWER KNEE (D)	0:30	0:00
POWER KNEE (G)	0:30	0:00

2e SET	EFFORT	REPOS
GRIMPEUR	0:30	0:00
X-JACK	0:30	0:00
MUMMY KICKS	0:30	0:00
REACH	0:30	0:00

3e SET	EFFORT	REPOS
BURPEE	0:30	0:00
SQUAT	0:30	0:00
GENOUX HAUTS	0:30	0:00
FENTE SAUTÉE	0:30	0:00

NIVEAU 1	ENCHAÎNEMENT À EFFECTUER UNE FOIS, AVEC 30 SECONDES DE REPOS ENTRE CHAQUE SET. **TEMPS TOTAL : 7 min 30 s**
NIVEAU 2	ENCHAÎNEMENT À EFFECTUER DEUX FOIS, AVEC 30 SECONDES DE REPOS ENTRE CHAQUE SET. **TEMPS TOTAL : 15 min**
NIVEAU 3	ENCHAÎNEMENT À EFFECTUER TROIS FOIS, AVEC 30 SECONDES DE REPOS ENTRE CHAQUE SET. **TEMPS TOTAL : 22 min 30 s**

LE CHALLENGE

Testez votre endurance cardio-vasculaire en supprimant les plages de repos entre les sets. Effectuez les douze exercices d'un trait, prenez une minute de repos puis recommencez deux fois. Bonne chance !

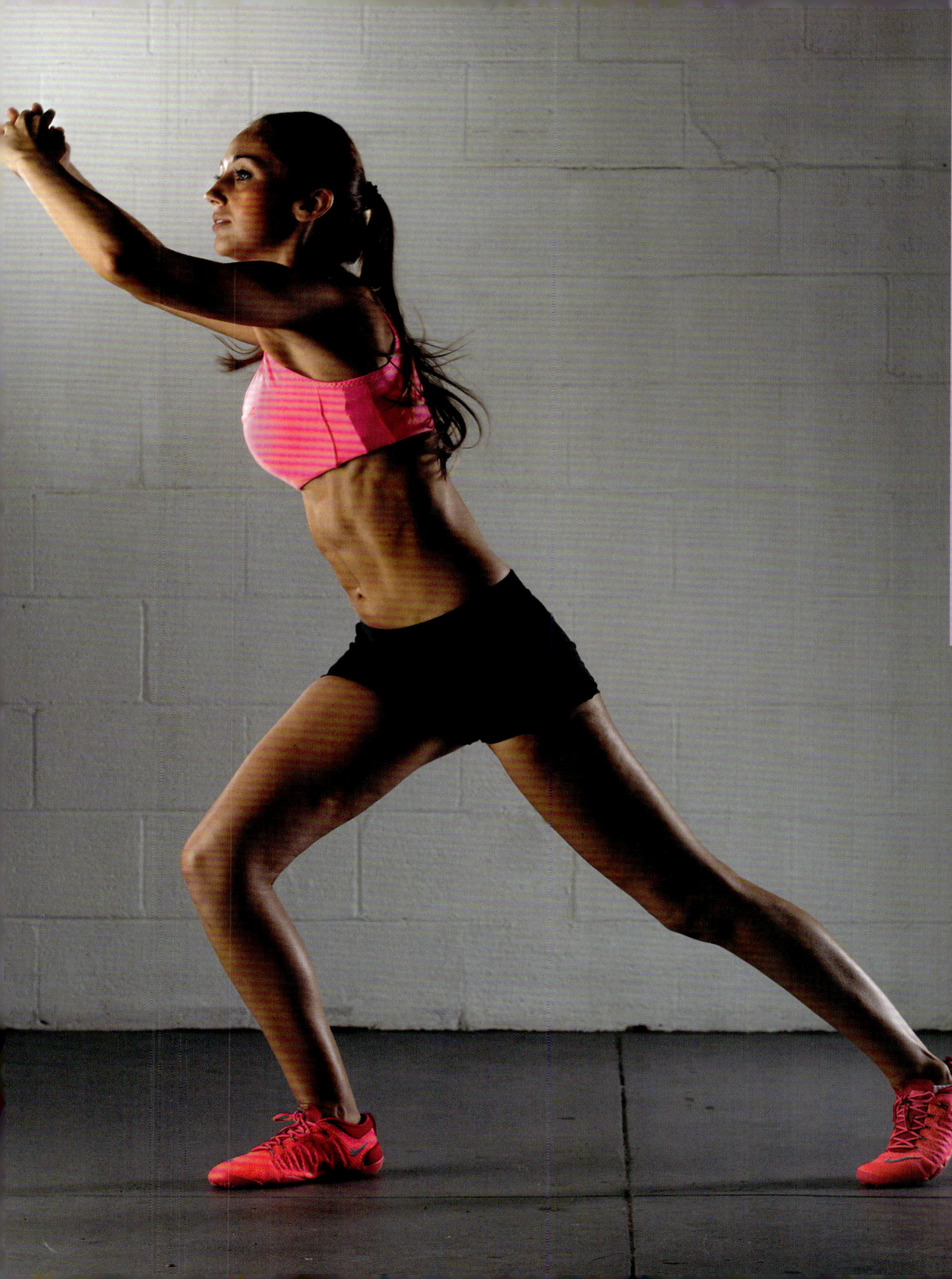

LE TOUT-EN-UN

Laquelle n'a jamais rêvé d'un enchaînement qui la fasse fondre et lui raffermisse le corps entier, tout à la fois ? Le tout-en-un est une série de fractions basées sur un rapport travail-repos de 4/1, qui vous demandera un max d'efforts pour un max de résultats.

LE CHALLENGE DU COACH

Pour un intense défi de 45 minutes, enchaînez les 3 rounds de chaque niveau, en commençant par le 1 et en finissant par le 3.

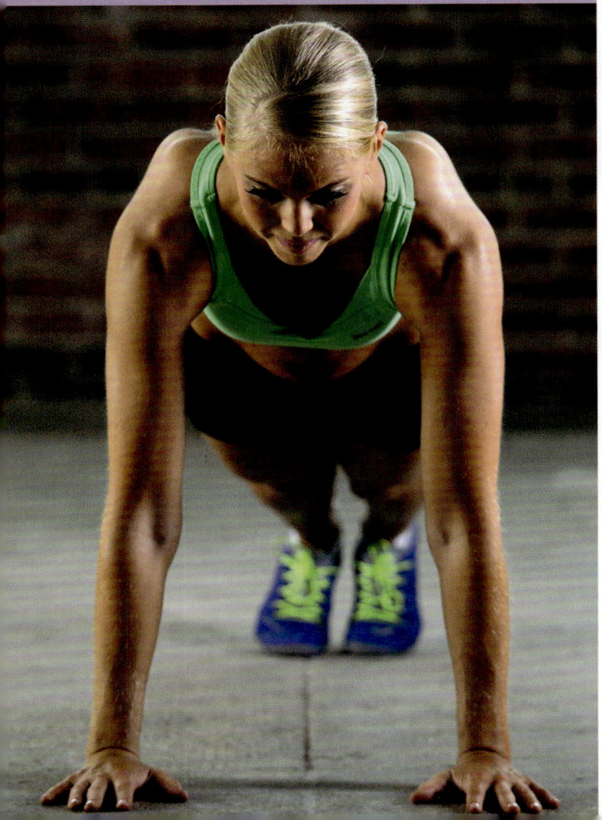

NIVEAU 1	EFFORT	REPOS
JUMPING JACK	0:30	0:00
CROSS-COUNTRY SEAL	0:30	0:00
X-JACK	0:30	0:00
GRIMPEUR	0:30	0:00

RÉPÉTEZ 3 FOIS, AVEC 30 SECONDES DE REPOS ENTRE CHAQUE SET.
TEMPS TOTAL : 7 min 30 s

NIVEAU 2

1er SET	EFFORT	REPOS
GRIMPEUR	0:30	0:00
MUMMY KICKS	0:30	0:00
POMPES	0:30	0:00
SEAL JACK	0:30	0:00

2e SET	EFFORT	REPOS
SQUAT	0:30	0:00
SQUAT BRAS TENDUS	0:30	0:00
SQUAT	0:30	0:00
SQUAT BRAS TENDUS	0:30	0:00

RÉPÉTEZ 3 FOIS, AVEC 30 SECONDES DE REPOS ENTRE CHAQUE SET.
TEMPS TOTAL : 15 min

NIVEAU 3

1er SET	EFFORT	REPOS
SPRINT	0:30	0:00
POMPES 1-2	0:30	0:00
DANSE DU CRABE	0:30	0:00
SQUAT SAUTÉ	0:30	0:00

2e SET	EFFORT	REPOS
SQUAT CISEAUX	0:30	0:00
SQUAT SIDE-KICK (D)	0:30	0:00
SQUAT RESSORTS	0:30	0:00
SQUAT SIDE-KICK (G)	0:30	0:00

3e SET	EFFORT	REPOS
POMPES CROISÉES	0:30	0:00
4 DEMI-POINTES + 4 CLAQUETTES	0:30	0:00
REACH	0:30	0:00
RELEVÉ ACCROUPI	0:30	0:00

RÉPÉTEZ 3 FOIS, AVEC 30 SECONDES DE REPOS ENTRE CHAQUE SET.
TEMPS TOTAL : 22 min 30 s

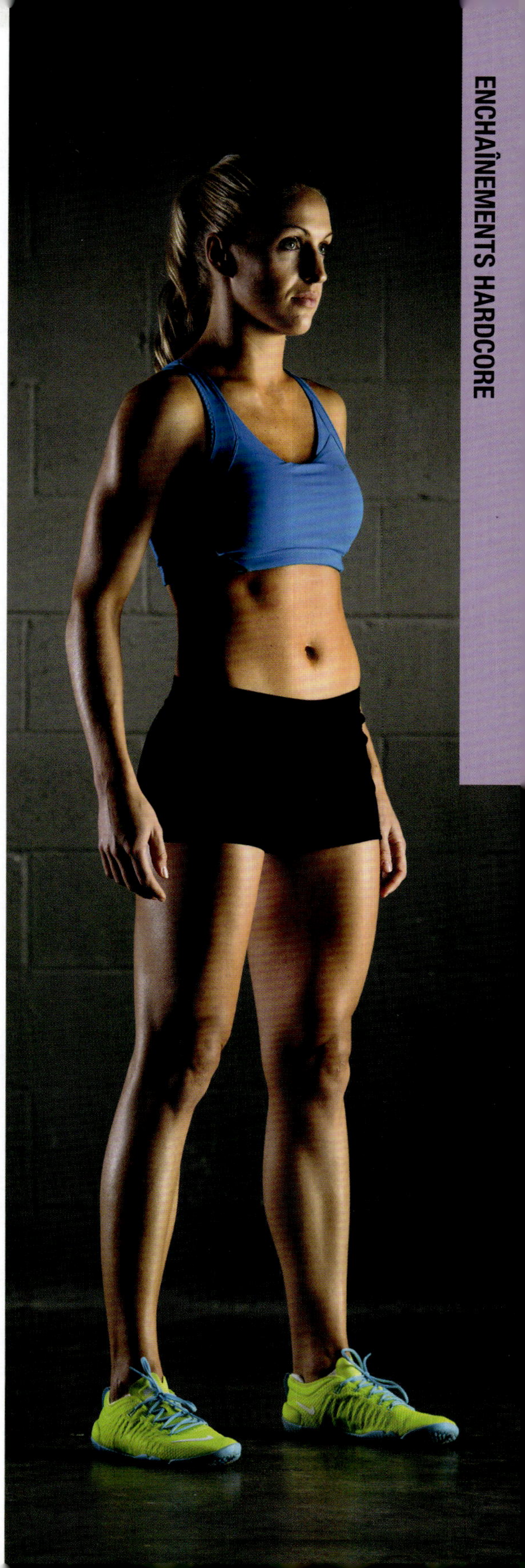

CHAOS MÉTABOLIQUE

Le métabolisme est le processus de conversion de ce que vous ingérez en énergie. Cet enchaînement vise à booster votre métabolisme pour brûler davantage de calories. Mis bout à bout, ces exercices composés et rythmés feront tourner le four à calories !

Prenez 1 minute de repos après chaque round.

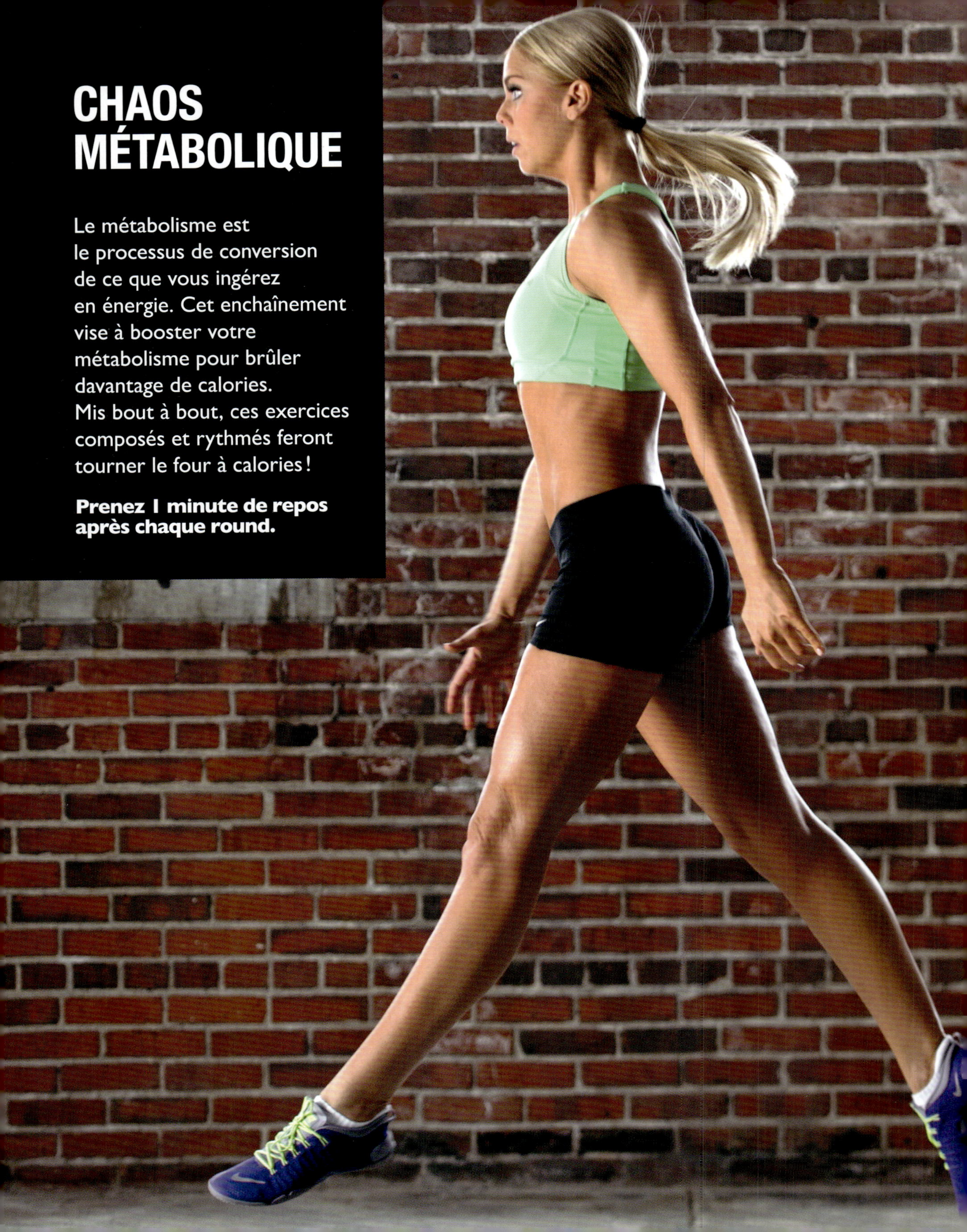

	NIVEAU 1 1 ROUND EFFORT / REPOS	NIVEAU 2 2 ROUNDS EFFORT / REPOS	NIVEAU 3 3 ROUNDS EFFORT / REPOS
SQUAT JUMP	0:30 / 0:30	0:30 / 0:15	0:30 / 0:10
SPRINT	0:30 / 0:30	0:30 / 0:15	0:30 / 0:10
FENTE SAUTÉE	0:30 / 0:30	0:30 / 0:15	0:30 / 0:10
POMPES HINDU	0:30 / 0:30	0:30 / 0:15	0:30 / 0:10
SEAL JACK	0:30 / 0:30	0:30 / 0:15	0:30 / 0:10
BURPEE	0:30 / 0:30	0:30 / 0:15	0:30 / 0:10
X-JACK	0:30 / 0:30	0:30 / 0:15	0:30 / 0:10
TEMPS TOTAL	8 min	14 min	18 min

LE QUATRE-QUARTS

TEMPS TOTAL : 4 min

Vous cherchez un coup de boost mais manquez de temps ? Ces quatre enchaînements courts, qui ciblent le corps entier, feront exploser votre rythme cardiaque et donneront un bon coup de fouet à votre métabolisme pour un gros effet boomerang.

Si vous êtes pressée, choisissez un de ces quatre enchaînements à effectuer seul, ou glissez-le à la suite d'un entraînement basé sur la musculation par résistance pour grignoter encore quelques calories et finir en beauté. Pas de repos entre les rounds !

1re ENCHAÎNEMENT (2 ROUNDS)	EFFORT	REPOS
SPRINT	0:30	0:00
SQUAT	0:30	0:00
POMPES	0:30	0:00
ABDOS IN & OUT	0:30	0:00

2e ENCHAÎNEMENT (2 ROUNDS)	EFFORT	REPOS
X-JACK	0:30	0:00
CROSS-COUNTRY SEAL	0:30	0:00
DANSE DU CRABE	0:30	0:00
ÉTOILE	0:30	0:00

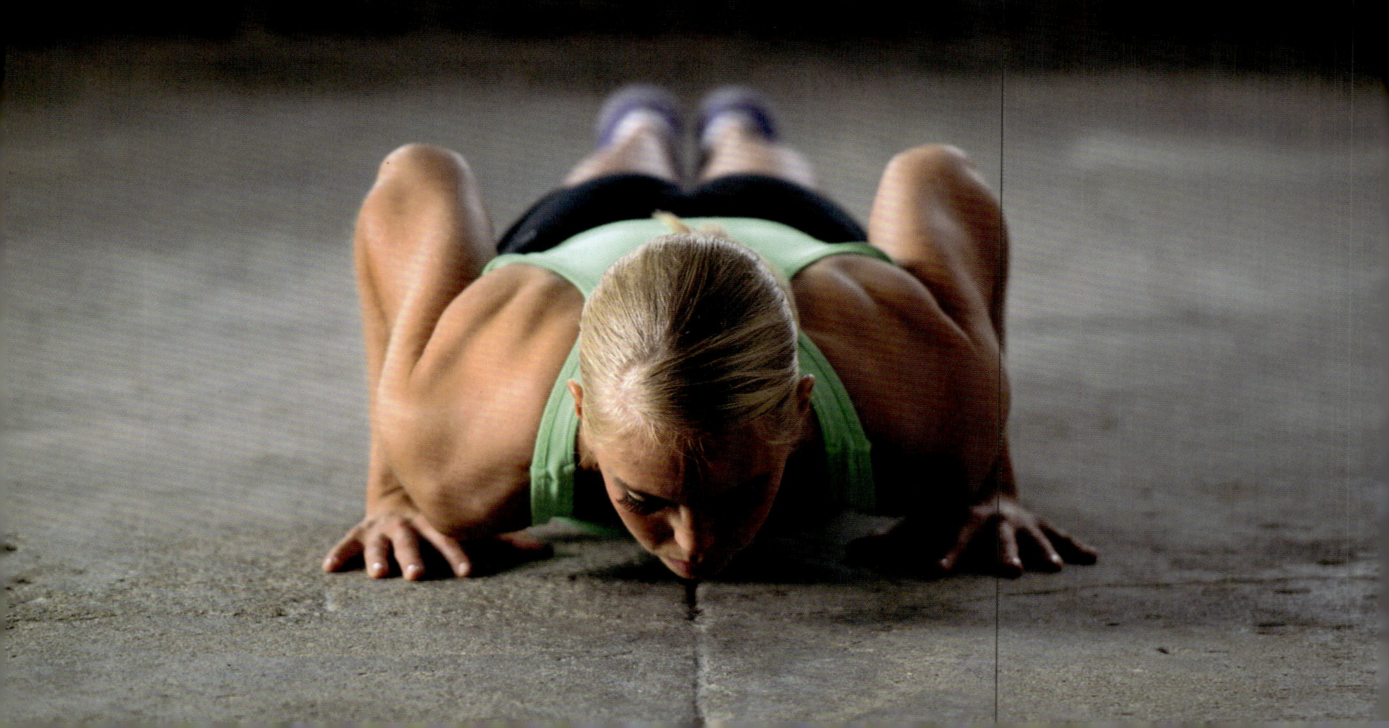

3e ENCHAÎNEMENT (1 ROUND)

	EFFORT	REPOS
SPRINT	0:30	0:00
SPIDERMAN	0:30	0:00
RELEVÉ ACCROUPI	0:30	0:00
POMPES 1-2	0:30	0:00
POWER KNEE (D)	0:30	0:00
SQUAT SAUTÉ	0:30	0:00
POWER KNEE (G)	0:30	0:00
BURPEE	0:30	0:00

4e ENCHAÎNEMENT (1 ROUND)

	EFFORT	REPOS
BURPEE	0:30	0:00
FENTE SAUTÉE	0:30	0:00
POMPES CROISÉES	0:30	0:00
CROSS JACK	0:30	0:00
SQUAT CISEAUX	0:30	0:00
POMPES HINDU	0:30	0:00
MOGUL JUMP	0:30	0:00
ABDOS EN V	0:30	0:00

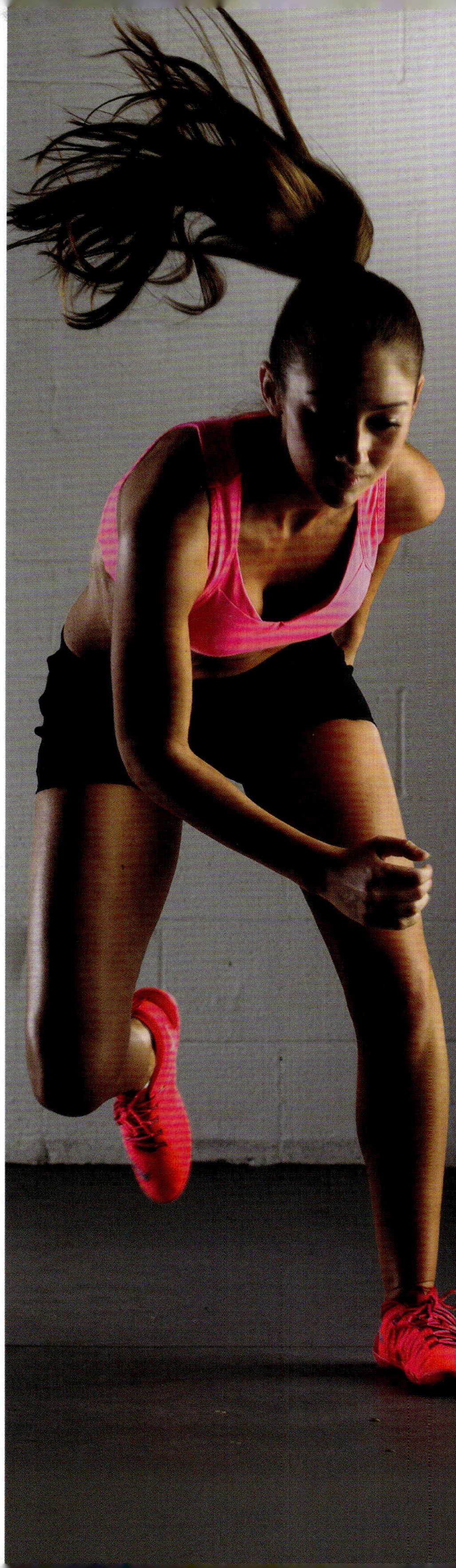

DIX MINUTES À GAGNER

TEMPS TOTAL: 10 min

Avec ces quatre enchaînements de 10 minutes radicalement différents, vous allez transpirer, brûler des calories à la pelle, et vous éclater. Ils sont brefs, certes, mais intenses. Choisissez le niveau qui vous convient, travaillez dur et pas de quartier !

TOP TEN

NIVEAU 1

À EFFECTUER 2 FOIS.

	EFFORT	REPOS
SPRINT	0:20	0:10
SQUAT	0:20	0:10
CROSS JACK	0:20	0:10
FENTE INVERSÉE	0:20	0:10
SEAL JACK	0:20	0:10
POMPES	0:20	0:10
MUMMY KICKS	0:20	0:10
4 DEMI-POINTES + 4 CLAQUETTES	0:20	0:10
PONT INVERSÉ	0:20	0:10
CRUNCH BICYCLETTE	0:20	0:10

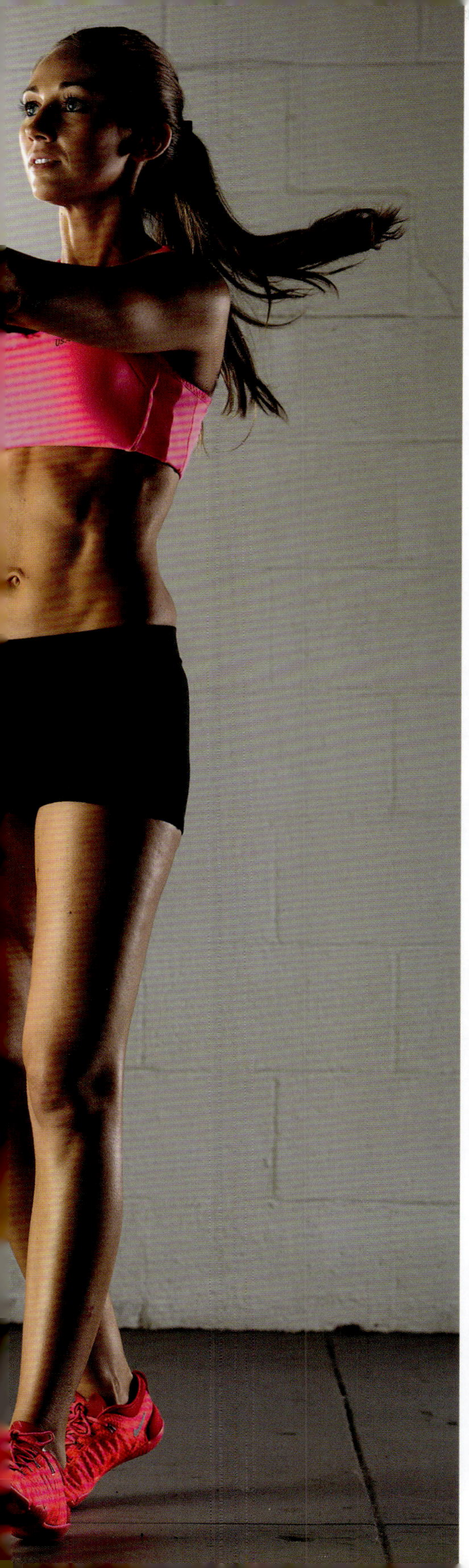

ABDOS CARDIO

NIVEAU 2

1er SET (3 ROUNDS)	EFFORT	REPOS
GRIMPEUR	0:30	0:00
RAMEUR AU SOL	0:30	0:00
CRUNCH BICYCLETTE	0:30	0:00
ABDOS EN V	0:30	0:00

PRENEZ 30 SECONDES DE REPOS ENTRE CHAQUE ROUND.

2e SET (2 ROUNDS)	EFFORT	REPOS
BURPEE	0:20	0:10
POMPES 1-2	0:20	0:10
SAUTERELLE	0:20	0:10
PLANCHE SUPERMAN	0:20	0:10

LA RÉPÈTE COMPLÈTE

NIVEAU 2 OU NIVEAU 3

1er SET (3 ROUNDS)	EFFORT	REPOS
SPRINT	0:30	0:00
X-JACK	0:30	0:00
CROSS-COUNTRY SEAL	0:30	0:00
GENOUX HAUTS	0:30	0:00

PRENEZ 30 SECONDES DE REPOS ENTRE CHAQUE ROUND.

2e SET (2 ROUNDS)	EFFORT	REPOS
SQUAT SAUTÉ	0:20	0:10
POMPES HINDU	0:20	0:10
FENTE SAUTÉE	0:20	0:10
SPHINX	0:20	0:10

LE COUP DE FEU

NIVEAU 3

EFFECTUEZ CHAQUE ROUND 1 FOIS, AVEC 1 MINUTE DE REPOS FINALE (ILS FONT CHACUN 10 MINUTES).

	1er ROUND		2e ROUND	
	EFFORT	REPOS	EFFORT	REPOS
SPRINT	0:20	0:10	0:20	0:10
SQUAT	0:20	0:10	0:20	0:10
CROSS-COUNTRY SEAL	0:20	0:10	0:20	0:10
POMPES	0:20	0:10	0:20	0:10
CROSS JACK	0:20	0:10	0:20	0:10
FENTE INVERSÉE	0:20	0:10	0:20	0:10
BURPEE	0:20	0:10	0:20	0:10
PONT INVERSÉ	0:20	0:10	0:20	0:10
ÉTOILE	0:20	0:10	0:20	0:10
DANSE DU CRABE	0:20	0:10	0:20	0:10
MUMMY KICKS	0:20	0:10	0:20	0:10
BALL PRESS	0:20	0:10	0:20	0:10
POWER KNEE (D)	0:20	0:10	0:20	0:10
SQUAT SIDE-KICK (D)	0:20	0:10	0:20	0:10
POWER KNEE (G)	0:20	0:10	0:20	0:10
SQUAT SIDE-KICK (G)	0:20	0:10	0:20	0:10
GLISSÉ BALAYÉ	0:20	0:10	0:20	0:10
POMPES CROISÉES	0:20	0:10	0:20	0:10

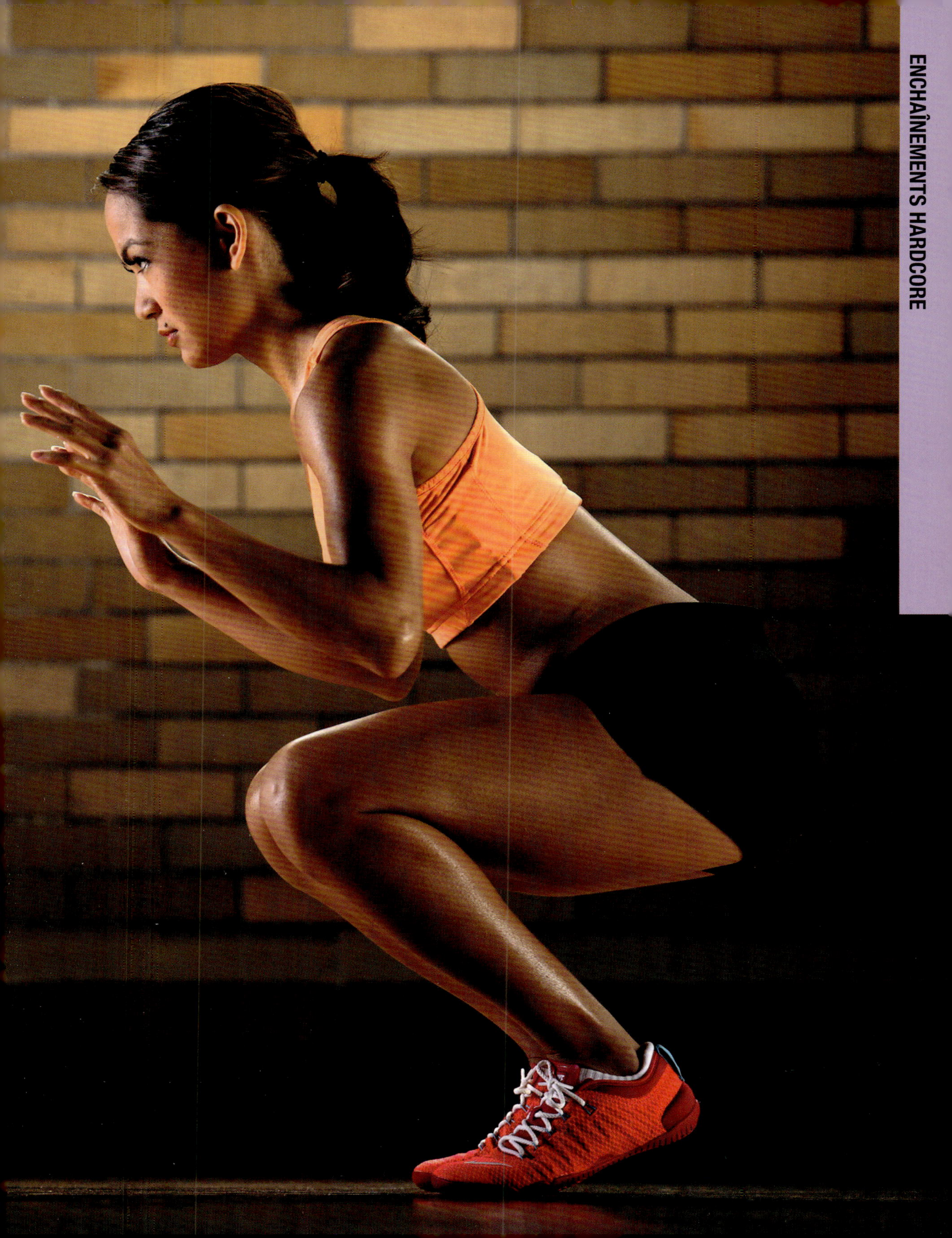

LES TRENTE GLORIEUSES

TEMPS TOTAL : 30 min

Chacun de ces entraînements de 30 minutes est basé sur l'élimination des calories et sur des exercices composés (sollicitant plusieurs muscles à la fois). Choisissez le niveau qui vous convient et amusez-vous bien !

Effectuez chaque set 3 fois avant de passer au suivant, avec 30 secondes de repos entre.

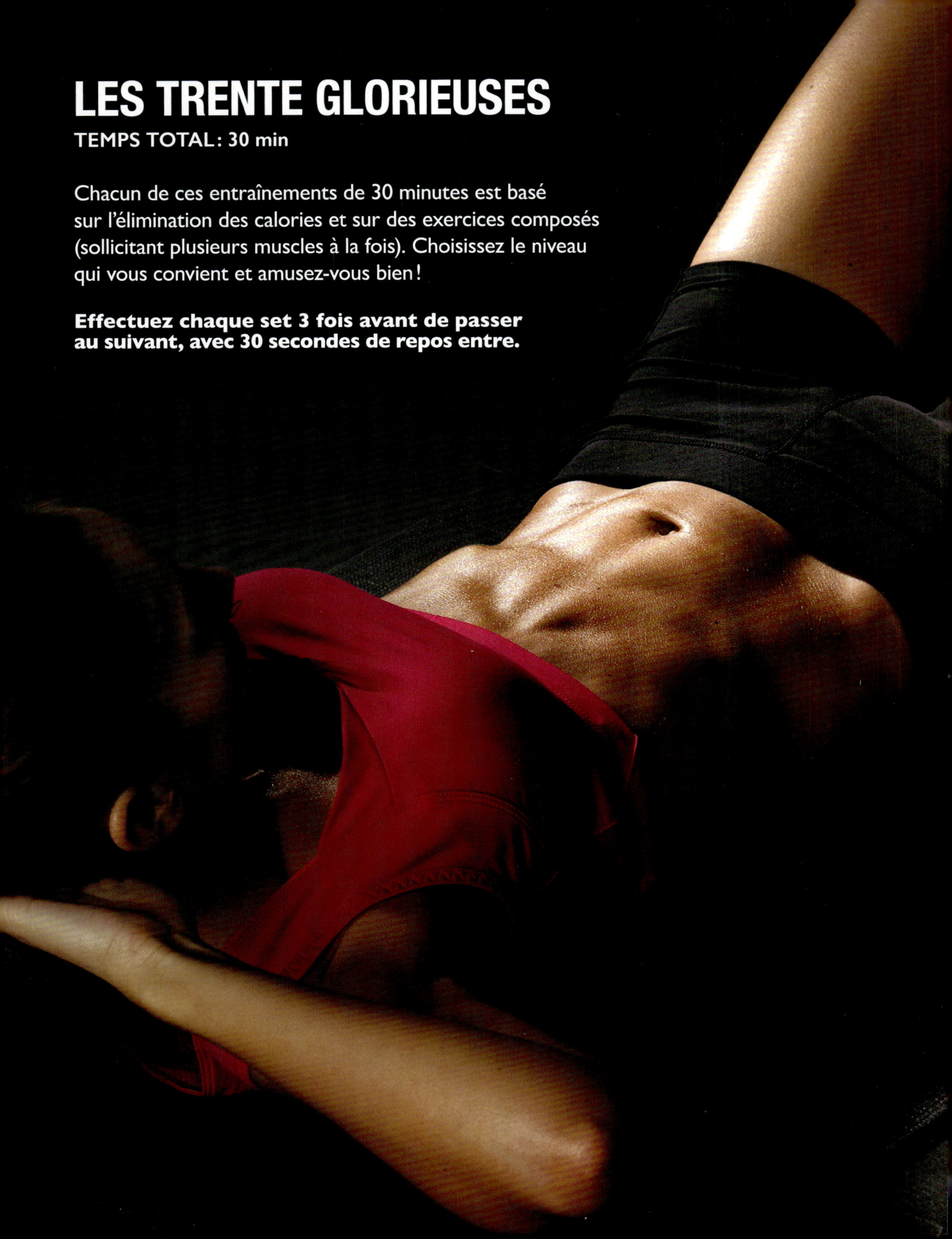

TONIQUE TOTAL

NIVEAU 1 OU NIVEAU 2

1er SET (3 ROUNDS)	EFFORT
SPRINT	0:30
GENOUX HAUTS	0:30
JUMPING JACK	0:30
MUMMY KICKS	0:30

2e SET (3 ROUNDS)	EFFORT
SQUAT	0:30
FENTE INVERSÉE	0:30
FENTE LATÉRALE	0:30
SQUAT BRAS TENDUS	0:30

3e SET (3 ROUNDS)	EFFORT
PLANCHE	0:30
CROSS JACK	0:30
POMPES	0:30
PONT INVERSÉ	0:30

4e SET (3 ROUNDS)	EFFORT
LEGS UP	0:30
PLIÉ LATÉRAL AU SOL (D)	0:30
ROTATION RUSSE	0:30
PLIÉ LATÉRAL AU SOL (G)	0:30

ATTENTION À LA MARCHE

NIVEAU 1 OU NIVEAU 2

1er SET (3 ROUNDS)	EFFORT
SPRINT	0:30
CROSS JACK	0:30
SEAL JACK	0:30
GRIMPEUR	0:30

2e SET (3 ROUNDS)	EFFORT
SQUAT	0:30
FENTE INVERSÉE	0:30
SQUAT BRAS TENDUS	0:30
FENTE LATÉRALE	0:30

3e SET (3 ROUNDS)	EFFORT
PLANCHE	0:30
T MAJUSCULE (G)	0:30
T MAJUSCULE (D)	0:30
MUMMY KICKS	0:30

4e SET (3 ROUNDS)	EFFORT
GENOUX HAUTS	0:30
POMPES	0:30
LEGS UP	0:30
CRUNCH BICYCLETTE	0:30

LES TRENTE GLORIEUSES

TEMPS TOTAL : 30 min

Effectuez chaque set 3 fois avant de passer au suivant, avec 30 secondes de repos entre.

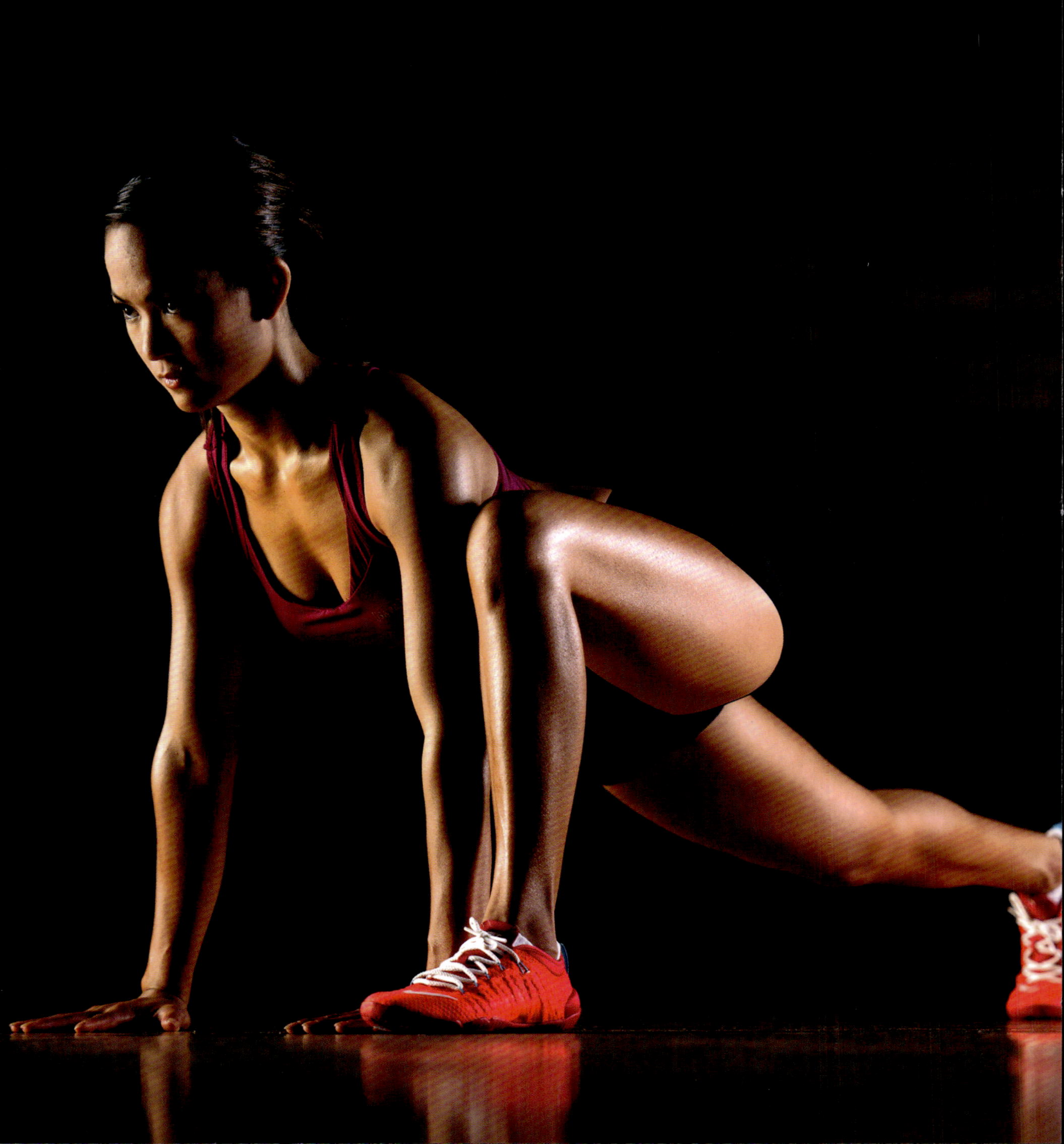

LE SPORT EST LA RÉPONSE

NIVEAU 2 OU NIVEAU 3

1er SET (3 ROUNDS)	EFFORT
SPRINT	0:30
X-JACK	0:30
SEAL JACK	0:30
GRIMPEUR	0:30

2e SET (3 ROUNDS)	EFFORT
SQUAT	0:30
FENTE INVERSÉE	0:30
SQUAT SAUTÉ	0:30
FENTE SAUTÉE	0:30

3e SET (3 ROUNDS)	EFFORT
PLANCHE SUPERMAN	0:30
PATINEUR	0:30
MOGUL JUMP	0:30
ÉTOILE	0:30

4e SET (3 ROUNDS)	EFFORT
GENOUX HAUTS	0:30
POMPES 1-2	0:30
LEGS UP	0:30
REACH DOUBLE TORSION	0:30

FITNESS FOLIE

NIVEAU 3

1er SET (3 ROUNDS)	EFFORT
GENOUX HAUTS	0:30
SAUTERELLE	0:30
BURPEE	0:30
SPIDERMAN	0:30

2e SET (3 ROUNDS)	EFFORT
ÉTOILE	0:30
BALL PRESS	0:30
FENTE SAUTÉE	0:30
REACH	0:30

3e SET (3 ROUNDS)	EFFORT
GLISSÉ BALAYÉ	0:30
SQUAT CISEAUX	0:30
SAUT DE SKI	0:30
SPHINX	0:30

4e SET (3 ROUNDS)	EFFORT
POWER KNEE (D)	0:30
SQUAT SAUTÉ	0:30
POWER KNEE (G)	0:30
POMPES 1-2	0:30

L'HEURE JOYEUSE 1

NIVEAU 2 OU NIVEAU 3

On se lance souvent dans le HIIT grâce à la brièveté des entraînements proposés. Mais si vous êtes prête à vous y mettre pendant une heure, dans la joie et la bonne humeur, vous êtes à la bonne page. Faites 10 minutes d'étirements dynamiques avant de vous lancer dans l'échauffement cardio.

L'ÉCHAUFFEMENT

Avant de tout donner, prenez le temps de faire chauffer le moteur : le cœur. Commencez tranquillement, ce n'est pas encore le moment de vous dépasser.

	EFFORT
SPRINT	0:30
JUMPING JACK	0:30
CROSS JACK	0:30
GENOUX HAUTS	0:30
SQUAT	0:30

À EFFECTUER 2 FOIS.
TEMPS TOTAL : 5 min

L'ENTRAÎNEMENT

Vous entrez dans le vif du sujet, soit 45 minutes où vous donnerez tout pour brûler vos graisses, renforcer votre musculature et tonifier votre corps tout entier.

RÉPÉTEZ CHAQUE SET 3 FOIS, AVEC 30 SECONDES DE REPOS ENTRE CHAQUE SET.
TEMPS TOTAL : 45 min

1er SET	EFFORT	REPOS
SPRINT	0:30	0:00
SEAL JACK	0:30	0:00
GRIMPEUR	0:30	0:00
PATINEUR	0:30	0:00

2e SET	EFFORT	REPOS
CROSS-COUNTRY SEAL	0:30	0:00
BURPEE	0:30	0:00
SAUT DE SKI	0:30	0:00
ÉTOILE	0:30	0:00

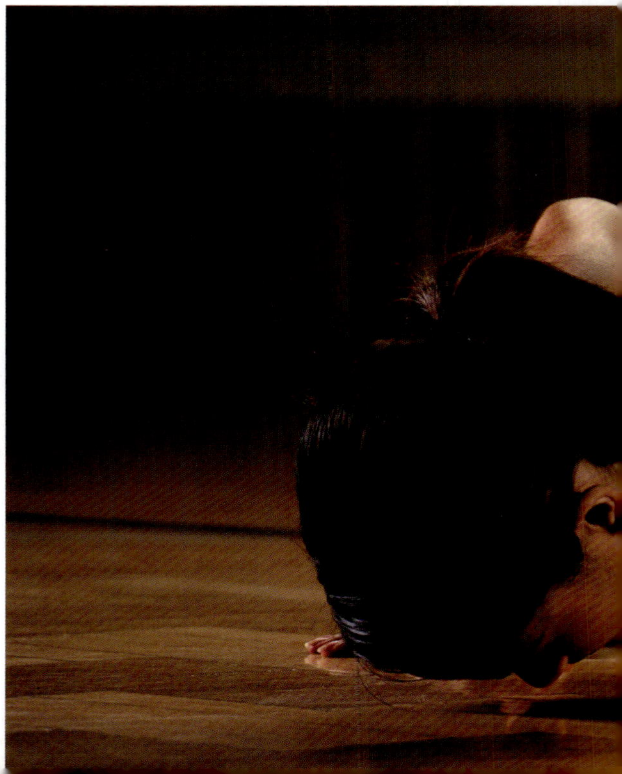

3e SET	EFFORT	REPOS
SQUAT	0:30	0:00
FENTE INVERSÉE	0:30	0:00
SQUAT SAUTÉ	0:30	0:00
FENTE SAUTÉE	0:30	0:00

4e SET	EFFORT	REPOS
POWER KNEE (D)	0:30	0:00
MOGUL JUMP	0:30	0:00
POWER KNEE (G)	0:30	0:00
POMPES HINDU	0:30	0:00

5e SET	EFFORT	REPOS
SQUAT CISEAUX	0:30	0:00
BALL PRESS	0:30	0:00
MUMMY KICKS	0:30	0:00
DANSE DU CRABE	0:30	0:00

6e SET	EFFORT	REPOS
LEGS UP	0:30	0:00
LEGS UP LATÉRAL	0:30	0:00
RAMEUR AU SOL	0:30	0:00
CRUNCH BICYCLETTE	0:30	0:00

L'ASTUCE DU COACH

En cas de difficultés, prenez 1 minute de repos entre chaque set.

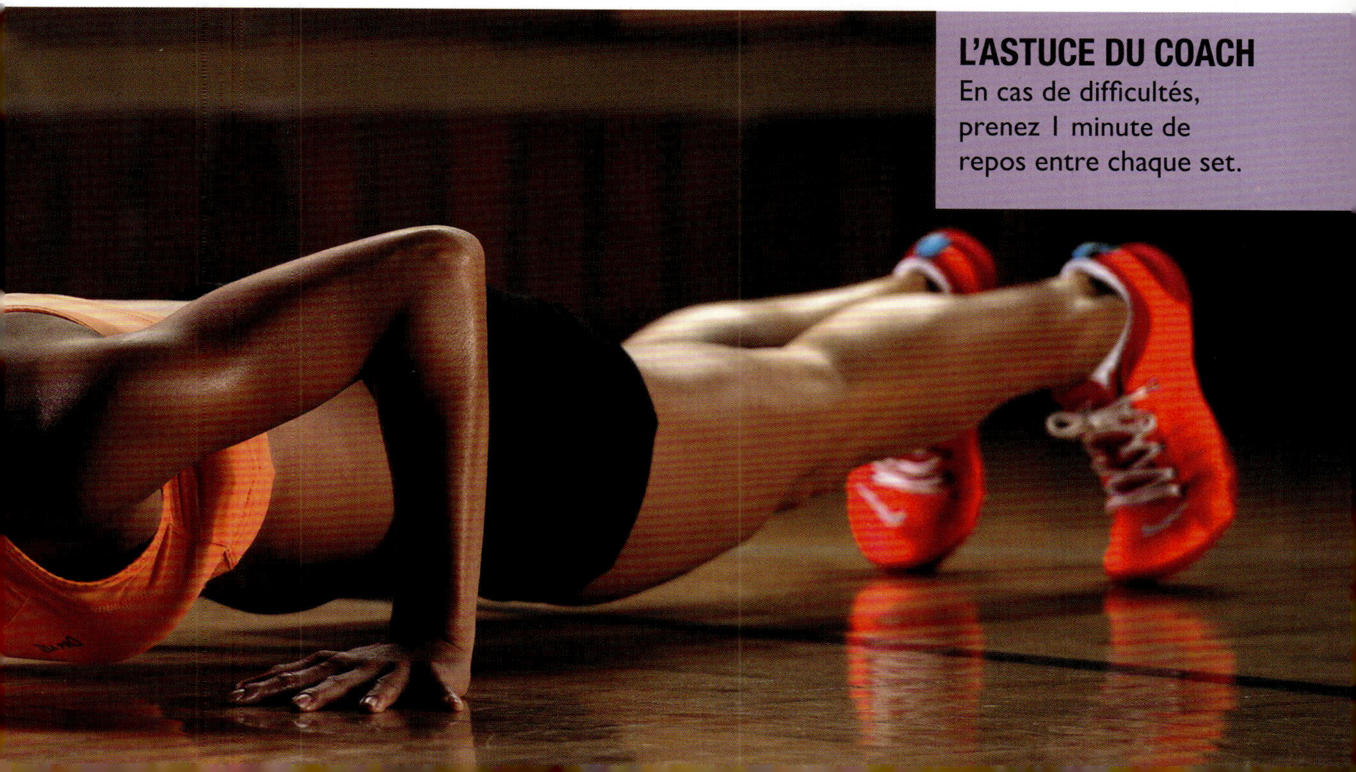

L'HEURE JOYEUSE 2

NIVEAU 2 OU NIVEAU 3

Qui a dit qu'on ne pouvait pas jouer les prolongations ? Préparez-vous à brûler plus de 800 calories avec cet entraînement exténuant d'une heure de long. Prenez soin de faire 10 minutes d'étirements dynamiques avant de vous lancer dans l'échauffement.

L'ÉCHAUFFEMENT

Commencez avec un petit échauffement cardio, à 50 à 75 % de vos capacités.

	EFFORT
SPRINT	0:30
JUMPING JACK	0:30
GENOUX HAUTS	0:30
MUMMY KICKS	0:30
SQUAT	0:30

À EFFECTUER 2 FOIS.
TEMPS TOTAL : 5 min

L'ENTRAÎNEMENT

Là vous pouvez mettre les gaz. Appuyez sur le champignon et gardez bien à l'esprit vos objectifs.

RÉPÉTEZ CHAQUE SET 3 FOIS, AVEC 30 SECONDES DE REPOS ENTRE CHAQUE SET.
TEMPS TOTAL : 45 min

1er SET	EFFORT	REPOS
GENOUX HAUTS	0:30	0:00
POMPES 1-2	0:30	0:00
POWER KNEE (D)	0:30	0:00
POWER KNEE (G)	0:30	0:00

2e SET	EFFORT	REPOS
SQUAT RESSORTS	0:30	0:00
BURPEE LEVÉ DE JAMBES	0:30	0:00
SAUT DE SKI	0:30	0:00
ÉTOILE	0:30	0:00

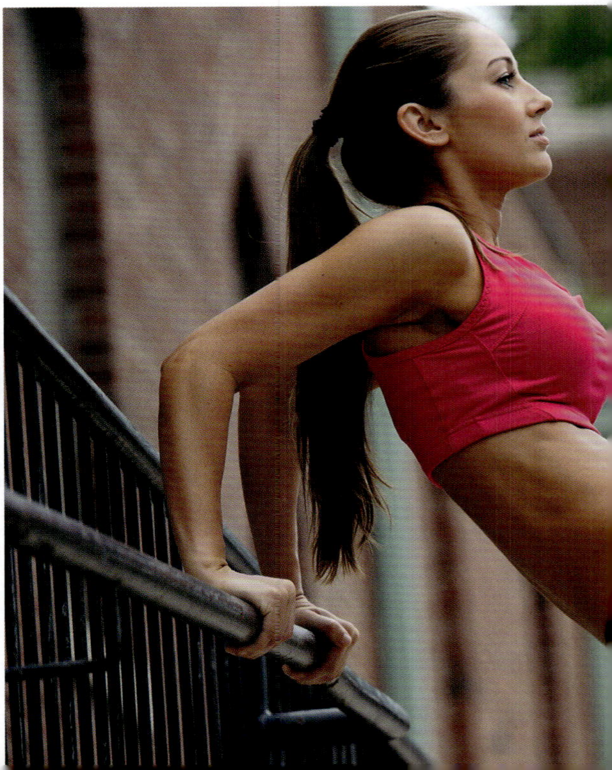

3e SET	EFFORT	REPOS
SQUAT SIDE-KICK (D)	0:30	0:00
PATINEUR	0:30	0:00
SQUAT SIDE-KICK (G)	0:30	0:00
GRIMPEUR	0:30	0:00

4e SET	EFFORT	REPOS
CROSS JACK	0:30	0:00
MOGUL JUMP	0:30	0:00
SPRINT	0:30	0:00
PLANCHE SUPERMAN	0:30	0:00

5e SET	EFFORT	REPOS
SQUAT CISEAUX	0:30	0:00
PONT INVERSÉ	0:30	0:00
REACH	0:30	0:00
DANSE DU CRABE	0:30	0:00

6e SET	EFFORT	REPOS
ABDOS EN V	0:30	0:00
RAMEUR AU SOL	0:30	0:00
ROTATION RUSSE	0:30	0:00
CRUNCH À PALIER	0:30	0:00

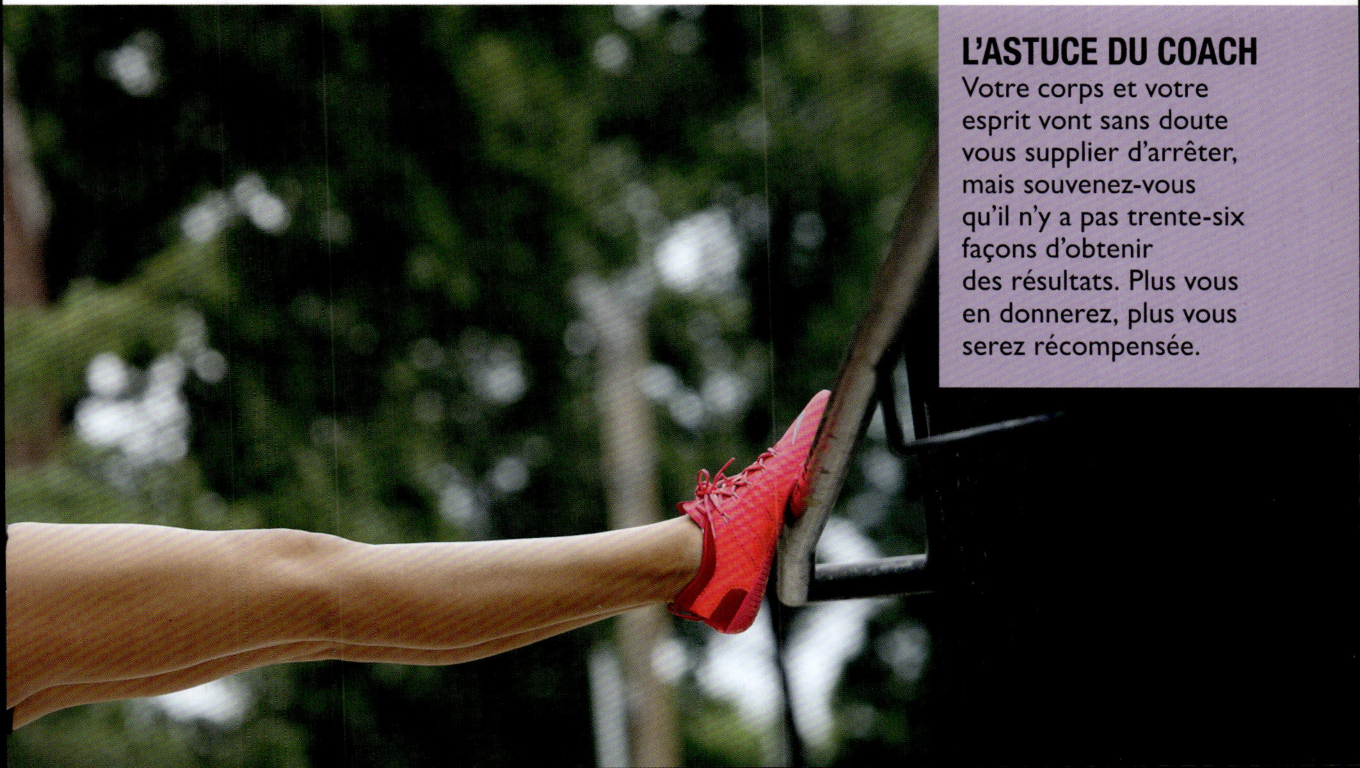

L'ASTUCE DU COACH

Votre corps et votre esprit vont sans doute vous supplier d'arrêter, mais souvenez-vous qu'il n'y a pas trente-six façons d'obtenir des résultats. Plus vous en donnerez, plus vous serez récompensée.

L'HEURE JOYEUSE 3

NIVEAU 2 OU NIVEAU 3

Vous pensez pouvoir tenir combien de temps ? Cet entraînement d'une heure mettra votre musculature et votre endurance à rude épreuve. Pour éviter crampes et blessures prenez le temps de faire 10 minutes d'étirements dynamiques avant l'échauffement cardio.

L'ÉCHAUFFEMENT

Un échauffement cardio de 5 minutes fera augmenter votre rythme cardiaque afin que vous soyez d'attaque pour l'entraînement proprement dit. Allez-y mollo.

	EFFORT
SPRINT	0:30
CROSS JACK	0:30
GENOUX HAUTS	0:30
MUMMY KICKS	0:30
SQUAT	0:30

À EFFECTUER 2 FOIS.
TEMPS TOTAL : 5 min

L'ENTRAÎNEMENT

Fini l'échauffement, c'est le moment de repousser les limites. Ayez le geste précis, et ne faites rien par-dessus la jambe. Mettez de l'intention et de l'énergie dans chaque exercice.

RÉPÉTEZ CHAQUE SET 3 FOIS, AVEC 30 SECONDES DE REPOS ENTRE CHAQUE SET.
TEMPS TOTAL : 45 min

1er SET	EFFORT	REPOS
JUMPING JACK	0:30	0:00
BURPEE LEVÉ DE JAMBES	0:30	0:00
SPRINT	0:30	0:00
POMPES 1-2	0:30	0:00

2e SET	EFFORT	REPOS
X-JACK	0:30	0:00
SAUTERELLE	0:30	0:00
ÉTOILE	0:30	0:00
ABDOS IN & OUT	0:30	0:00

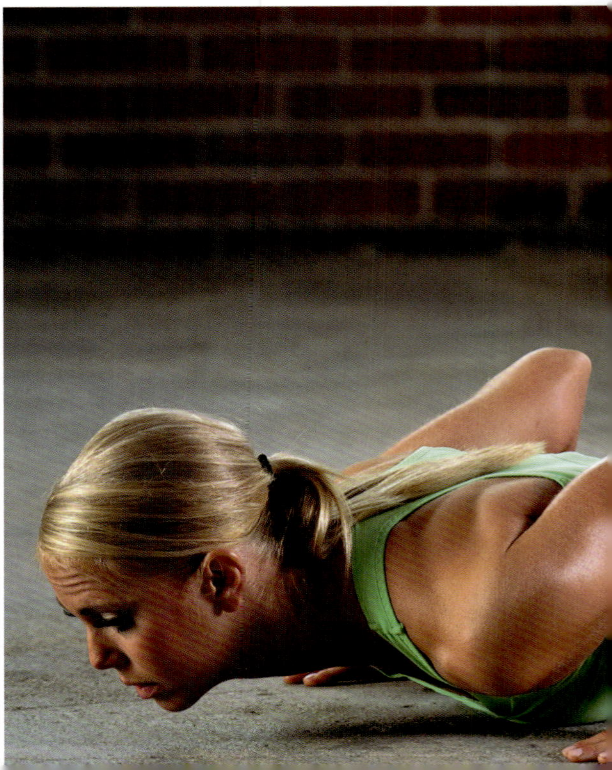

3e SET	EFFORT	REPOS
GRIMPEUR	0:30	0:00
POMPES HINDU	0:30	0:00
FENTE SAUTÉE	0:30	0:00
MOGUL JUMP	0:30	0:00

4e SET	EFFORT	REPOS
SQUAT RESSORTS	0:30	0:00
FENTE LATÉRALE	0:30	0:00
SHOULDER PRESS JACK	0:30	0:00
SQUAT CISEAUX	0:30	0:00

5e SET	EFFORT	REPOS
4 DEMI-POINTES + 4 CLAQUETTES	0:30	0:00
DANSE DU CRABE	0:30	0:00
MUMMY KICKS	0:30	0:00
POMPES CROISÉES	0:30	0:00

6e SET	EFFORT	REPOS
POWER KNEE (D)	0:30	0:00
PLANCHE SUPERMAN	0:30	0:00
POWER KNEE (G)	0:30	0:00
PLANCHE ROTATIVE	0:30	0:00

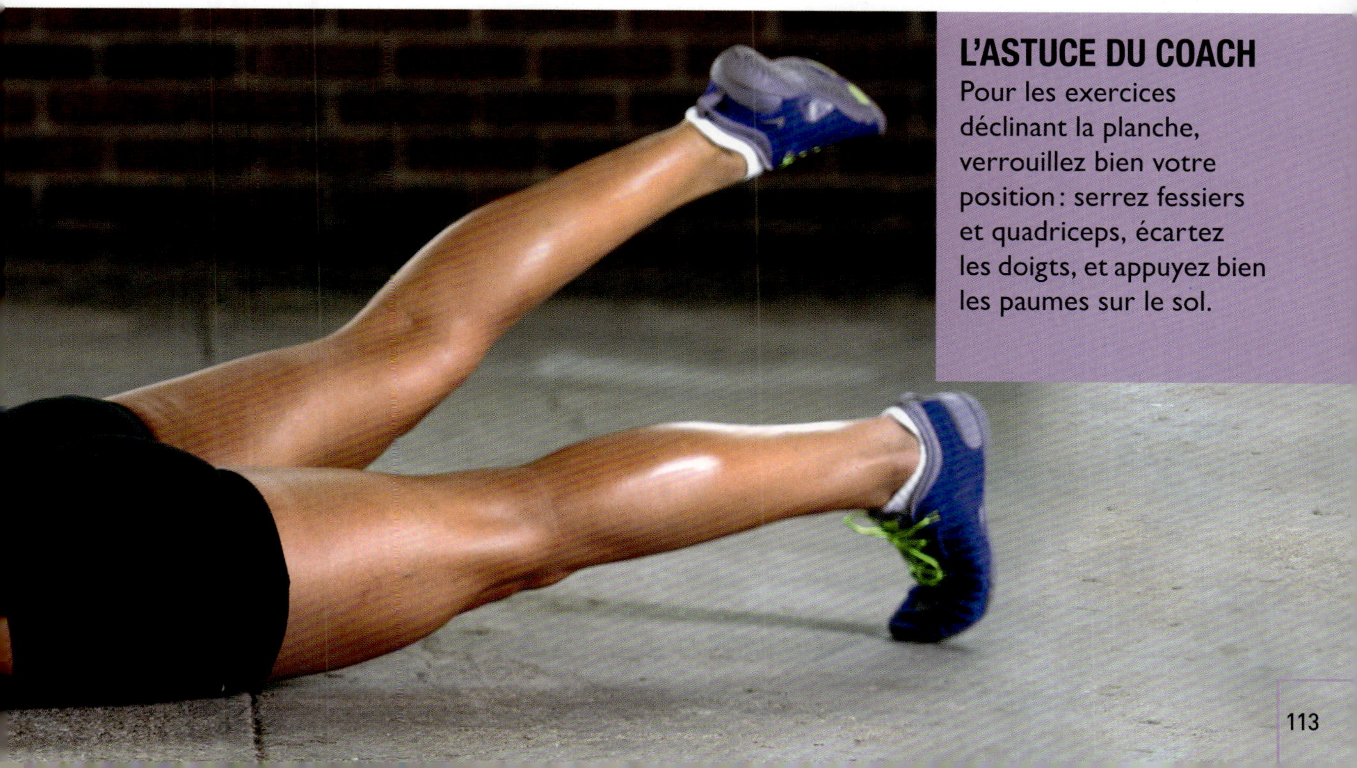

L'ASTUCE DU COACH

Pour les exercices déclinant la planche, verrouillez bien votre position : serrez fessiers et quadriceps, écartez les doigts, et appuyez bien les paumes sur le sol.

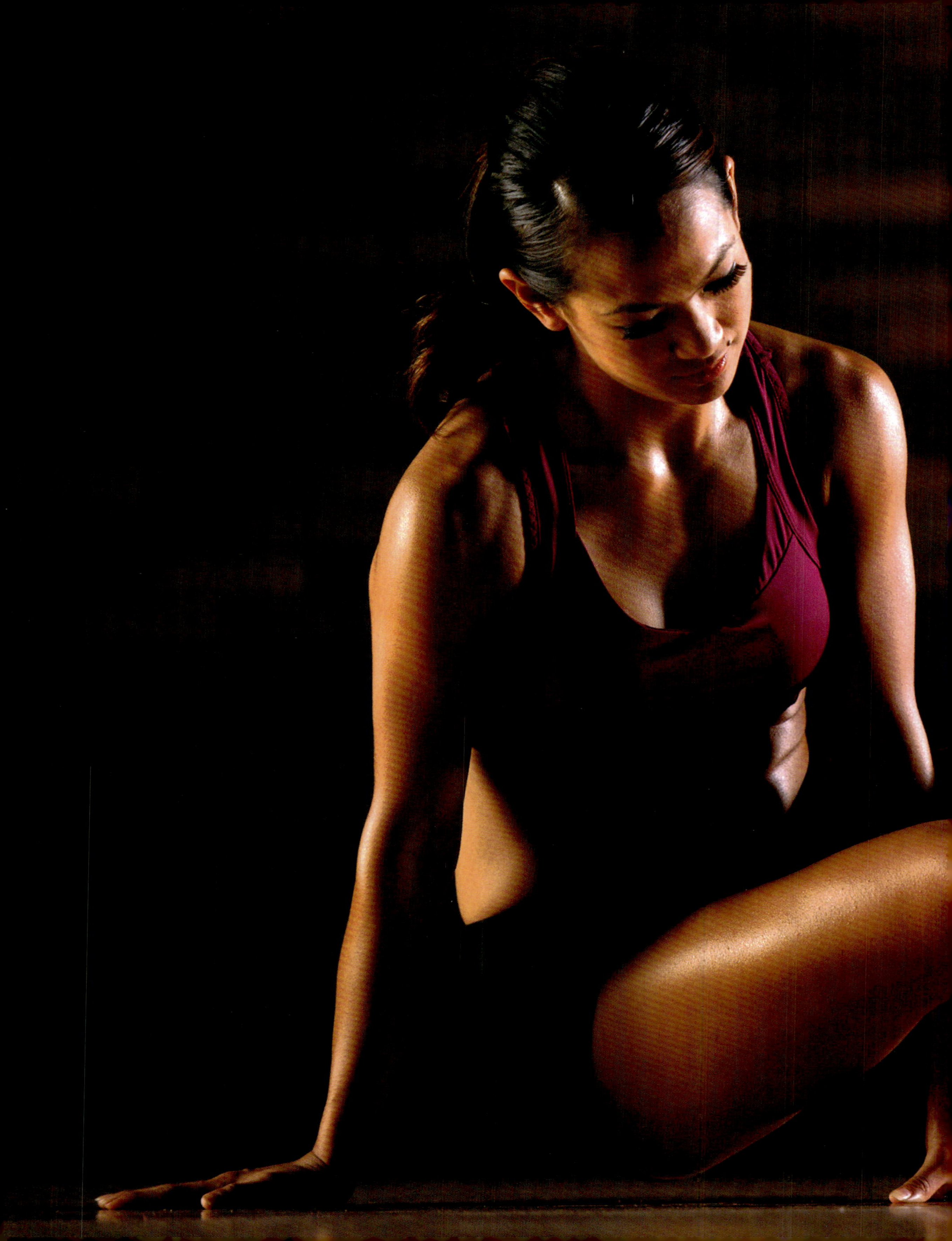

05

PROGRAMMES HIIT

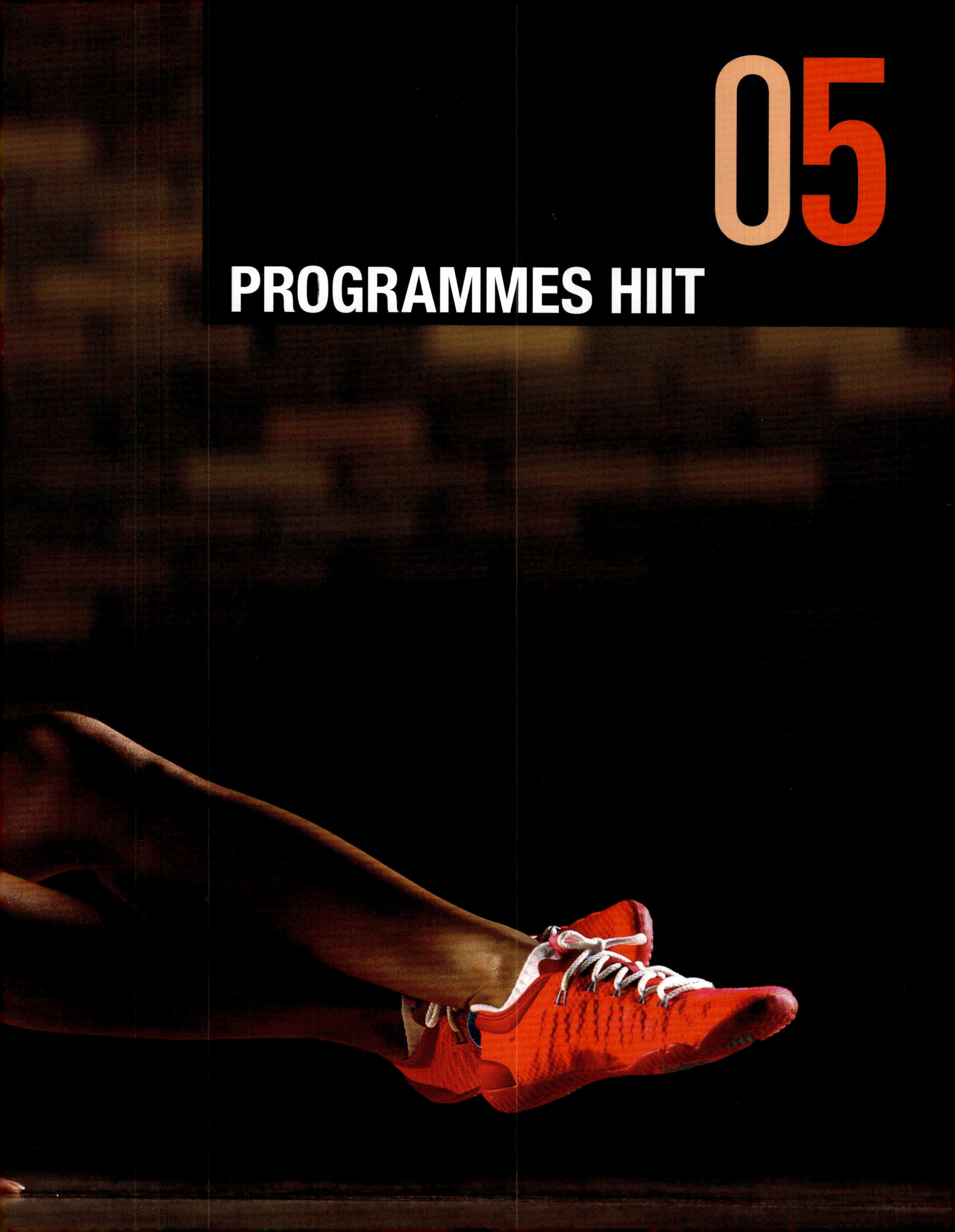

PROGRAMMES HIIT

Si vous pensez avoir besoin d'être davantage cadrée au cours de votre aventure HIIT, j'ai créé pour vous cette série de programmes qui s'étalent sur plusieurs journées d'entraînement consécutives, de 3 à 28. Voilà, en quelque sorte, quatre autres défis à relever :

Le Challenge sur 3 jours
Le Challenge sur 7 jours
Le Challenge sur 14 jours
Le Challenge sur 28 jours

Chacun de ces programmes vous propose une série d'enchaînements HIIT choisis pour optimiser les résultats. Si vous pensez qu'un programme peut vous convenir, alors relevez le défi, et essayez de vous y tenir jusqu'au bout.

CHALLENGE SUR 3 JOURS

Cette introduction au HIIT, brève mais intéressante, a pour objectif de vous donner envie de continuer. Si vous vous donnez la peine de faire l'effort trois jours de suite, vous comprendrez qu'il n'est pas si difficile d'intégrer le HIIT à votre vie quotidienne. Chaque entraînement cible le corps entier et associe de la cardio intensive à des exercices composés axés sur la force pour vous donner de solides bases.

NIVEAU 1

Si vous avez du mal à vous y mettre, ce programme est fait pour vous : trois entraînements répartis sur trois jours consécutifs, pour une bonne introduction au HIIT.

NIVEAUX 2 ET 3

Si vous avez déjà un bon niveau de forme et que vous souhaitez pimenter vos habitudes, prenez ce challenge comme une façon d'ajouter un peu d'intensité à vos entraînements.

JOUR 1 — **JUST DO HIIT**

Idéal pour débuter, cet enchaînement est axé sur trois basiques du poids de corps pour un travail sur le corps entier. On vous souhaite officiellement la bienvenue dans le petit monde du HIIT.

JOUR 2 — **MARATHONIQUE**

Mettez déjà à profit les acquis du jour 1. Cet enchaînement mêle pliométrie, cardio intensive et exercices de musculation explosifs.

JOUR 3 — **CHAOS MÉTABOLIQUE**

Même en dehors de ce programme, cet enchaînement est un challenge en soi. Vous allez brûler des calories et tout donner pour optimiser l'effet boomerang… ou tant pis pour vous !

LES ASTUCES

Pour réduire le risque de blessure et vous préparer à vous défoncer à 100 pourcent, n'oubliez pas de vous échauffer avant chacune de vos sessions HIIT.

Privilégiez la précision dans les gestes plutôt que la vitesse. Prenez soin de bien répéter les mouvements pour les connaître sur le bout des doigts avant de vous mettre au travail.

Restez bien hydratée, et ne laissez pas d'éventuels écarts alimentaires gâcher tout ce travail !

Pour de bons résultats, pensez à travailler et manger comme il faut.

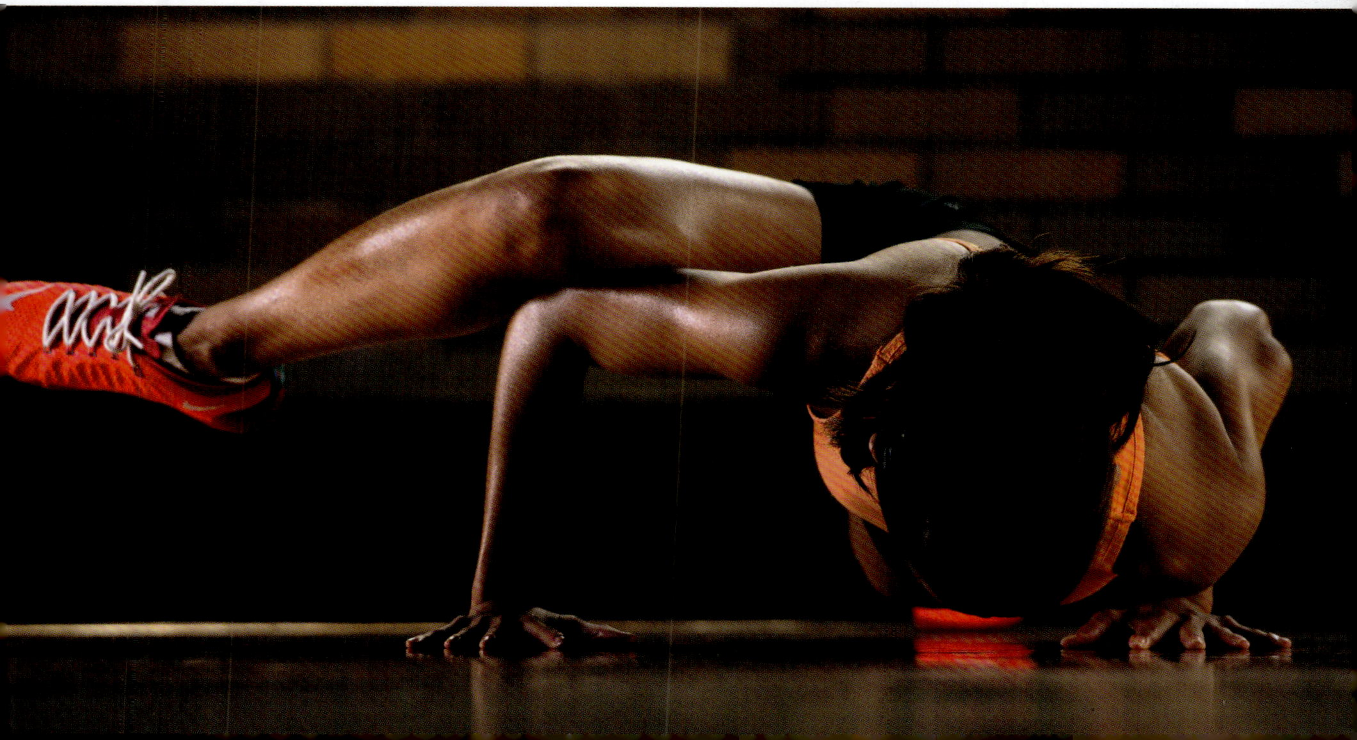

CHALLENGE SUR 7 JOURS

Et si vous pouviez perdre jusqu'à 2,5 kg en sept jours ? Et si vous pouviez pimenter un peu votre routine sportive habituelle ? Ce challenge sur 7 jours vous propose de nouveaux enchaînements et comprend des exercices qui brûlent les graisses, augmentent la force et améliorent les performances athlétiques.

NIVEAU 1

Avec le challenge sur 7 jours, vous partez sur des bases vraiment solides : il associe pliométrie et exercices de renforcement à des enchaînements axés sur les jambes, les fessiers et les abdos.

NIVEAUX 2 ET 3

Les enchaînements présentant un mélange de plages d'exercices courtes et longues, des exercices de renforcement composés, notamment axés sur les abdos fessiers, feront passer vos entraînements au niveau supérieur. Allez-y à fond, et vous serez ébahie des résultats que l'on peut obtenir en si peu de temps.

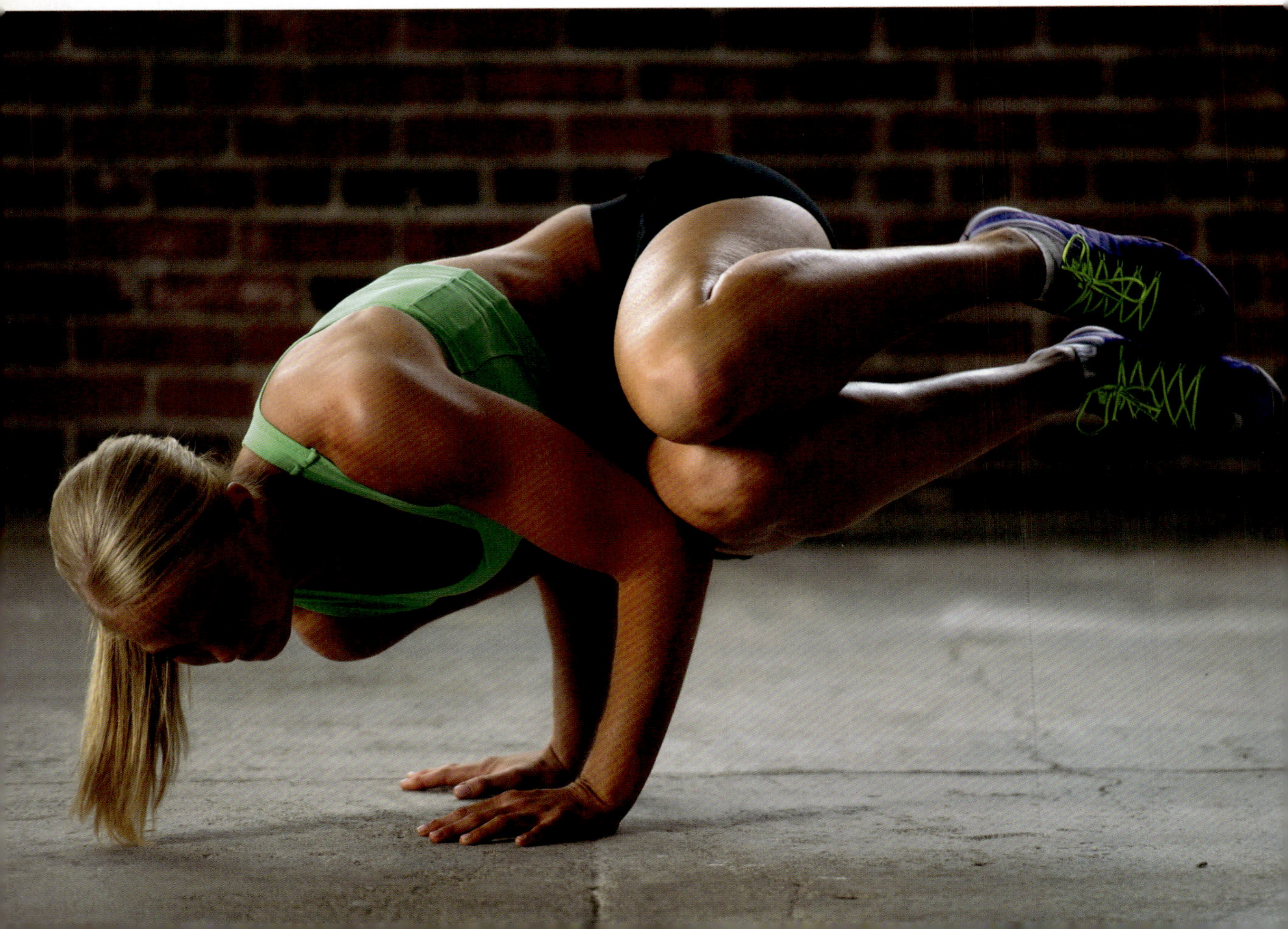

JOUR 1	**JUST DO HIIT**	Votre semaine débute sur les chapeaux de roue avec du HIIT classique. Le rapport travail-repos d'1/1 remet tranquillement la machine en marche.
JOUR 2	**LE TIERCÉ**	Bienvenue dans le monde du rapport travail-repos de 4/1. Essayez de faire trois rounds complets, mais si c'est trop dur, limitez-vous à un ou deux.
JOUR 3	**L'ENFER DES JAMBES**	Cet enchaînement est une source de fermeté sans pareil : attendez de voir les résultats. C'est plus difficile qu'il n'y paraît, donc allez-y à fond.
JOUR 4	**TEMPÊTE CORPORELLE**	Vous êtes prête à passer à la vitesse supérieure, et cet enchaînement de corps entier vous y aidera, en tonifiant les muscles et améliorant votre endurance.
JOUR 5	**PLIÉE EN DEUX**	Après le jour 4 consacré à la cardio, c'est l'heure des abdos ! Cet enchaînement assez dur sur la zone abdos fessiers est axé sur la stabilisation de la colonne.
JOUR 6	**OBJECTIF BIKINI**	Vous allez en brûler, des calories ! Poussez votre cœur et votre corps au max à tout moment. Les résultats dépendent de votre implication.
JOUR 7	**OBJECTIF MINCEUR**	Cette semaine se termine sur un enchaînement qui boostera votre métabolisme, repoussera vos limites et vous fera transpirer.

LES ASTUCES

Pour être au max et éviter les blessures, commencez chaque séance par un échauffement de 3 à 5 minutes.

Ce challenge comprend des exercices plus athlétiques, donc la précision du geste prend toute son importance. Prenez soin de bien répéter les mouvements pour les connaître sur le bout des doigts avant de vous mettre au travail.

Vous aurez de grosses courbatures le lendemain, si toutefois vous faites les choses comme il faut. Ne confondez pas courbatures et blessures !

Ce programme est conçu pour 7 jours consécutifs, mais si besoin, contentez-vous d'un jour sur deux. Écoutez votre corps et donnez-vous le temps de récup approprié.

CHALLENGE SUR 14 JOURS

Si vous êtes prête à vous lancer dans deux semaines de HIIT, vous verrez de vrais changements dans votre corps : perte de poids, gain de force musculaire, et amélioration de l'endurance cardiovasculaire, grâce à ces exercices de poids de corps et de pliométrie. Ce programme alterne entre des enchaînements très intenses et d'autres principalement axés sur le buste et le bas du corps, afin que vous soyez, chaque jour, à 100 %.

NIVEAU 1

Les enchaînements seront de plus en plus difficiles, malgré l'amélioration de votre condition physique. Ayez le geste précis et obligez-vous à travailler plus dur.

NIVEAUX 2 ET 3

Le challenge est encore plus grand aux niveaux 2 et 3. Ce programme comprend 3 enchaînements d'une heure, l'occasion pour vous de faire l'effort sur un laps de temps plus long.

JOUR 1 — **BRUT DE HIIT**

Le programme débute avec un enchaînement de corps entier, axé sur le muscle le plus important de tous : le cœur.

JOUR 2 — **LE GRAND SAUT**

C'est l'heure de la pliométrie. Ces quatre variantes du jumping jack s'associent pour faire travailler la poitrine, le dos, les abdos et les jambes.

JOUR 3 — **À CÔTÉ DE VOS POMPES ?**

Tout s'intensifie le troisième jour, notamment sur la cardio et le travail abdos-fessiers. Essayez-vous au challenge proposé !

JOUR 4 — **LES CINQ MERCENAIRES**

Après trois jours de HIIT, vous avez sans doute quelques courbatures. On continue sur sa lancée avec cet enchaînement pour le corps entier.

JOUR 5 — **TEMPÊTE CORPORELLE**

Des exercices composés pour faire travailler plusieurs muscles à la fois et vous offrir un entraînement au top de l'efficacité.

JOUR 6 — **FESSES BÉTON**

L'enchaînement d'aujourd'hui s'attaque à vos fessiers en ciblant les muscles glutéaux ainsi que les hanches et les jambes.

JOUR 7 — **HIIT HOP**

Terminez cette semaine sur une dose de pliométrie aussi efficace qu'éprouvante qui cible les abdos, les fessiers, les jambes, ainsi que le haut du corps.

JOUR 8	SECTION SQUAT	Votre deuxième semaine démarre axée sur le squat pour tonifier et renforcer les membres inférieurs.
JOUR 9	ABDO-MINATION	La zone abdos-bassin donne force et coordination à tout le corps. Cet enchaînement vous permet de la tonifier, de la gainer et de la sculpter.
JOUR 10	UNE ÉTOILE EST NÉE	Donnez-vous à fond avec cet enchaînement pliométrique composé de mouvements explosifs.
JOUR 11	INCENDIE CORPOREL	Des éléments de cardio rythmés et des exercices de poids de corps : voilà les ingrédients de la séance d'aujourd'hui.
JOUR 12	NIVEAU 1 : ABDO-LUMENT F-AB-ULEUSE	L'enchaînement d'aujourd'hui cible les abdos pour vous aider à obtenir le ventre rêvé.
	NIVEAUX 2 ET 3 : L'HEURE JOYEUSE 1	On passe à la vitesse supérieure avec cet entraînement d'une heure, qui varie les plaisirs avec des exercices très différents.
JOUR 13	NIVEAU 1 : 30 GLORIEUSES – TONIQUE TOTAL	Vous y êtes presque, et pendant ces 30 minutes, vous ne verrez pas le temps passer.
	NIVEAU 2 ET 3 : L'HEURE JOYEUSE 2	On reste sur sa lancée avec ce nouvel enchaînement d'une heure. Si c'est trop dur, reposez-vous plus longtemps.
JOUR 14	NIVEAU 1 : 30 GLORIEUSES – FITNESS FOLIE	Le challenge sur 14 jours s'achève sur un entraînement intensif de 30 minutes.
	NIVEAU 2 ET 3 : L'HEURE JOYEUSE 3	On finit ces 14 jours de challenge sur l'enchaînement le plus difficile du livre.

LES ASTUCES

Gardez à l'esprit que la qualité l'emporte sur la quantité. Les exercices de ce programme demandent davantage de précision dans les gestes.

Appuyez-vous sur votre mental et restez concentrée sur vos objectifs. Sur 14 jours, il faut s'accrocher.

Attention à la « petite journée de repos » qui se transforme en semaine. On ne lâche rien.

Gardez un œil sur ce que vous mangez. Les résultats seront plus évidents si votre assiette est disciplinée aussi.

Certains enchaînements présentés ici comportent un « challenge » optionnel. Si vous vous en sentez capable, intégrez-le à ce programme.

Évaluez votre niveau de forme au début et à la fin de ce programme, je vous laisse découvrir le résultat !

CHALLENGE SUR 28 JOURS

Quand les Indianapolis Colts Cheerleaders se préparent pour le shooting de leur calendrier, elles suivent ce programme-là. Il vous aidera à brûler les graisses, perdre du poids, et tonifiera votre corps tout en faisant de vous quelqu'un de plus fort et de plus athlétique. Au fil des semaines, les enchaînements s'intensifient: ils s'adaptent à l'amélioration de votre forme. La diversité des styles et des formats tiendra votre corps en haleine et vous donnera des résultats.

NIVEAU 1

Le but de ce challenge est de vous donner suffisamment confiance en vous pendant les deux premières semaines pour que vous passiez au niveau 2 pour les deux suivantes. Suivez le calendrier à la lettre, évaluez votre niveau, et montez en grade.

NIVEAUX 2 ET 3

Ce programme en 4 semaines va vous emmener au maximum de votre forme. Soyez intransigeante avec vous-même, et donnez toujours plus pendant l'effort. Plus vous vous dépenserez, meilleurs seront les résultats.

JOUR 1 — **JUST DO HIIT**

On commence tranquillement avec cet enchaînement qui pose de bonnes bases de départ pour les 27 journées suivantes.

JOUR 2 — **LE CYCLE**

Ces exercices horizontaux et verticaux mimant le geste du cycliste vont faire grimper votre rythme cardiaque en flèche.

JOUR 3 — **TEMPÊTE CORPORELLE**

Les courbatures commencent à se faire sentir, mais on en redemande, et on fait travailler tous ensemble les grands groupes musculaires.

JOUR 4 — **BURPEE FOLIE !**

L'approche pyramidale de cet enchaînement, qui augmente puis diminue le rapport travail-repos, vous fait manger du burpee jusqu'à plus faim.

JOUR 5 — **L'ENFER DES JAMBES**

Après la cardio intense du jour 4, le jour 5 s'attaque aux membres inférieurs et passe vos cuisses au lance-flammes.

JOUR 6	**LE TIERCÉ**	Un rapport travail-repos de 4/1 promet une perte de masse grasse. Cet enchaînement très complet va vous faire transpirer.
JOUR 7	**30 GLORIEUSES – ATTENTION À LA MARCHE**	On termine la semaine en beauté sur cet enchaînement de 30 minutes axé sur le corps entier. C'est le moment de tout donner.
JOUR 8	**INCENDIE CORPOREL**	Vous commencez la deuxième semaine de manière explosive, avec un enchaînement cardio-exercices composés qui risque de piquer un peu.
JOUR 9	**T COMME TONIQUE**	Aujourd'hui, on calme un peu l'intensité, et on travaille en unilatéral pour améliorer l'équilibre, la coordination et la mobilité.
JOUR 10	**ÇA RAME !**	Les trois exercices abdominaux de cet enchaînement sollicitent au même moment le buste et les membres inférieurs.
JOUR 11	**MARATHONIQUE**	Cet enchaînement un peu plus long, avec ses exercices très athlétiques, pousse votre endurance cardio dans ses retranchements.
JOUR 12	**FESSES BÉTON**	On ralentit et on met l'accent sur les hanches, les fessiers, et les jambes. Qui dit lent ne veut pas dire fastoche : vous allez sentir vos fesses comme jamais.
JOUR 13	**OBJECTIF BIKINI**	Le rythme endiablé de cet enchaînement est axé d'une part sur la cardio, d'autre part sur les abdos : on brûle les graisses et on se fait un ventre plat !
JOUR 14	**30 GLORIEUSES – FITNESS FOLIE**	Vous avez parcouru la moitié du chemin ! Après 2 semaines de HIIT, vous vous sentez sans doute plus forte et plus mince. On continue sur cette belle lancée avec ces 30 minutes de folie.

CHALLENGE SUR 28 JOURS

JOUR 15	**LES CINQ MERCENAIRES**	Votre troisième semaine commence avec un enchaînement visant à faire décoller votre rythme cardiaque – profitez-en pour évaluer votre forme !
JOUR 16	**À CÔTÉ DE VOS POMPES ?**	Vous vous sentez peut-être à côté de vos pompes depuis le réveil, vous vous dites que vous prendriez bien une petite pause… N'en faites rien ! Après cet enchaînement, vous serez invincible !
JOUR 17	**30 GLORIEUSES – TONIQUE TOTAL**	On augmente l'intensité avec cet enchaînement de 30 minutes qui couvre le corps entier.
JOUR 18	**UNE ÉTOILE EST NÉE**	Ces exercices pliométriques vont améliorer votre vitesse et vous donner davantage de puissance.
JOUR 19	**OBJECTIF MINCEUR**	On booste son métabolisme et son rythme cardiaque avec ces trois sets d'exercices de corps entier.
JOUR 20	**SECTION SQUAT**	L'enchaînement d'aujourd'hui pique un peu les jambes. Soyez précise dans vos gestes, même lorsque la fatigue se fait sentir.
JOUR 21	**L'HEURE JOYEUSE 1**	La semaine 3 s'achève sur une heure de HIIT complète, et vous pouvez le faire ! On se concentre, on est déterminée, on y croit !
JOUR 22	**30 GLORIEUSES – LE SPORT EST LA RÉPONSE**	Cette ultime semaine démarre sur les chapeaux de roue et vous fait repousser vos limites en seulement une demi-heure.

JOUR 23	**ABDO-MINATION**	Aujourd'hui, on travaille la stabilité et la rotation abdominale, et on reprend son souffle par rapport aux enchaînements plus intensifs.
JOUR 24	**HIIT HOP**	Un enchaînement fun et dynamique qui va vous tenir en haleine, HIIT hop relance progressivement la cadence alors que la fin approche.
JOUR 25	**L'HEURE JOYEUSE 2**	Il faut de la détermination pour faire une heure de HIIT, mais vous allez y arriver (et brûler au minimum 800 calories, sur ce coup-là !).
JOUR 26	**LE TRIO INFERNAL**	On y est presque ! Et vous sentirez à peine passer l'association cardio-muscu de l'enchaînement d'aujourd'hui.
JOUR 27	**CHAOS MÉTABOLIQUE**	Les exercices composés de cet enchaînement vous font mettre à profit de chaque seconde de votre séance du jour.
JOUR 28	**L'HEURE JOYEUSE 3**	Pour le dernier jour du challenge le plus long, voici l'enchaînement le plus difficile du livre. Donnez-vous à fond, vous y êtes.

LES ASTUCES

Évaluez votre forme au début du challenge et après le 14e jour, et ajustez votre entraînement en conséquence.

Bon nombre d'enchaînements proposent un challenge en plus. N'hésitez pas à l'intégrer si vous êtes une HIITeuse chevronnée à la recherche du maximum.

Prévoir du temps pour le HIIT chaque jour dans votre agenda vous aidera à relever le défi. À vous de vous organiser au début de chaque semaine et de vous y tenir.

Vous aurez de grosses courbatures si vous n'êtes pas une sportive régulière, surtout la première semaine. Prenez le temps de faire des étirements, et utilisez un rouleau mousse pour aider vos muscles à se récupérer.

Si vous vous engagez à faire 28 jours de HIIT d'affilée, surveillez votre alimentation en même temps. Il faut de la discipline pour obtenir les résultats escomptés.

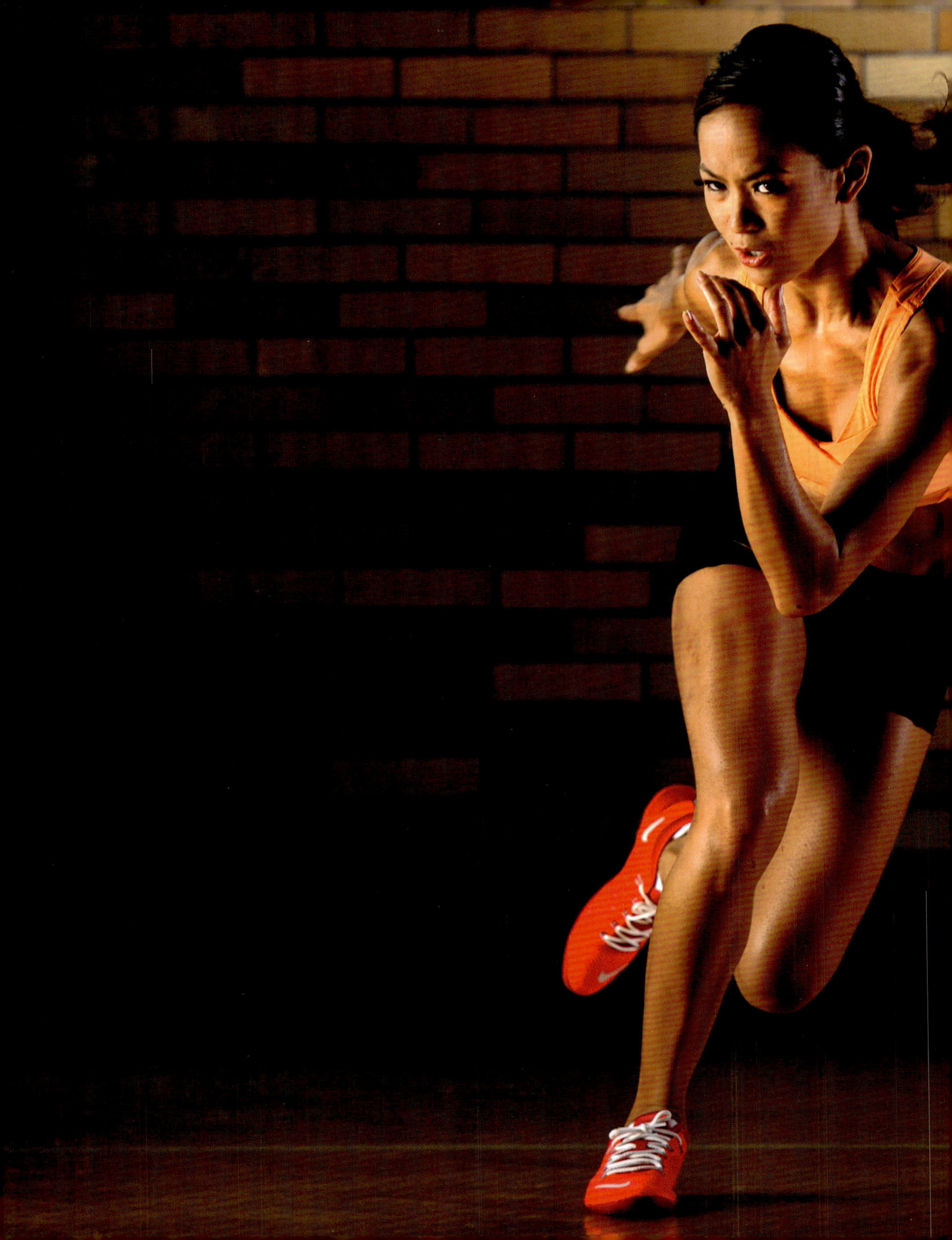

06

EXERCICES DE CARDIO

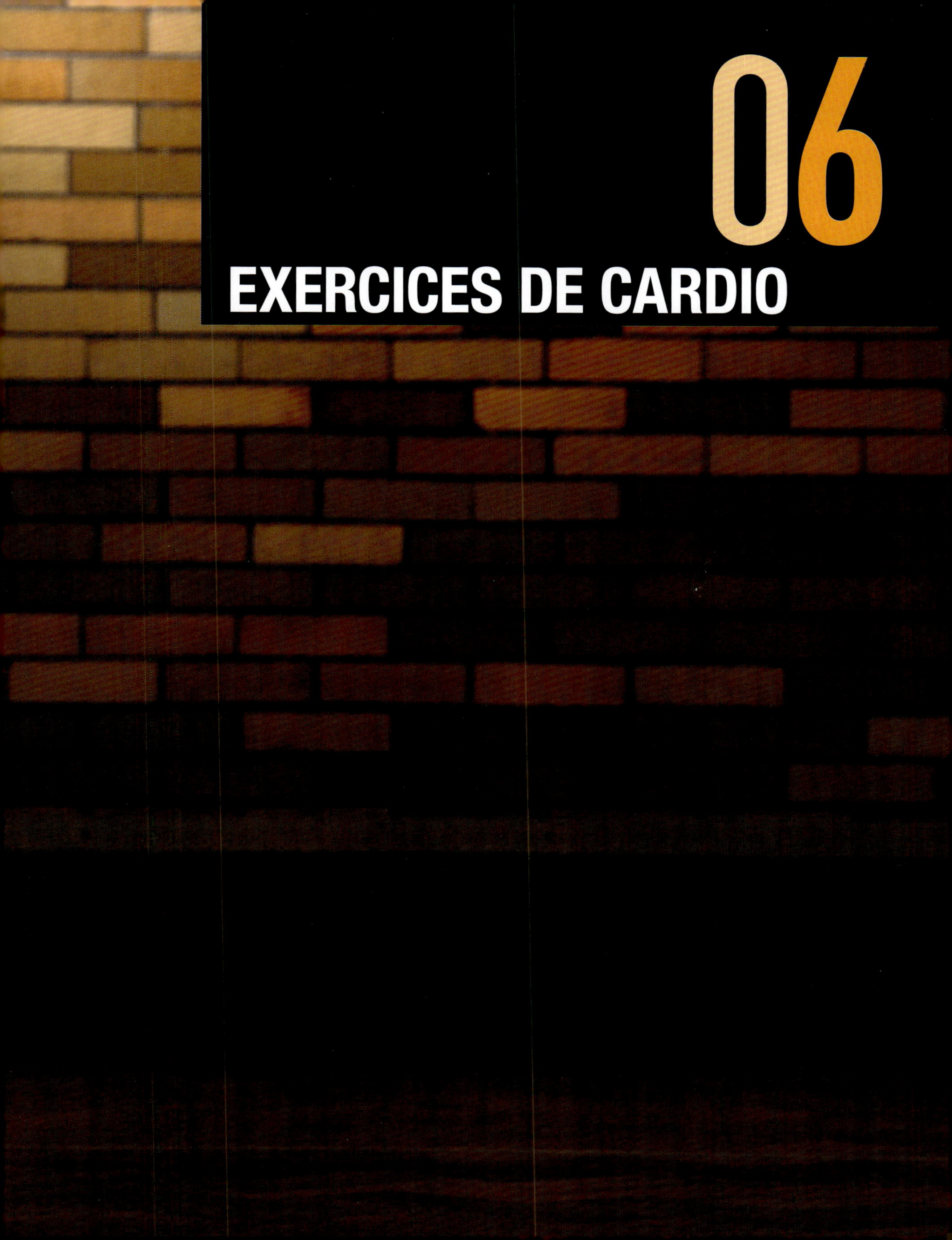

JUMPING JACK

Le jumping jack est un pilier des cours de gym depuis longtemps. Ce mouvement explosif améliore l'endurance cardiovasculaire et fait aussi travailler l'abdomen, les épaules, le dos et les mollets.

L'ASTUCE DU COACH

Essayez de ne jamais relâcher la position de départ : le poids sur l'avant de la plante des pieds, et les genoux légèrement fléchis.

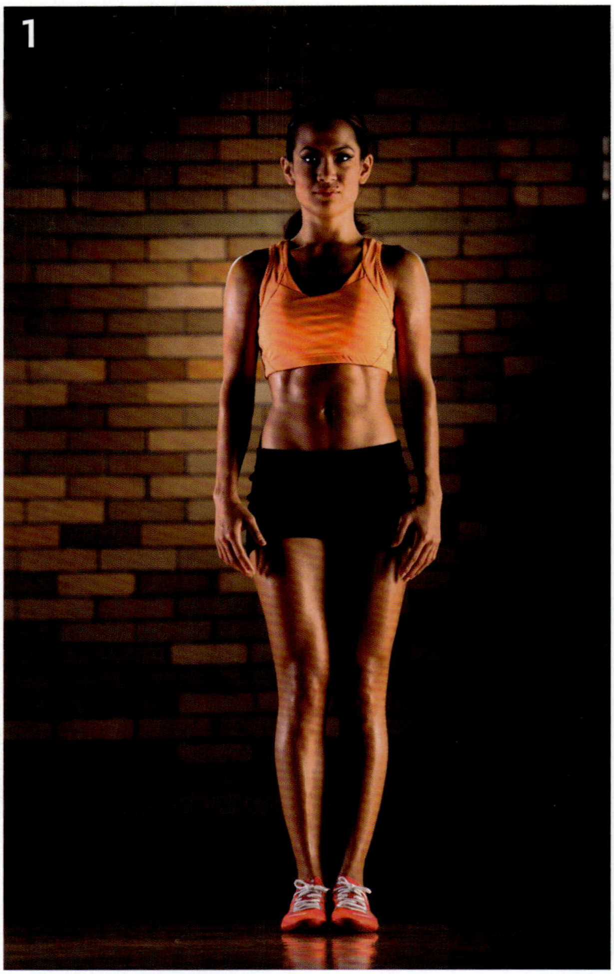

Debout, les pieds joints et les bras le long du corps, contractez l'abdomen et relâchez les genoux.

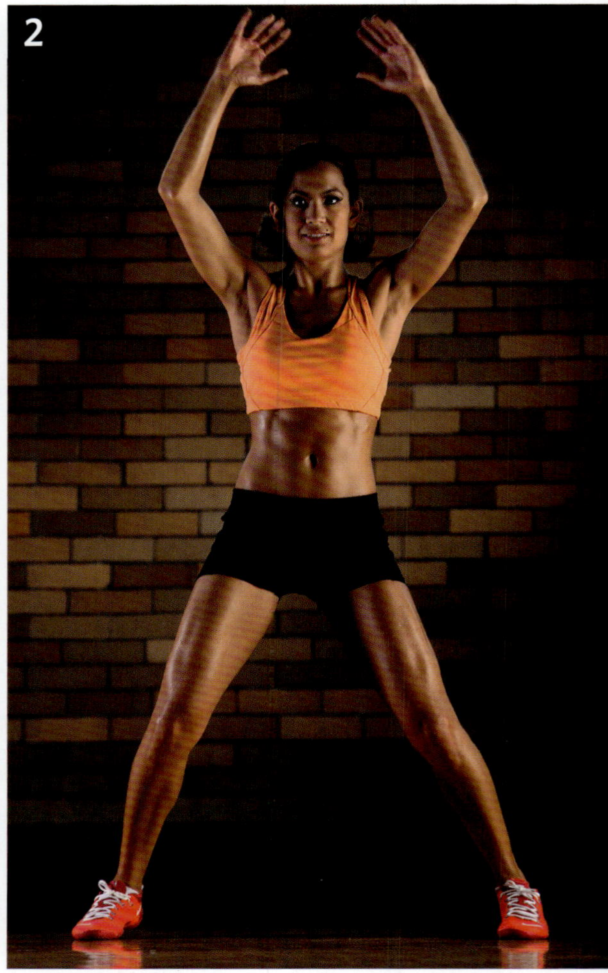

Sautez sur place en écartant les jambes plus large que les épaules et en levant les bras au-dessus de la tête. Atterrissez dans cette position. Sautez de nouveau pour revenir à la position de départ. Recommencez.

X-JACK

Ce petit plus apporté au jumping jack traditionnel donnera un coup de fouet à votre métabolisme et tonifiera vos jambes, votre bassin, vos épaules et votre dos.

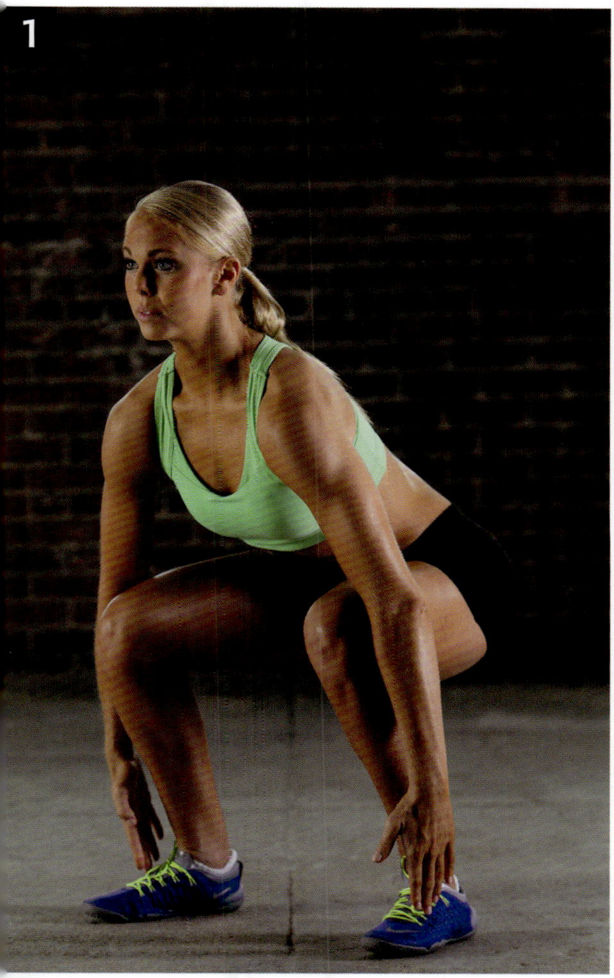

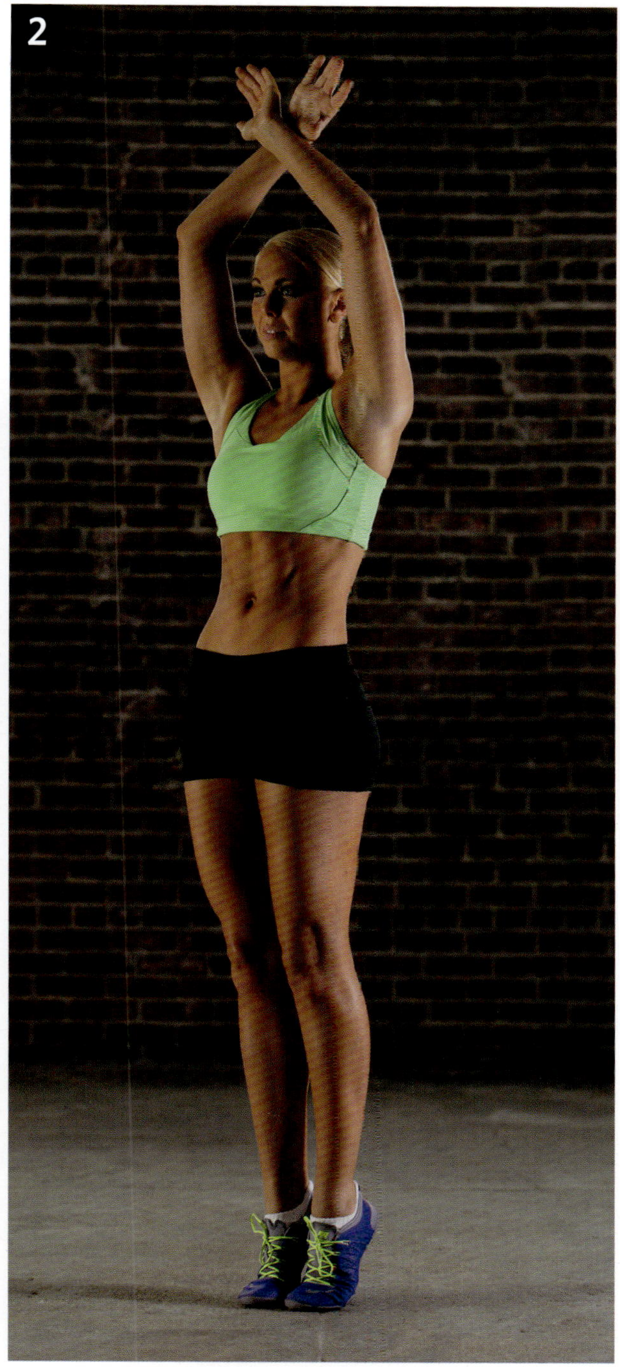

Écartez les pieds à largeur d'épaules, fléchissez hanches, genoux et chevilles et descendez en position assise. Si vous le pouvez, touchez vos orteils du bout des doigts. Gardez la poitrine dressée, regardez droit devant ; votre poids est dans vos talons.

Sautez en l'air en tendant les jambes et en levant les bras au-dessus de la tête, poignets croisés en X. Atterrissez les pieds joints, le poids sur l'avant de la plante du pied. Gardez les genoux légèrement fléchis et les abdominaux contractés.

BURPEE

Le burpee est sans conteste le meilleur exercice pour faire travailler le corps tout entier. Chaque mouvement fera appel à votre torse, à vos bras, à vos épaules, à vos cuisses avant et arrière et à vos abdos. Le burpee peut s'avérer intimidant, mais le jeu en vaut la chandelle.

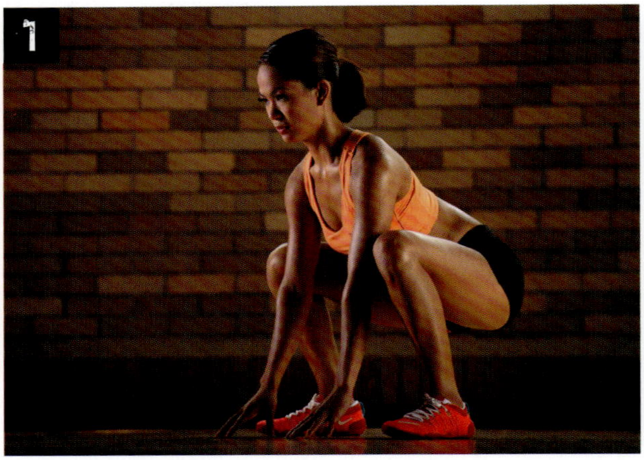

Les pieds écartés à la largeur des hanches, fléchissez les genoux, et devant les pieds, posez les doigts bien écartés sur le sol comme avant une course.

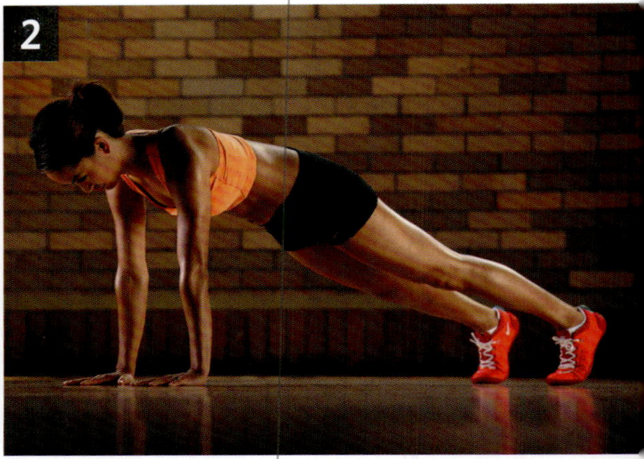

Aplatissez les mains tout en faisant sauter le bas de votre corps afin de le tendre et d'atterrir dans une position de planche. Le bas du dos reste solide.

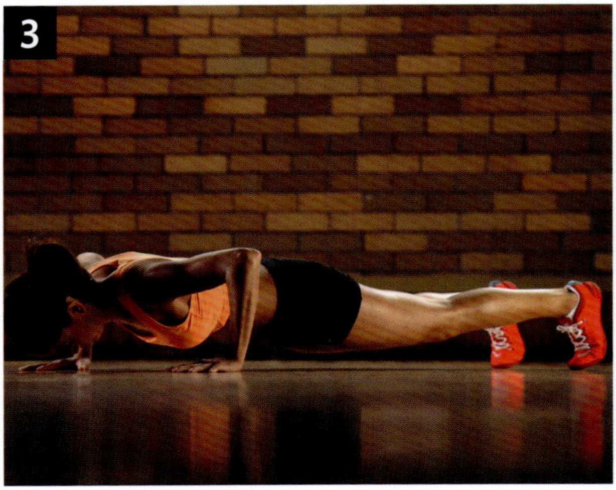

Faites une pompe en serrant les abdominaux.

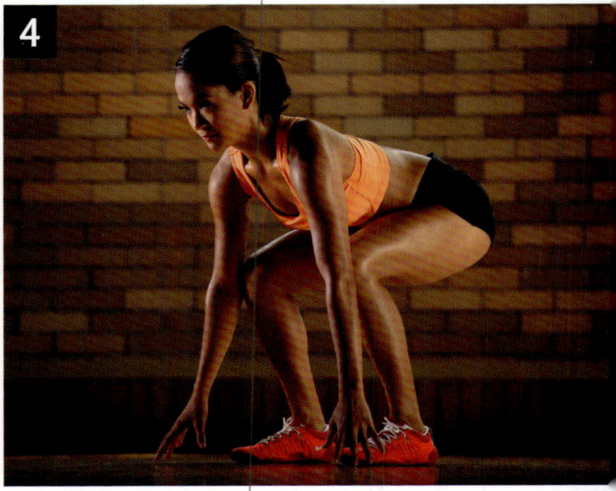

Dans un bond, ramenez les pieds en position de départ le poids sur les talons, le bout des doigts posé au sol, et redressez la poitrine.

LE CHALLENGE

Pour plus de difficulté, remplacez la pompe par une pompe prise serrée, les coudes collés le long du corps.

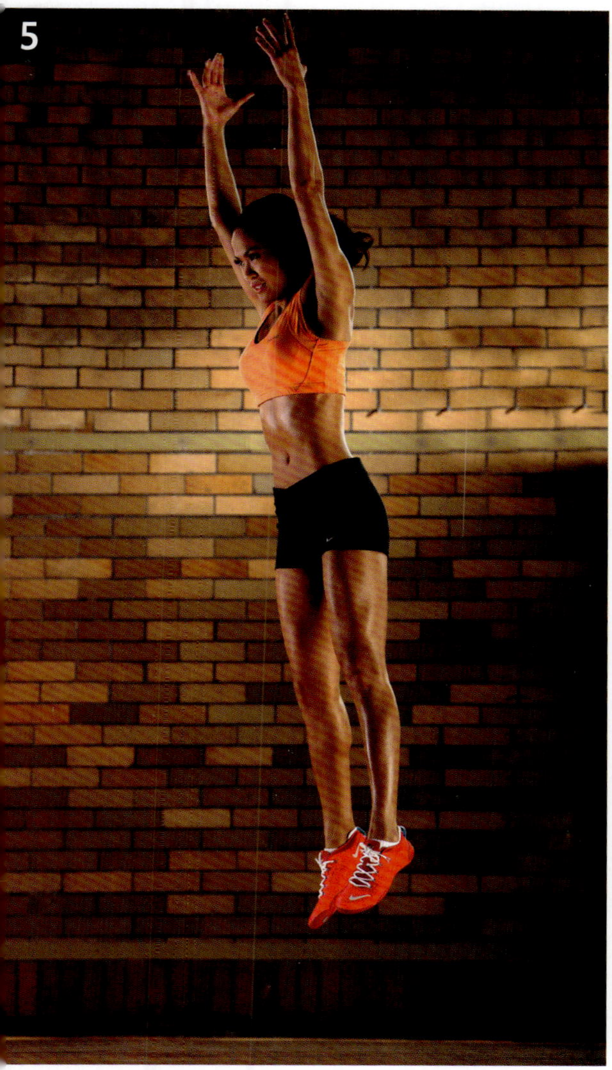

Sautez en l'air les bras tendus au-dessus de la tête.

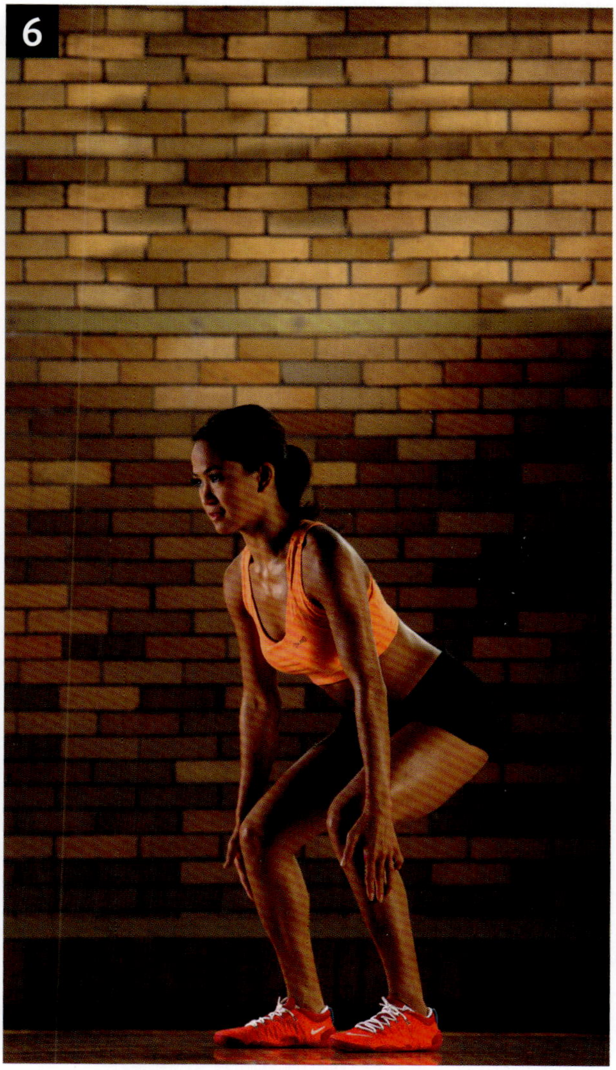

Atterrissez avec légèreté, genoux, hanches et chevilles légèrement fléchis.

CROSS-COUNTRY SEAL

Cet exercice imite le mouvement du ski de fond et améliore l'endurance cardio-vasculaire en stimulant tous les groupes musculaires majeurs. Le cross-country seal fait travailler indépendamment plusieurs zones: les épaules et le dos, les jambes et les fessiers.

L'ASTUCE DU COACH

Essayez de ne jamais relâcher la position de départ: le poids sur l'avant de la plante des pieds, et les genoux légèrement fléchis.

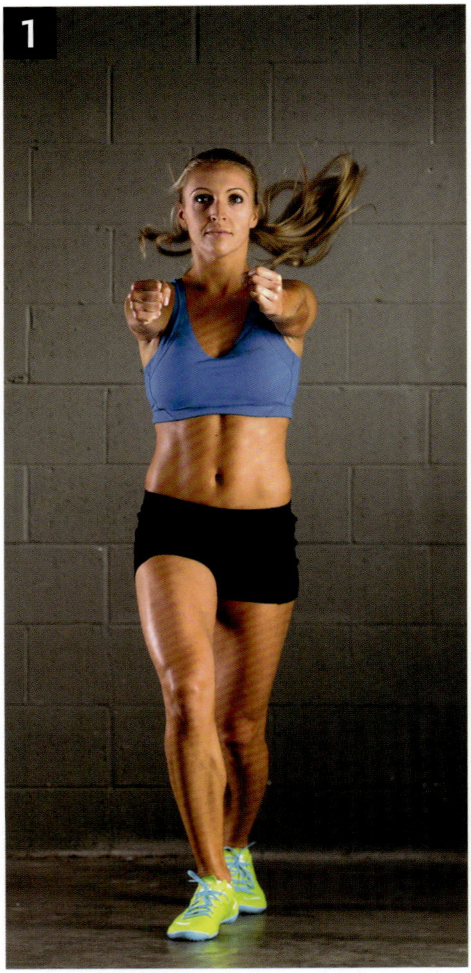

1

Debout, le pied droit devant le gauche (avec un écart entre 60 et 90 cm), bras tendus devant vous, fléchissez légèrement les genoux, contractez les abdominaux et penchez-vous légèrement en avant.

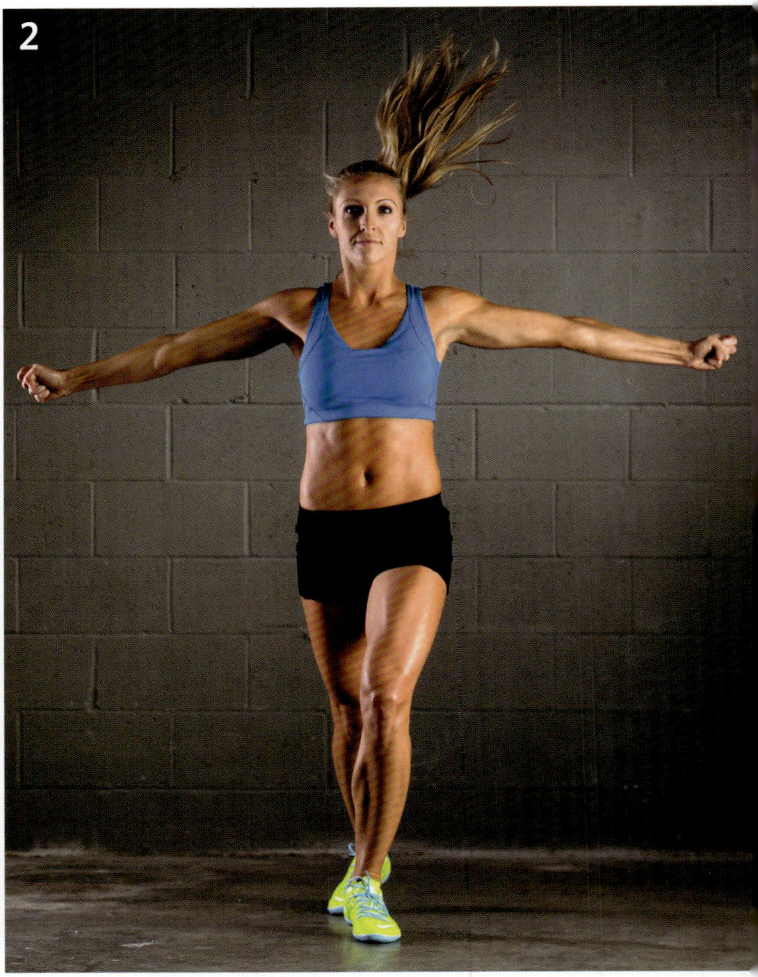

2

Sautez et changez de pied, tout en ouvrant les bras et en resserrant les omoplates. Atterrissez en toute légèreté, le pied gauche devant le droit.

GRIMPEUR

L'exercice du grimpeur stimule les muscles stabilisateurs du tronc tout en augmentant votre rythme cardiaque à l'aide de rapides mouvements de pieds pour brûler un maximum de calories.

LE CHALLENGE

Essayez de surélever vos mains sur une petite marche, un banc ou un ballon d'exercice pour augmenter la difficulté.

1

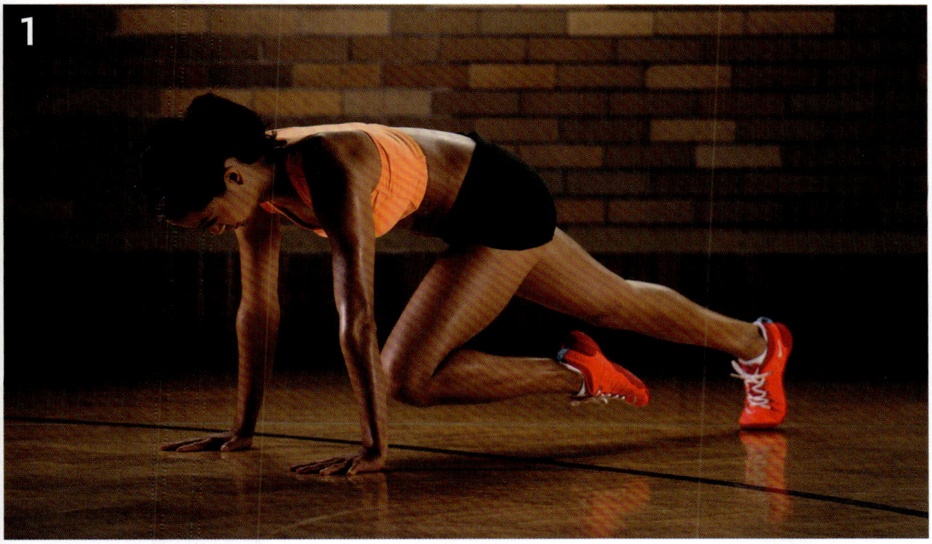

Posez les mains sur le sol, écartées un peu plus large que les épaules. Sur la pointe des pieds, contractez les abdominaux pour former une ligne droite de vos talons à votre tête.

Pliez la jambe gauche en ramenant le genou sous la poitrine et en contractant les abdominaux.

2

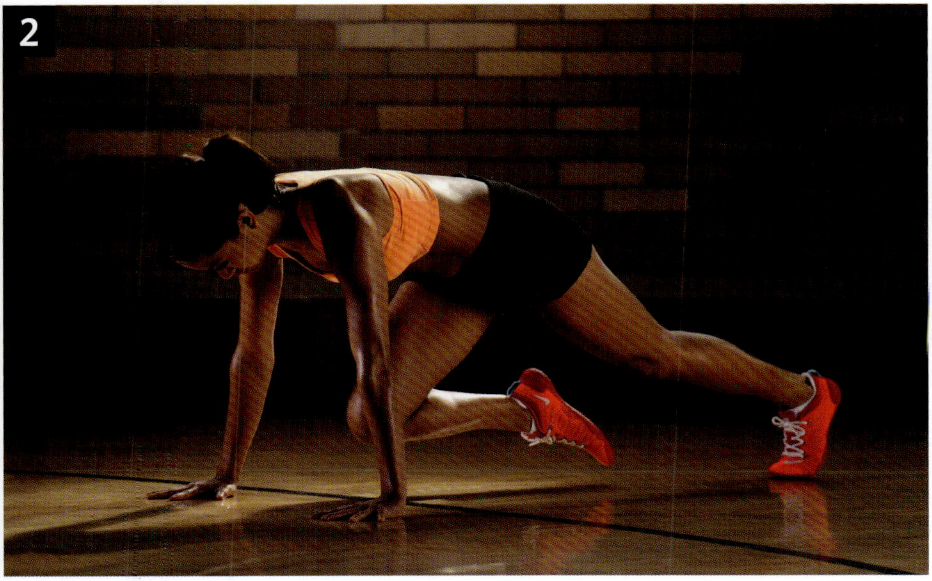

Retendez la jambe gauche tout en avançant le genou droit sous la poitrine, le plus près possible des bras pour maximiser la contraction des muscles du thorax. Recommencez sans précipitation.

BURPEE LEVÉ DE JAMBES

Le burpee levé de jambes corse un peu le burpee traditionnel. Exercice à effectuer le plus vite possible mais avec précision.

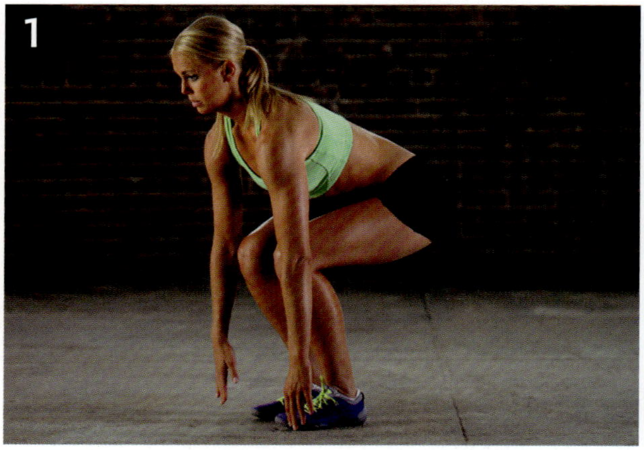

Les pieds écartés à largeur de hanches, fléchissez les genoux et posez les mains au sol juste devant les pieds.

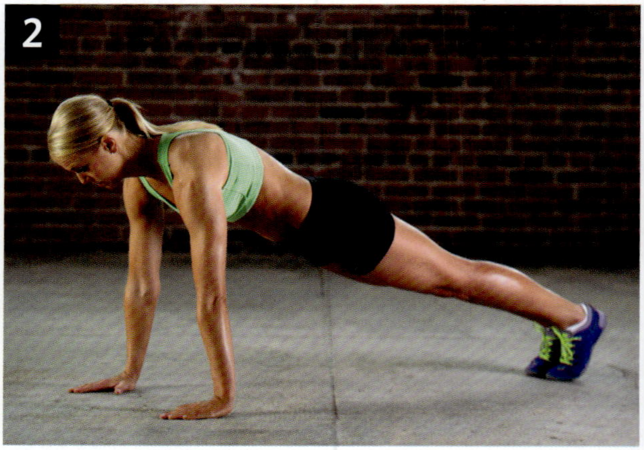

Faites sauter le bas de votre corps vers l'arrière pour atterrir dans une position de planche.

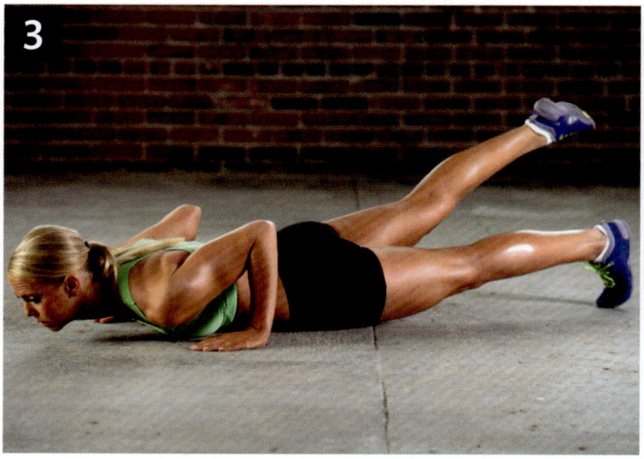

Descendez sur vos bras pour faire une pompe. Une fois en bas, levez la jambe droite à hauteur de hanche sans vous cambrer.

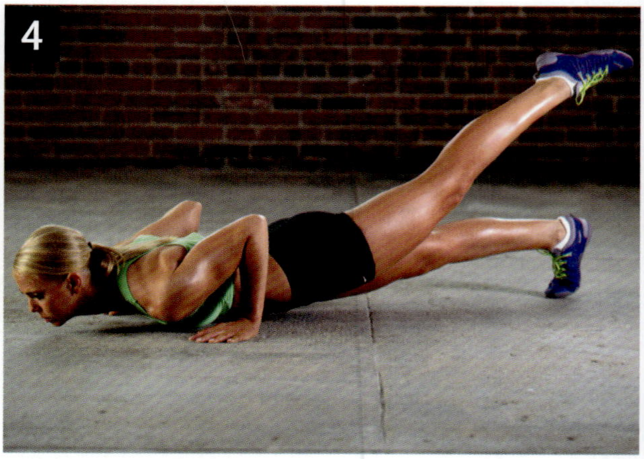

Remontez, et effectuez une seconde pompe pour faire de même avec la jambe gauche.

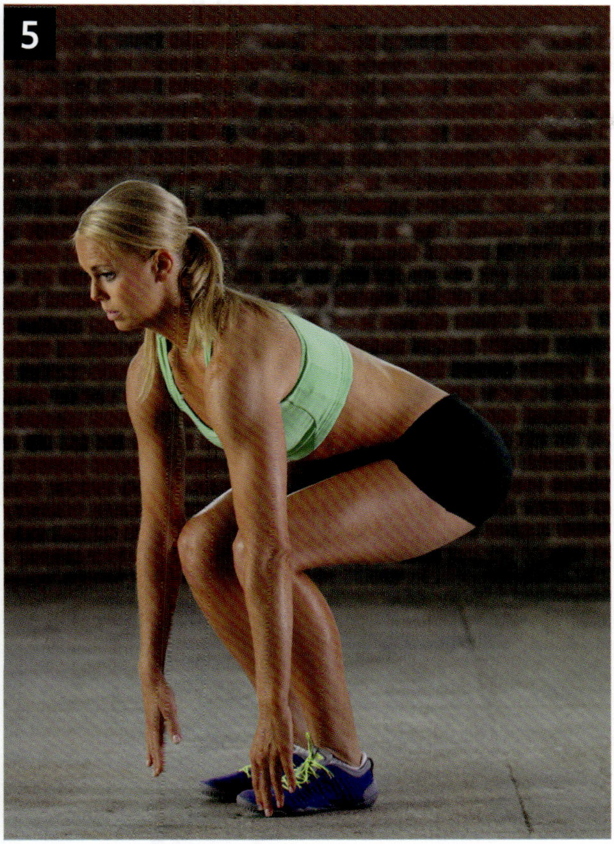

Dans un bond, ramenez les pieds en position de départ en faisant passer votre poids sur vos talons et en redressant la poitrine.

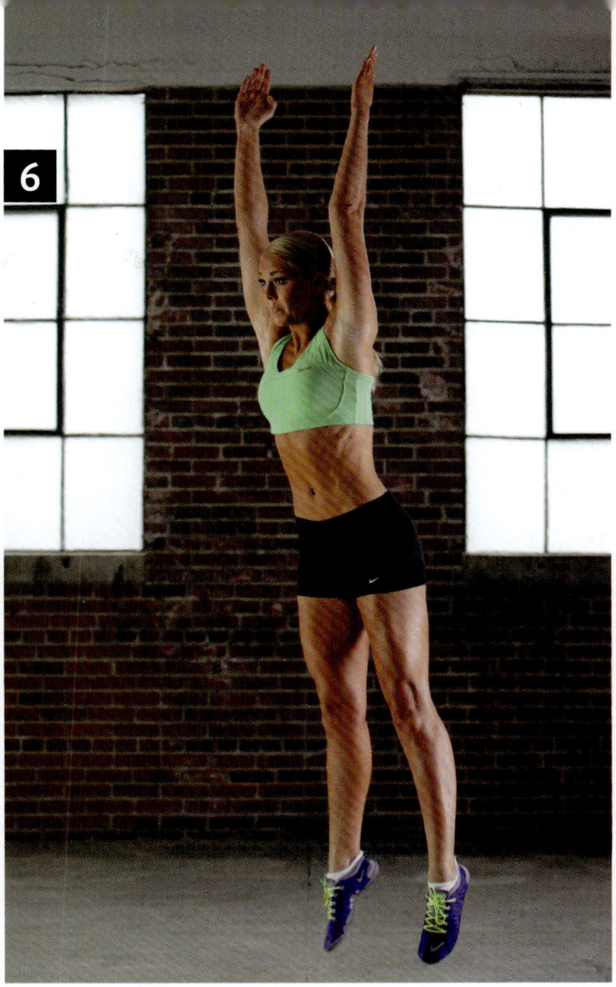

Sautez en l'air, les bras tendus au-dessus de la tête. Atterrissez avec légèreté, genoux, hanches et chevilles légèrement fléchis.

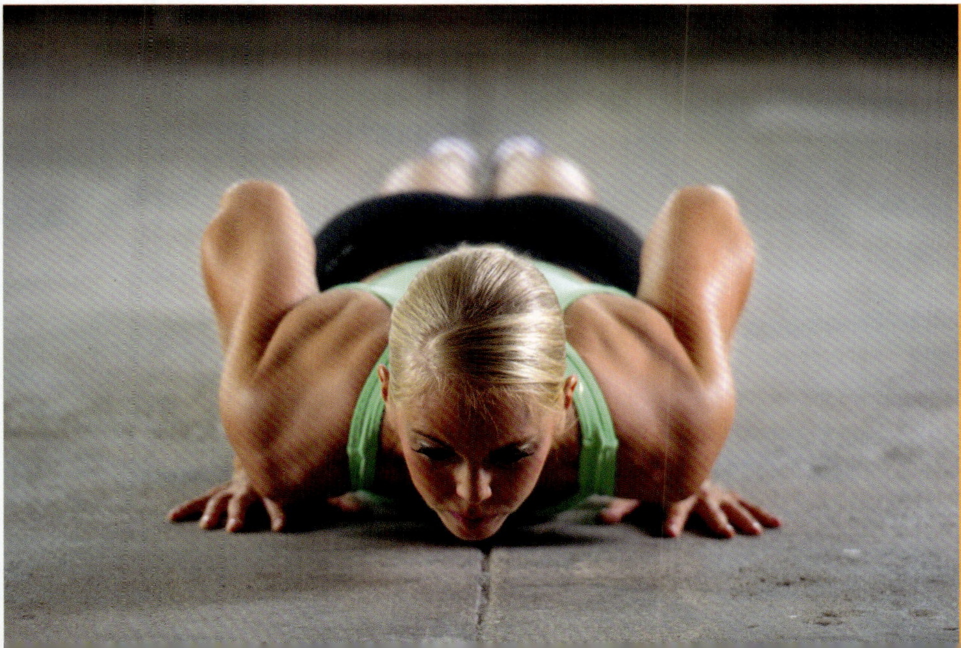

LE CHALLENGE

Pour encore plus de challenge, remplacez les pompes par des pompes prise serrée, les coudes collés le long du corps.

SAUTERELLE

Cet exercice est inspiré des jambes puissantes de la sauterelle. Ce mouvement fera fondre et raffermira vos cuisses, abdominaux, et épaules tout en augmentant votre endurance et en améliorant la souplesse de vos hanches. Sautez sur l'occasion !

1

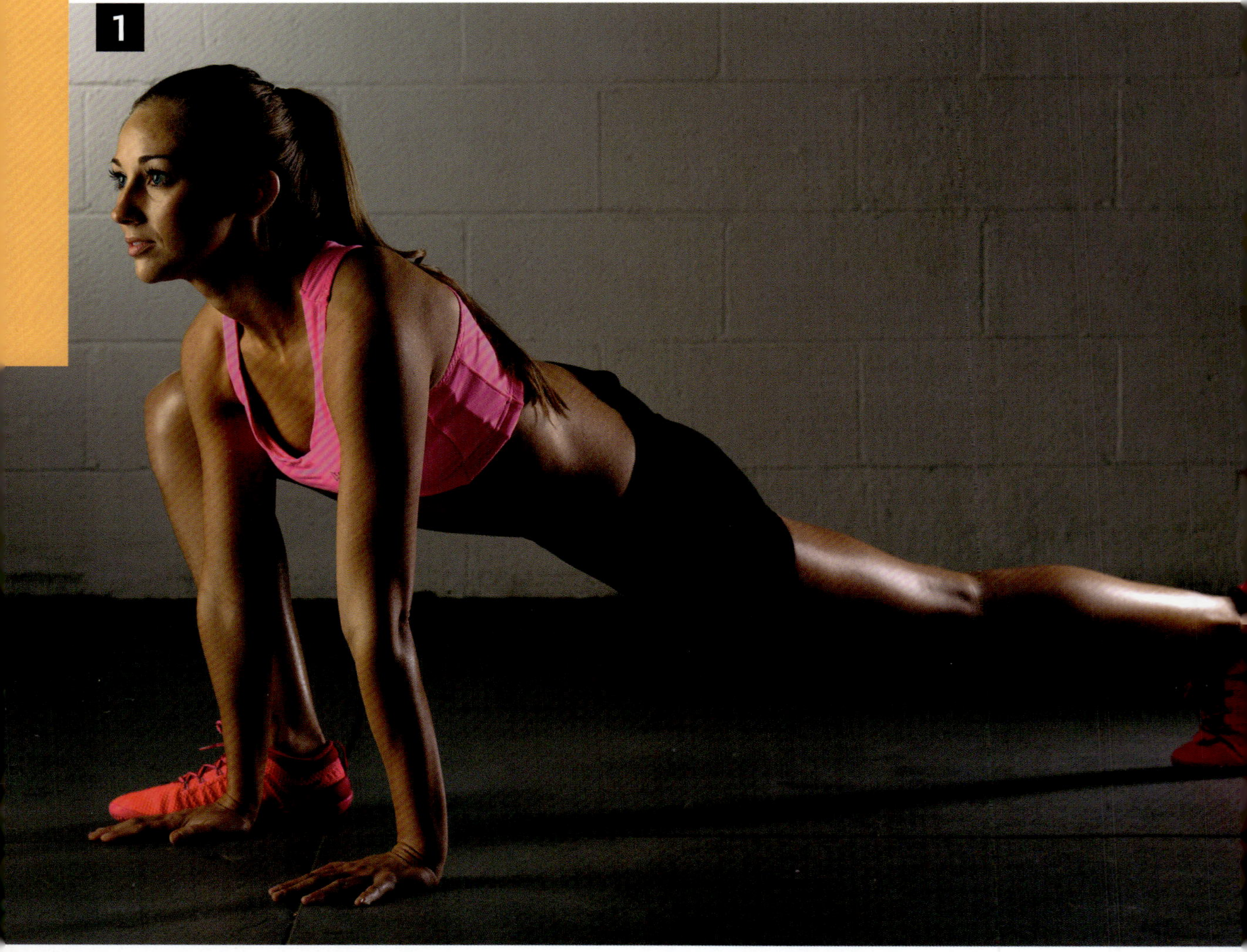

Le mouvement débute dans une position de planche modifiée : amenez le pied droit à l'avant, juste à l'extérieur de votre main droite, en fléchissant la jambe à angle droit. Du talon à la tête, le corps forme une ligne droite.

2

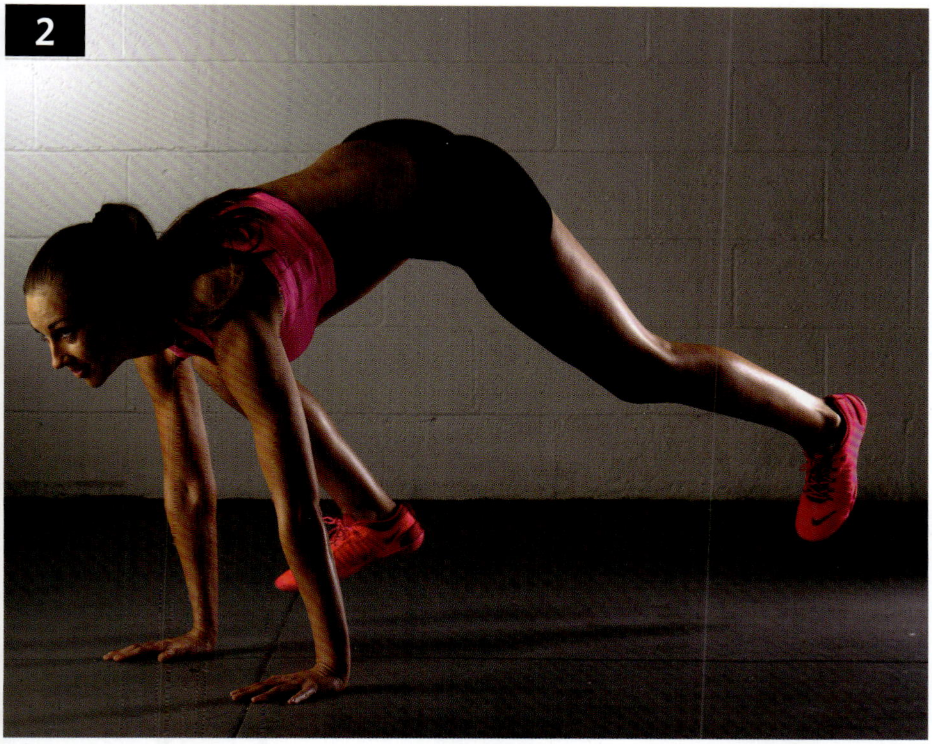

Faites sauter le bas du corps sans décoller les mains pour changer de pied.

3

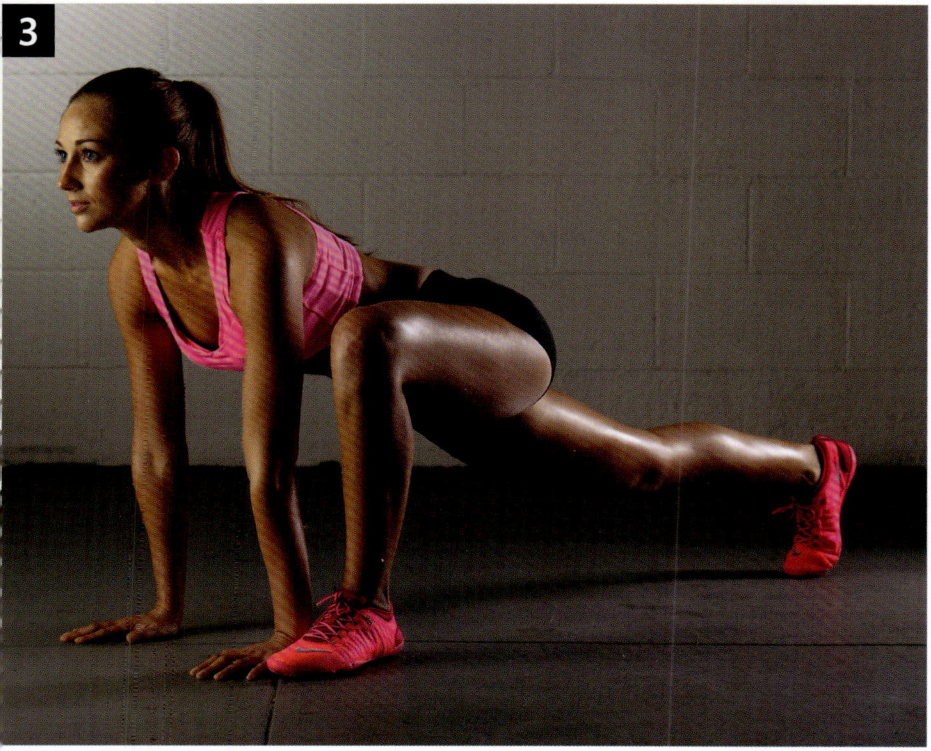

Atterrissez avec la jambe droite tendue et le pied gauche à l'extérieur de la main gauche. Recommencez encore et encore, sans précipitation.

SPRINT

Le sprint accélère votre rythme cardiaque et vous permet de brûler des graisses en toute simplicité. Cet exercice de haute intensité peut s'effectuer sur des allers-retours ou en faisant du sur place.

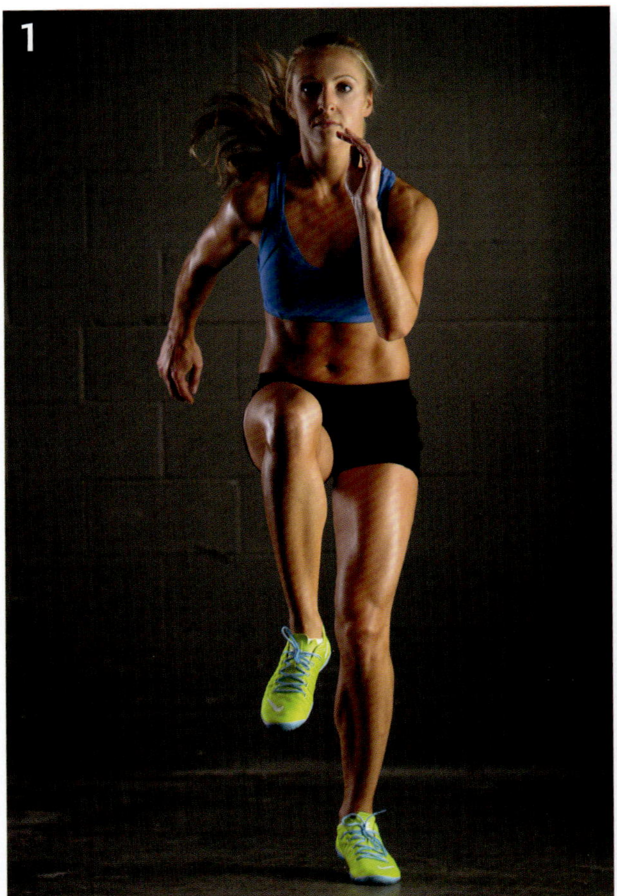

Debout, les pieds écartés à largeur d'épaules, vous êtes légèrement penchée en avant.
Levez le genou droit vers la poitrine alors que le bras gauche, fléchi, se lance en avant.

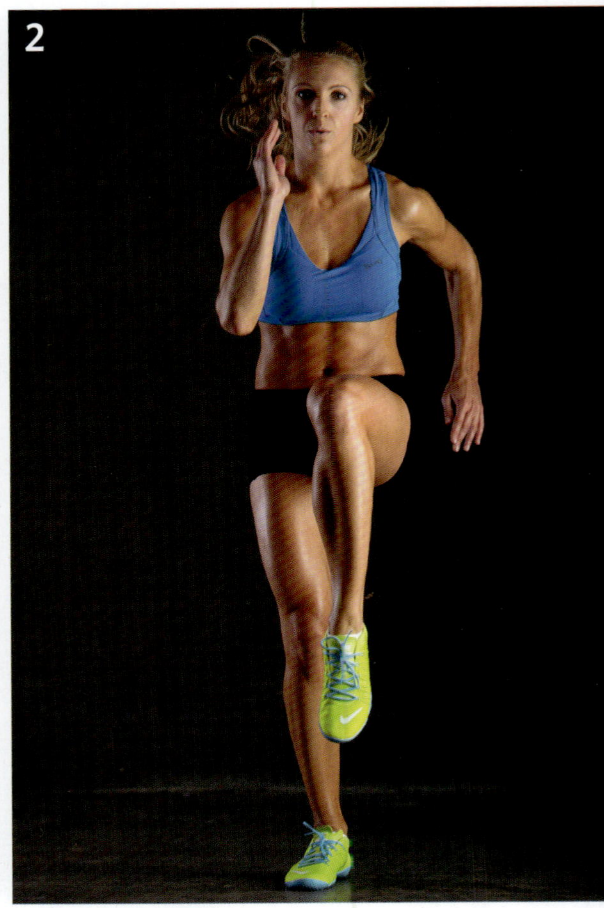

Alors que votre jambe gauche retombe, votre genou gauche et votre bras droit partent en avant. Recommencez avec un geste contrôlé, en stimulant toujours jambe et bras opposés.

CROSS JACK

Ce jumping jack amélioré nécessite coordination, équilibre et stabilité. Il fera accélérer votre rythme cardiaque, boostera votre métabolisme et tonifiera vos épaules, cuisses avant et arrières, et fessiers.

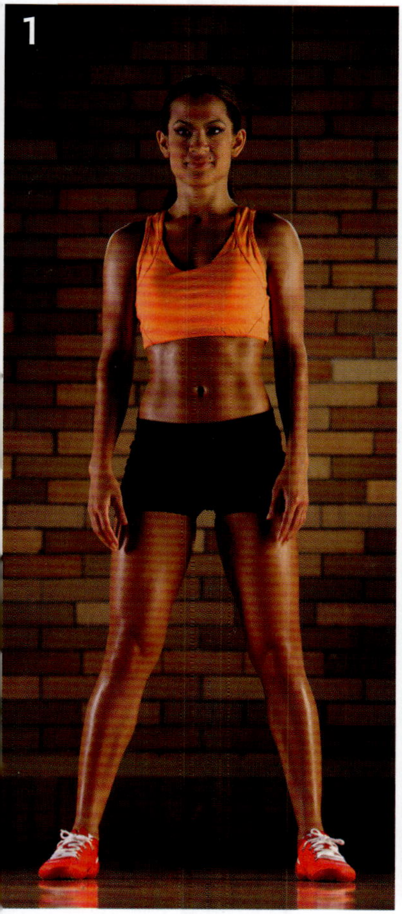

1

Debout, les pieds bien écartés et les bras le long du corps, fléchissez légèrement les genoux et contractez les abdominaux.

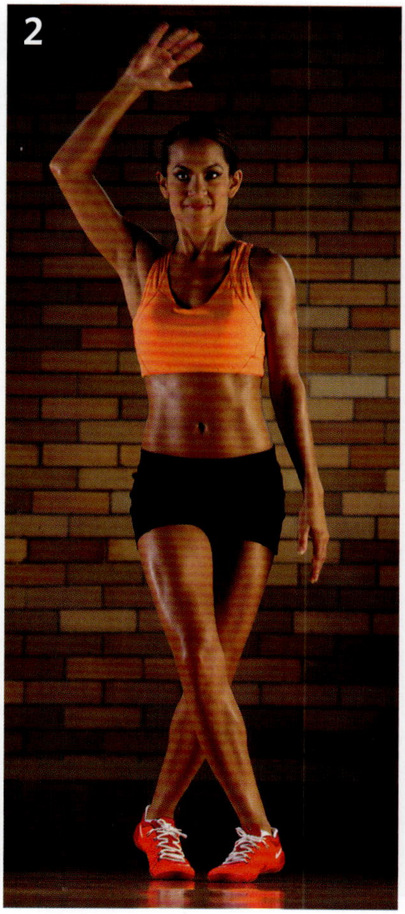

2

Sautez, atterrissez jambes croisées et pied droit devant, bras droit au-dessus de la tête.

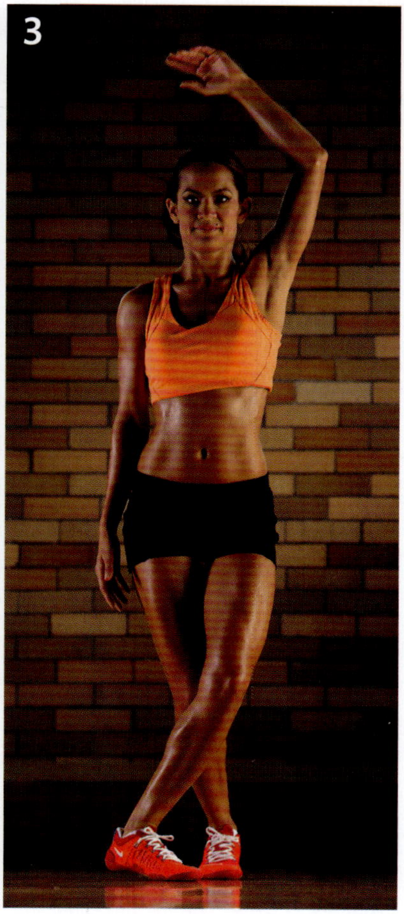

3

Sautez, atterrissez jambes croisées et pied gauche devant, bras gauche au-dessus de la tête.

GENOUX HAUTS

Voilà un excellent exercice pour les joggeuses et les athlètes désireuses d'améliorer leurs performances et leur vitesse. Ce mouvement dynamique stimulera votre endurance cardiovasculaire et renforcera vos fléchisseurs des hanches.

1

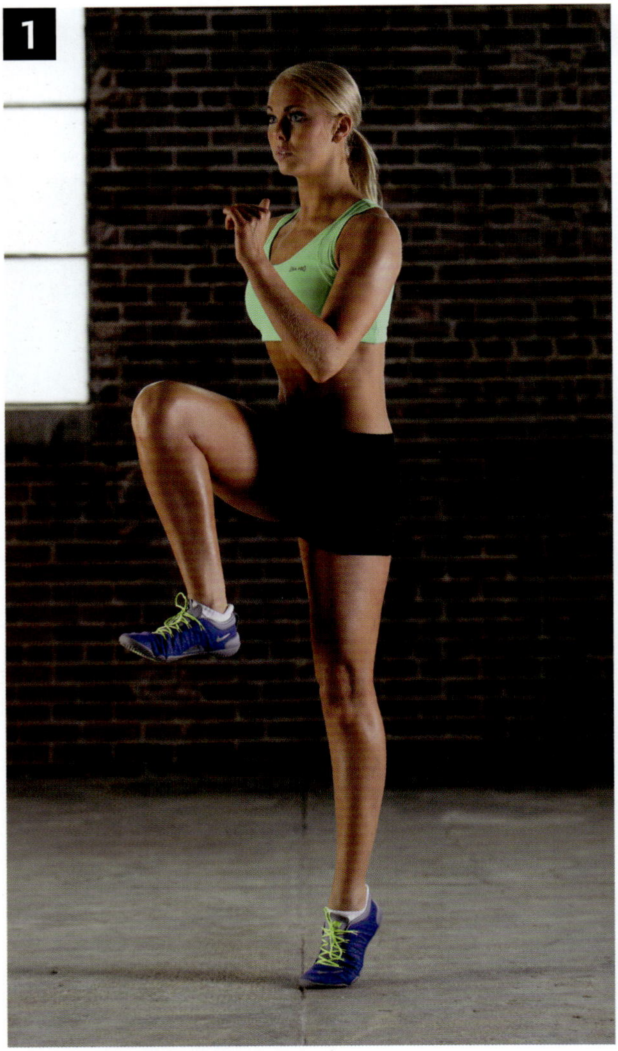

Debout, les pieds écartés à largeur de hanches, levez le genou gauche vers la poitrine et reposez-le au sol rapidement.

2

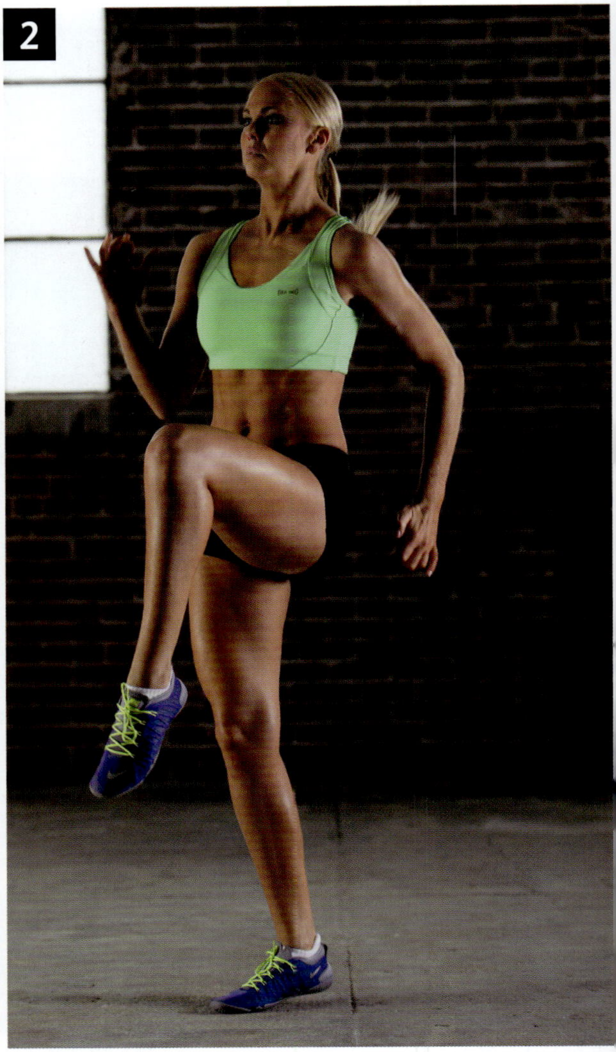

Immédiatement, faites de même avec le genou droit, et alternez aussi vite que possible. Les genoux doivent monter au moins à hauteur de nombril.

MUMMY KICKS

Les mummy kicks permettent de bousculer votre métabolisme et de tonifier vos épaules de façon simple et amusante. Pour un maximum d'efficacité, faites ce mouvement le plus vite possible.

1

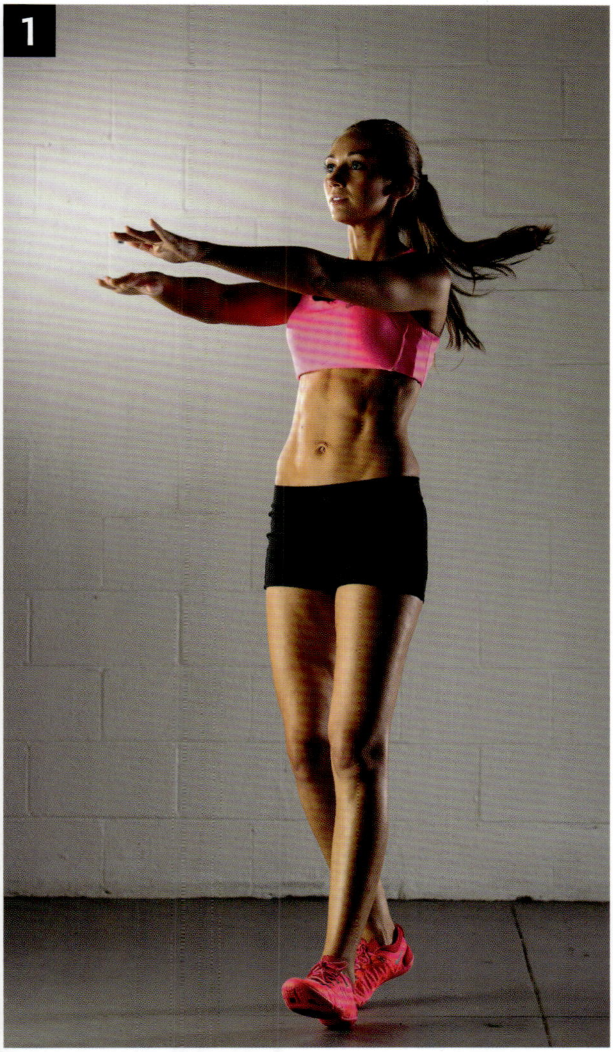

Debout, le talon du pied gauche posé un peu en avant du pied droit, tendez les bras devant vous et faites passer le gauche au-dessus du droit. Levez le menton et serrez les abdominaux.

2

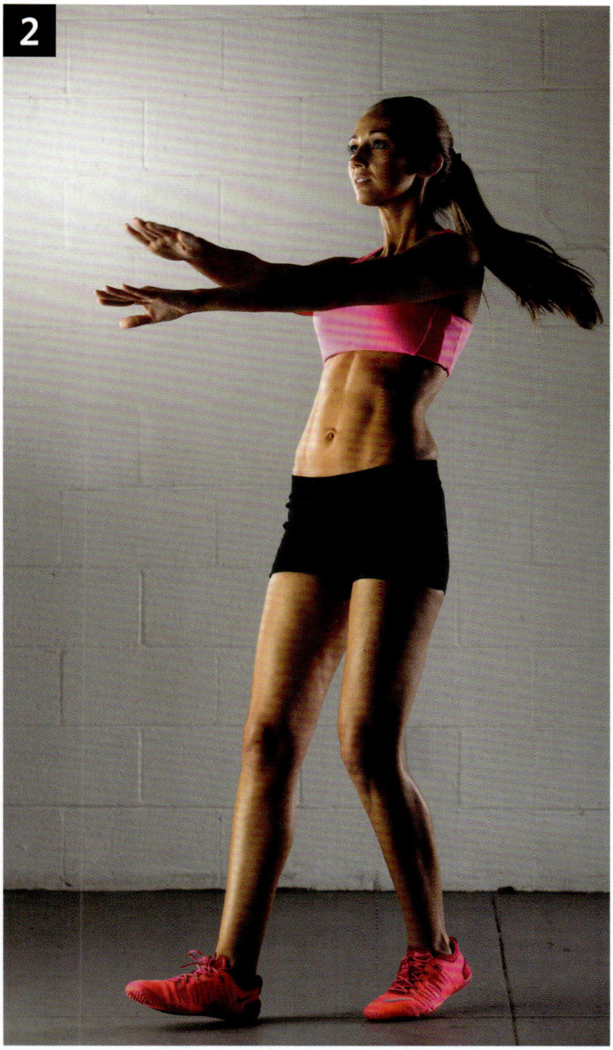

Sautez en l'air tout en inversant l'ordre des pieds et le sens des bras : quand vous atterrissez, le talon droit est posé en avant du pied gauche, et le bras droit surplombe le gauche. Accélérez à un rythme constant.

GLISSÉ BALAYÉ

Cet exercice pour tout le corps accélérera votre rythme cardiaque, améliorera votre vitesse, votre coordination et vos compétences sportives. Le glissement latéral fait travailler les cuisses internes et externes, et la coordination des mouvements du haut et du bas du corps boostera vos performances athlétiques. Soyez précise dans les gestes, et bougez le plus vite possible.

1

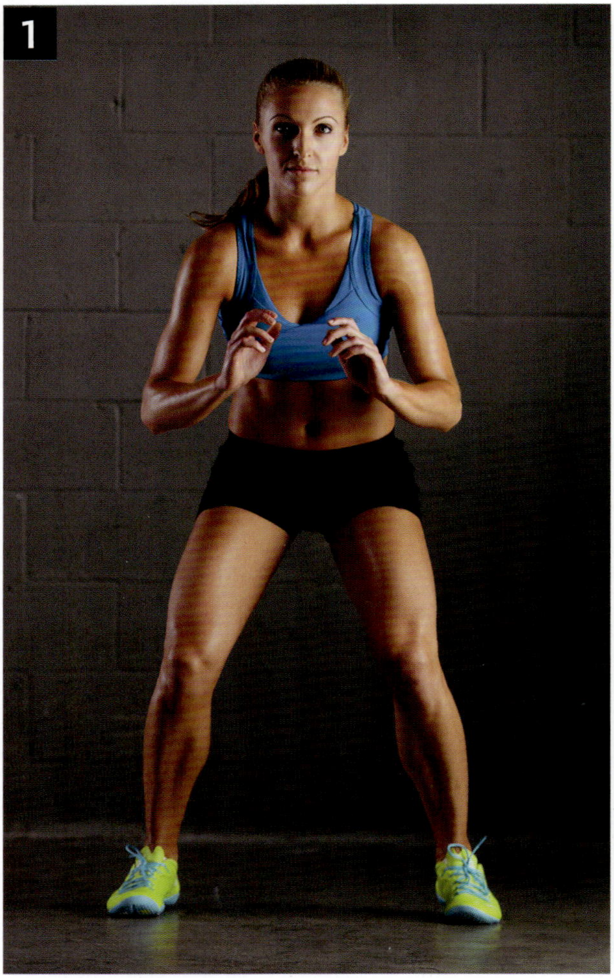

Fléchissez les hanches et les genoux pour vous retrouver dans une position légèrement ramassée. Penchez-vous en avant avec le dos bien droit. C'est la position de départ.

2

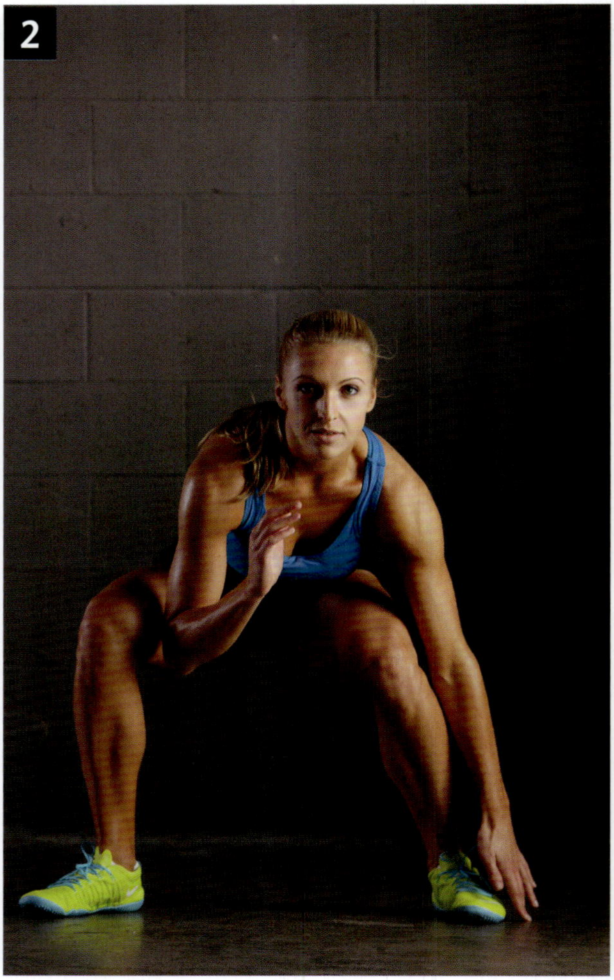

Faites deux pas latéraux en glissant à gauche. Baissez-vous encore plus en fléchissant hanches, genoux et chevilles. Touchez le sol avec la main gauche.

ATTENTION
Quand vous touchez le sol, restez dans l'axe de votre corps. Ne vous penchez pas trop sur le côté, au-delà de la hanche, et n'allez pas chercher le sol au-delà de l'extérieur du pied. Vous risqueriez la pronation et les blessures associées.

3

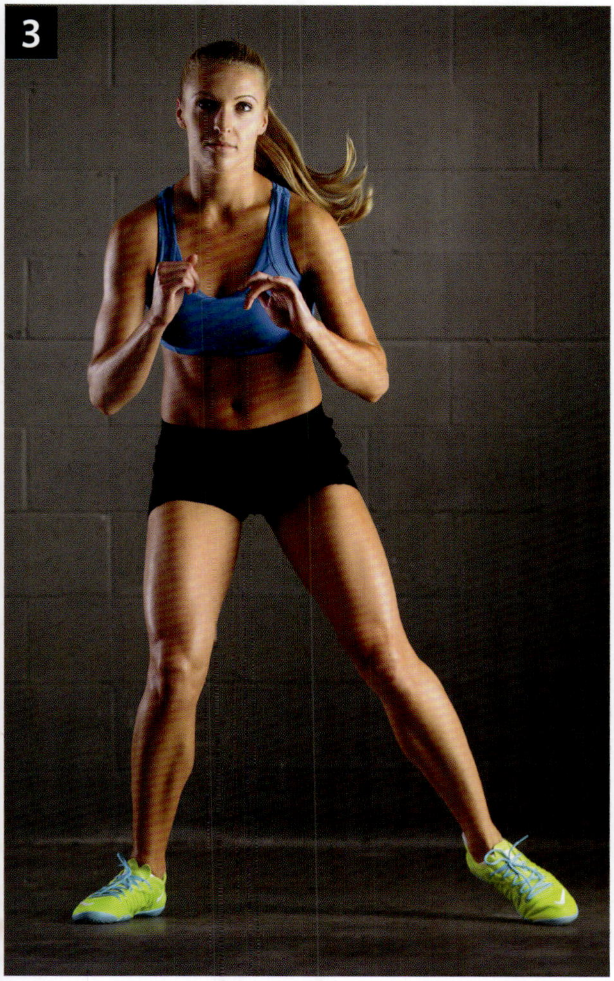

Revenez à la position de départ, et faites deux pas latéraux en glissant à droite.

4

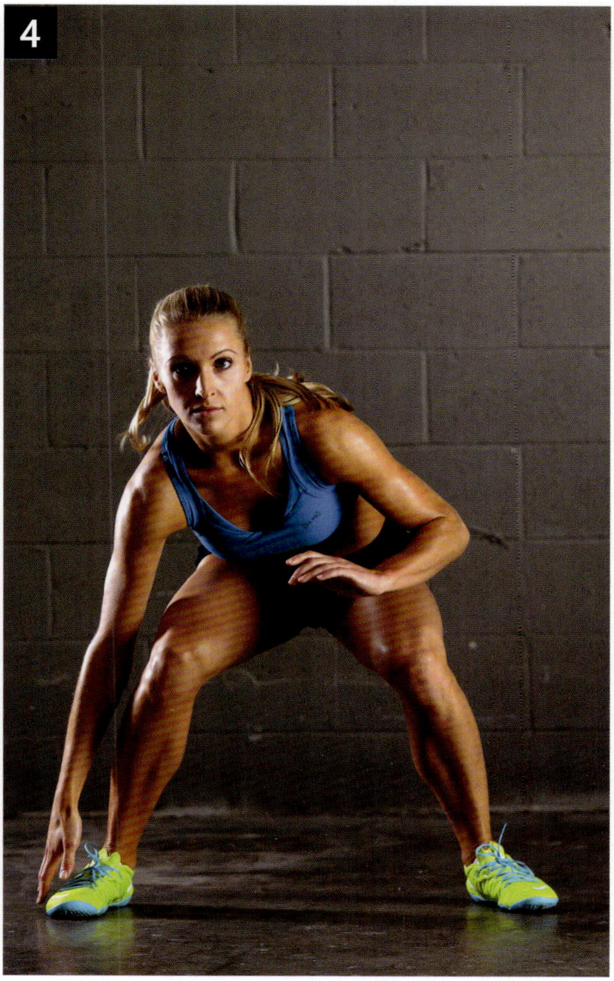

Enfoncez-vous encore plus sur les articulations, et touchez le sol avec la main droite. Recommencez, d'un côté, de l'autre, etc.

SEAL JACK

Cette variante du jumping jack travaille davantage sur les dorsaux et tonifie les épaules, avec un mouvement simple : ouvrir les bras puis les joindre devant soi.

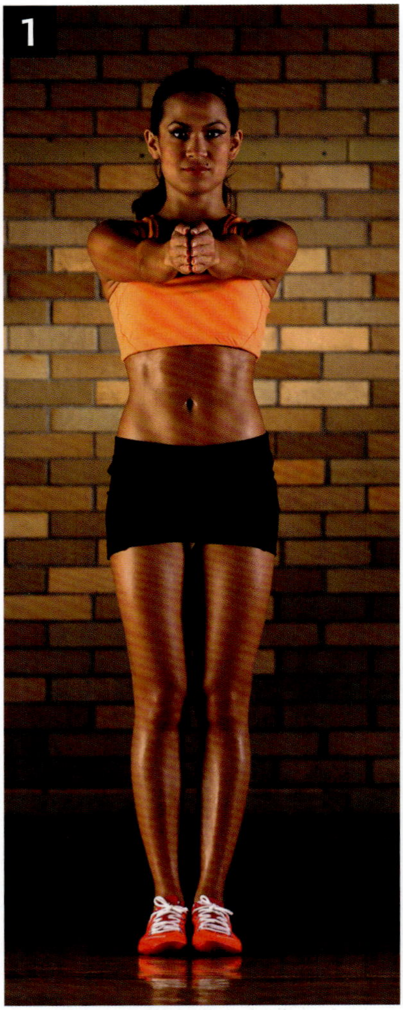

1

Debout, les pieds joints et les bras tendus devant, serrez les paumes l'une contre l'autre. Fléchissez légèrement les genoux, le poids sur l'avant de la plante des pieds.

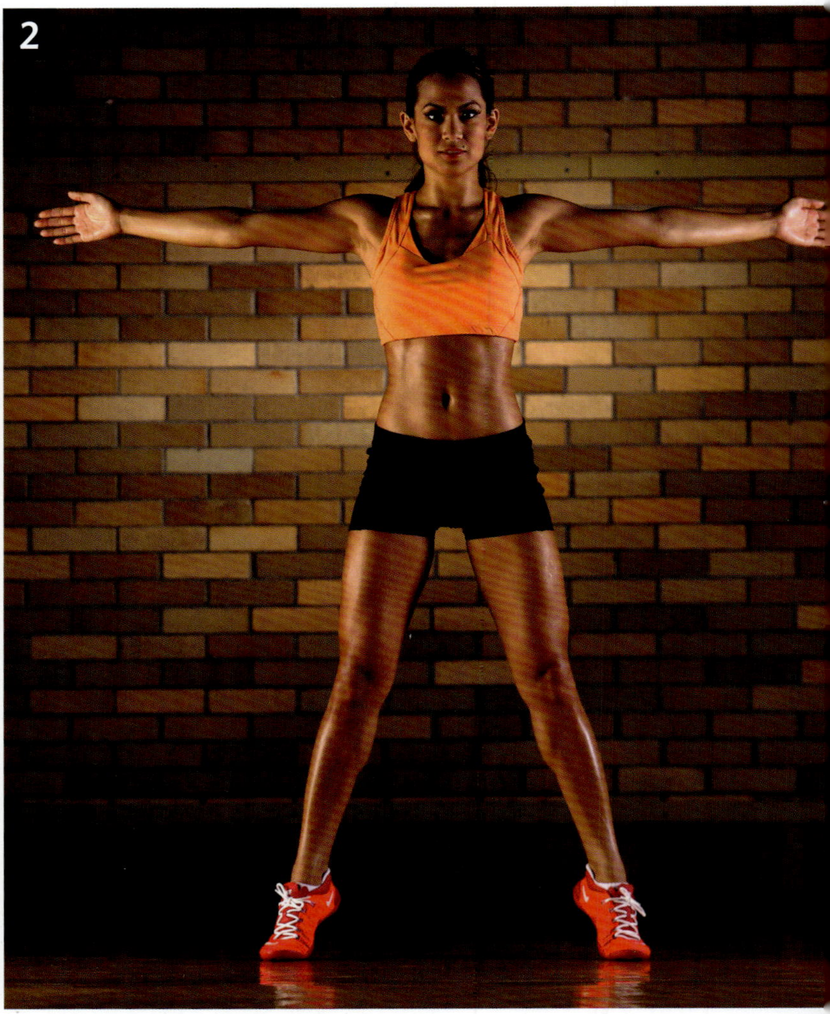

2

Sautez sur place tout en écartant les pieds plus large que les épaules et en ouvrant les bras le plus possible. Les muscles entre les omoplates sont contractés. Sautez de nouveau pour retrouver la position de départ, pieds et mains joints. Recommencez.

MOGUL JUMP

Ce mouvement anticellulite est inspiré du ski de bosses.
Il vise surtout les abdominaux du bas et les obliques, mais travaille aussi les épaules, la poitrine, les hanches et les cuisses.
La stimulation simultanée de tous ces muscles fait exploser votre rythme cardiaque et fondre votre taux de masse grasse.

1

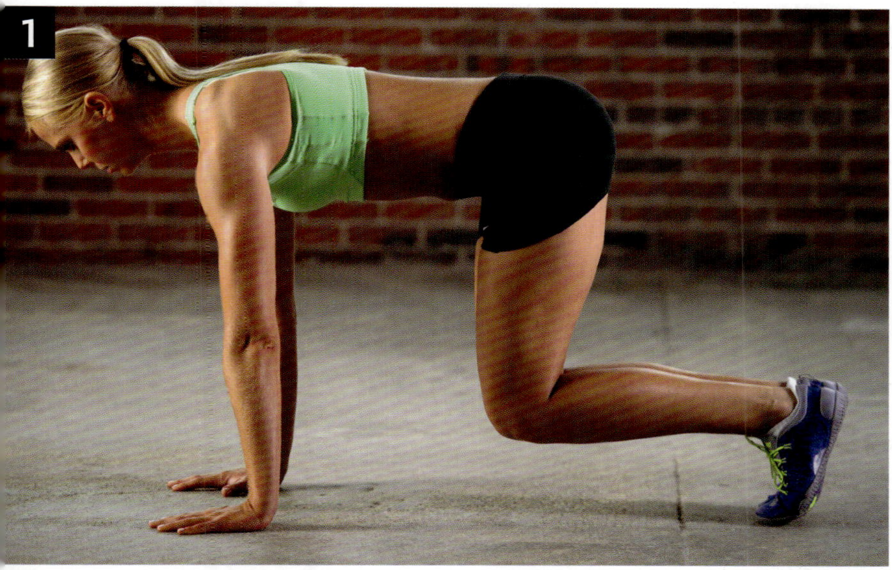

À quatre pattes, les bras tendus et les jambes jointes, vous levez les genoux pour obtenir un angle à 90 degrés. Votre poids est réparti entre vos mains et la pointe de vos pieds, vos tibias sont parallèles au sol.

2

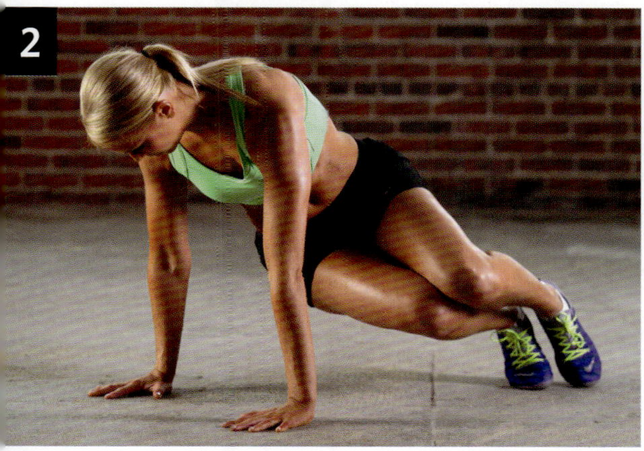

Sans fléchir les bras ni séparer les genoux, vous sautez sans décoller les mains du sol tout en faisant pivoter les pieds et les genoux vers la gauche, le plus loin possible. Les genoux sont perpendiculaires au corps et les hanches alignées avec les épaules.

3

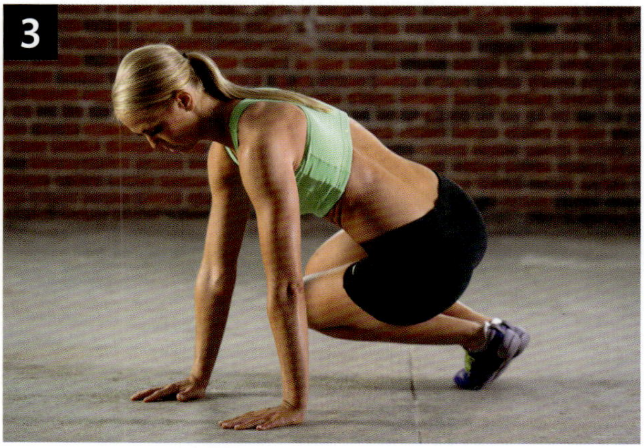

Sautez de la même façon en pivotant cette fois vers la droite. Recommencez, enchaînez des mouvements très précis le plus vite possible.

ATTENTION

Gardez la tête haute.
C'est votre torse qui pivote, et votre genou qui s'élève vers la poitrine, pas le menton qui se rentre et la colonne qui plie.

POWER KNEE

Ce mouvement explosif, c'est la garantie d'un rythme cardiaque élevé et d'un gainage total des abdos, des fléchisseurs des hanches et des cuisses. À réaliser le plus vite possible avec une grande précision, sans oublier de faire le même nombre de mouvements de chaque côté.

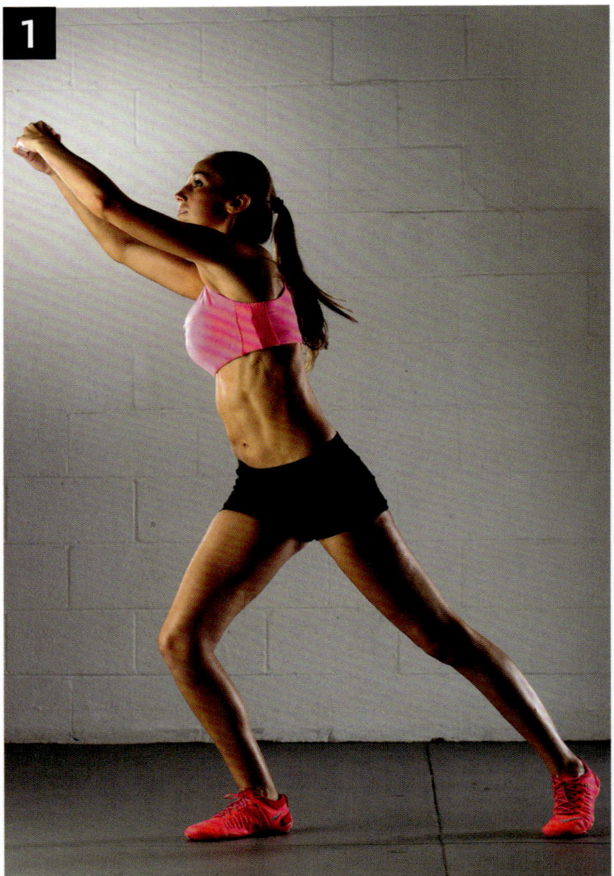

Debout, les pieds légèrement plus écartés que les épaules, tendez les bras bien haut et joignez les mains fermement. Votre corps pivote à 45 degrés vers la droite, le talon de votre pied gauche se lève.

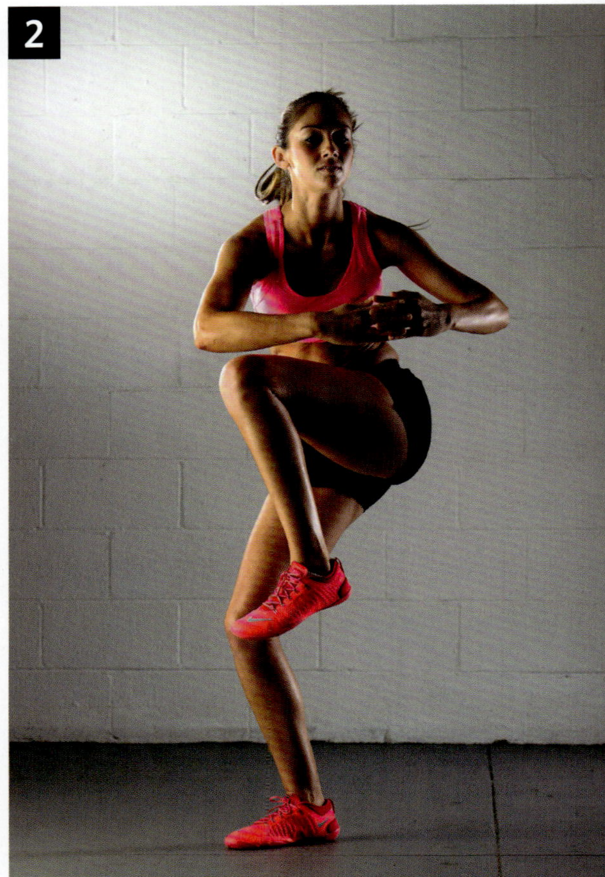

Au même moment, dans un mouvement explosif, le genou gauche se lève vers l'épaule droite, le plus haut possible, et vos bras redescendent, fléchis. Revenez à la position de départ et recommencez.

ÉTOILE

Qui n'a pas rêvé d'être une star ? Le squat sauté rencontre le jumping jack pour cette tornade pliométrique qui vous ouvrira toutes les portes.

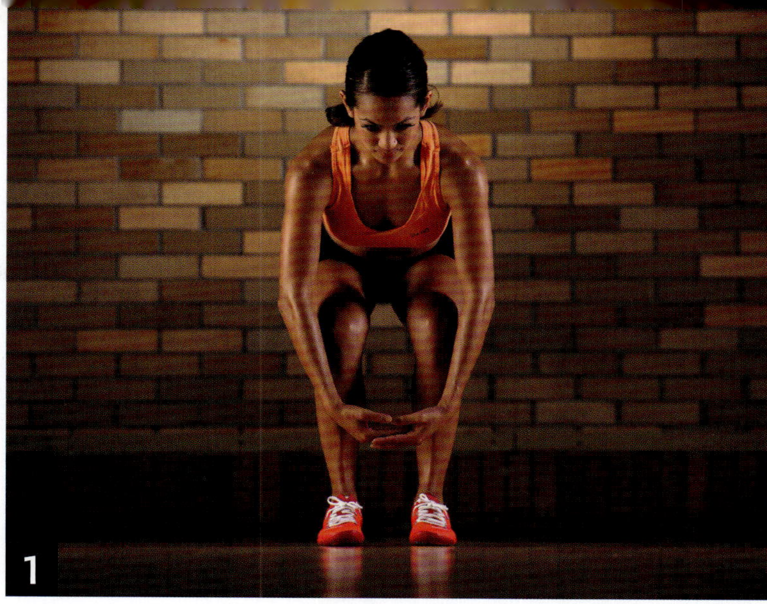

Debout, les pieds écartés à largeur d'épaules, et parallèles, vous placez votre poids dans vos talons, et inspirez en fléchissant les genoux. Vous vous baissez et enroulez sans serrer vos bras sous vos genoux, le long des tibias.

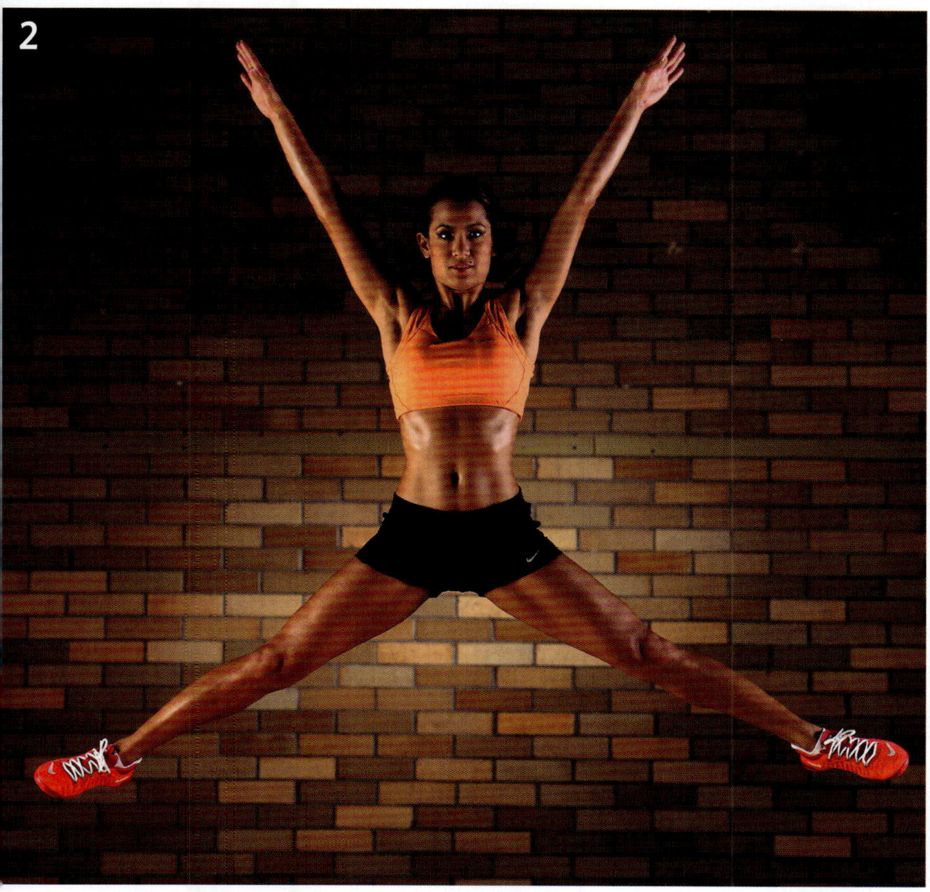

Contractez les abdos et expirez en sautant. Vous écartez les bras en l'air et les jambes le plus largement possible afin d'obtenir une forme d'étoile. Vous devez vous faire la plus grande possible, tous vos membres s'allongent.

Atterrissez le plus légèrement possible en gardant de la souplesse sur les hanches, les genoux et les chevilles pour amortir la réception.

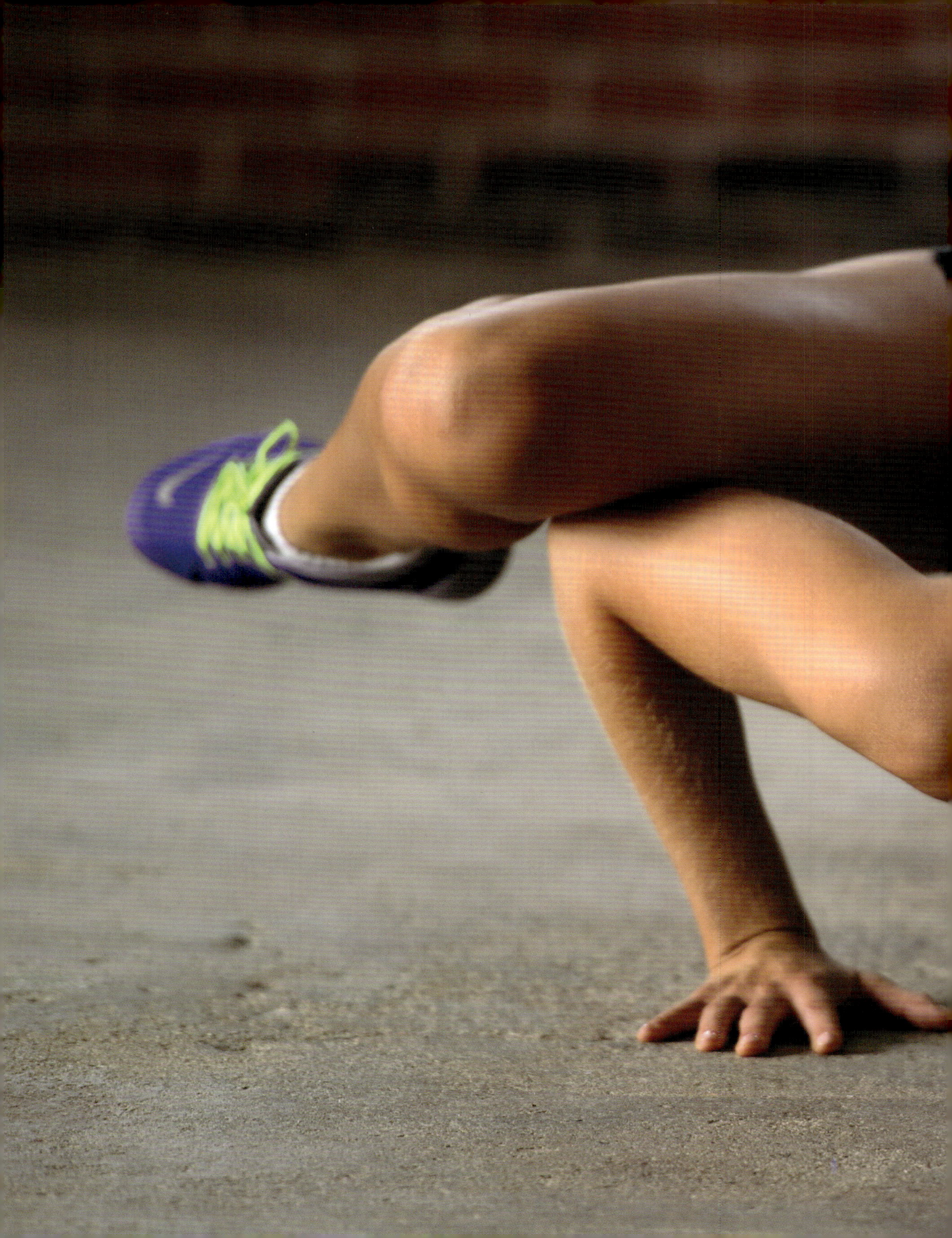

07
EXERCICES DES MEMBRES SUPÉRIEURS

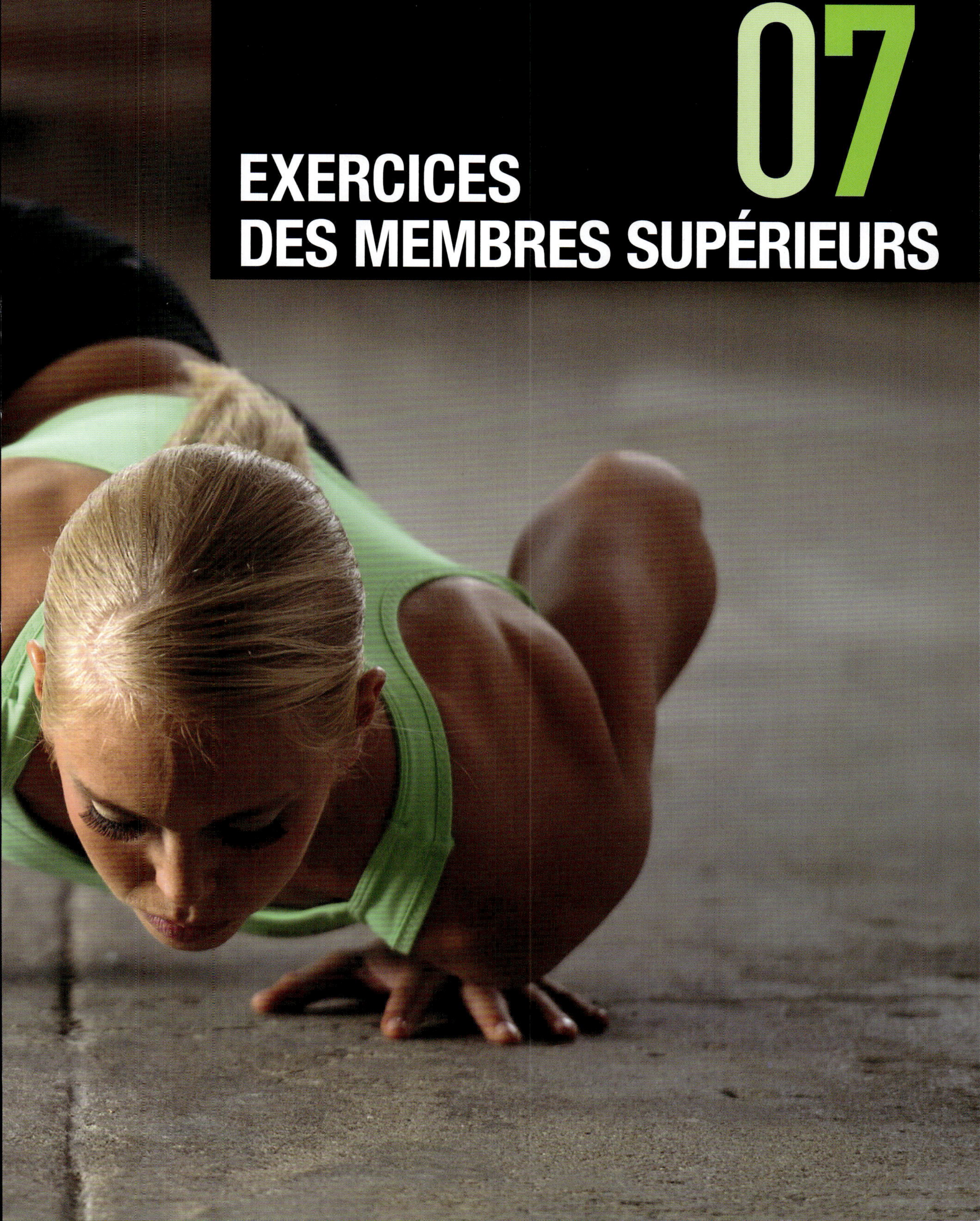

POMPES

Les pompes sont peut-être l'exercice composé parfait. Elles développent les muscles du haut du corps et la force abdominale en stimulant les pectoraux, le dos, les épaules, les triceps, les abdos, et même les jambes. Ayez le geste précis.

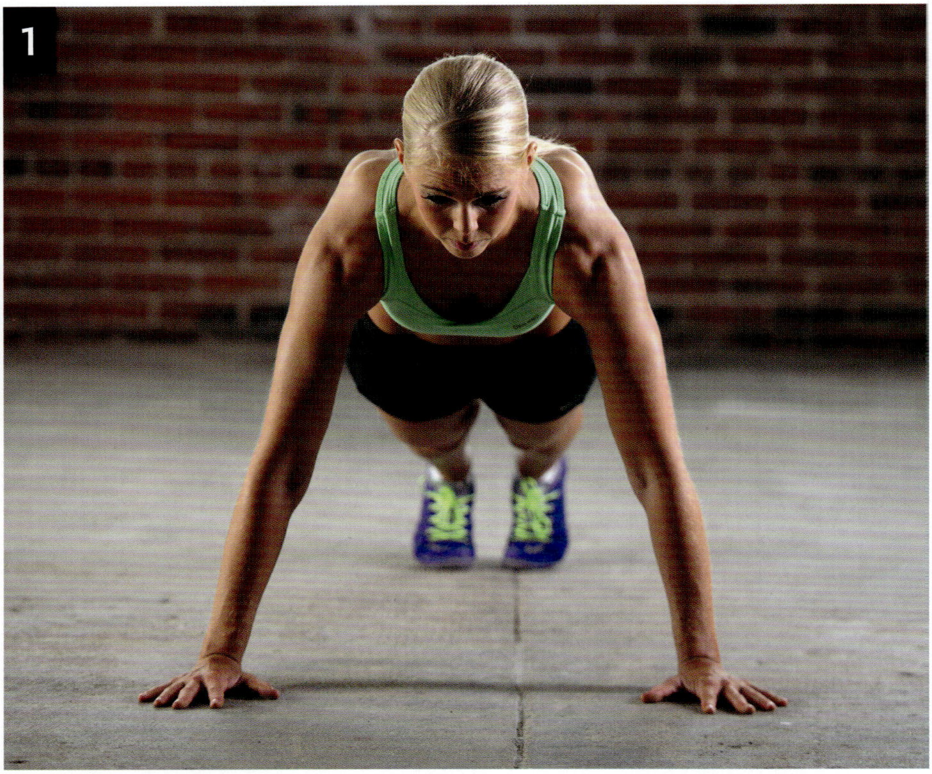

1

En position de planche, contractez les abdominaux. Le poids de votre corps est réparti entre vos mains et vos orteils. Une ligne droite relie les chevilles à la tête.

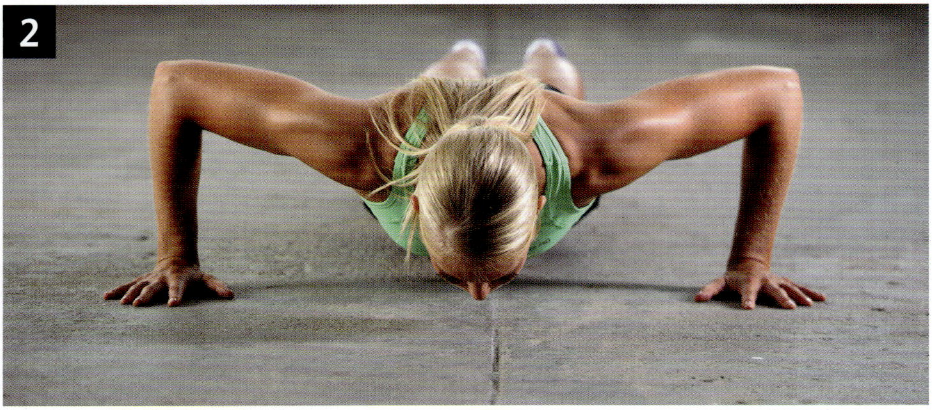

2

Fléchissez les coudes, votre poitrine se rapproche du sol. Quand l'angle des coudes devient aigu, poussez sur les mains et tendez les bras pour revenir à la position initiale.

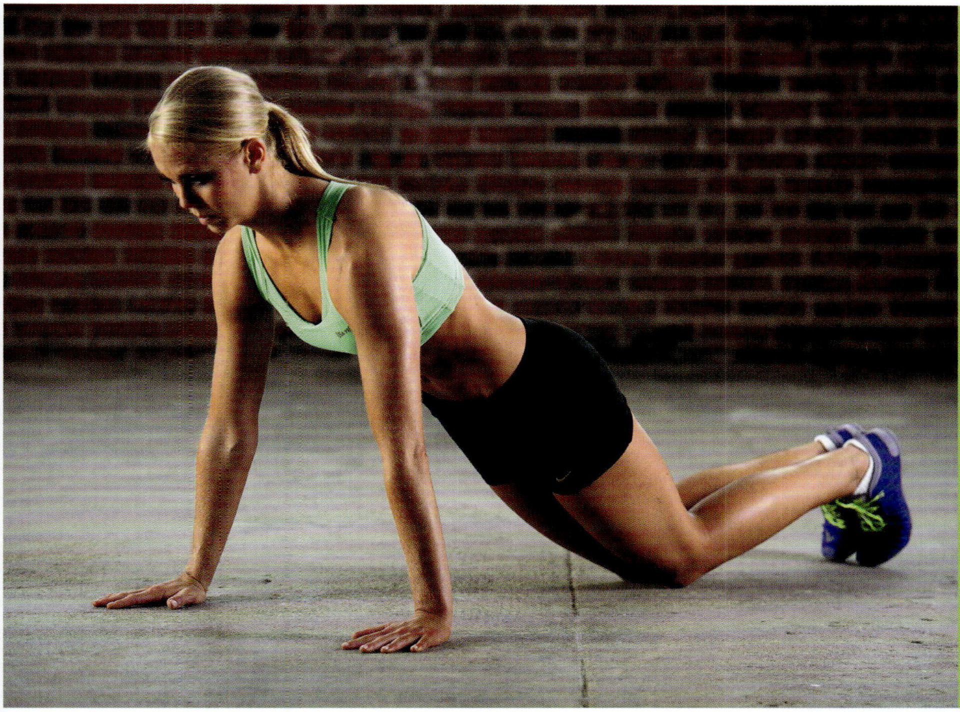

L'ASTUCE DU COACH

Si les pompes classiques sont encore trop difficiles, posez les genoux à terre pour plus de stabilité et de soutien.

LE CHALLENGE

Il existe beaucoup de variantes aux pompes. Ajustez la position de vos mains pour travailler d'autres groupes musculaires et corser un peu le jeu.

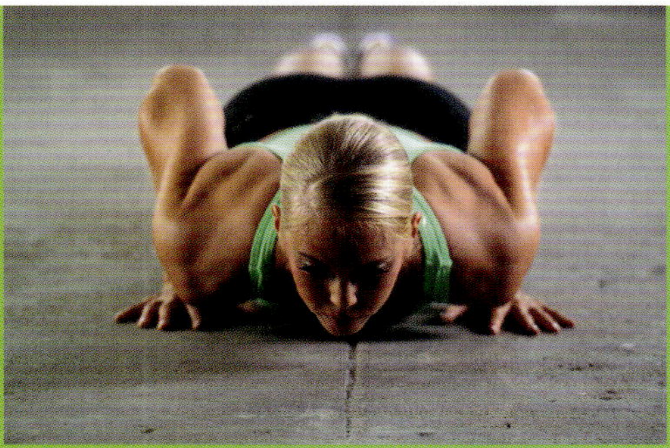

Pompes prise serrée

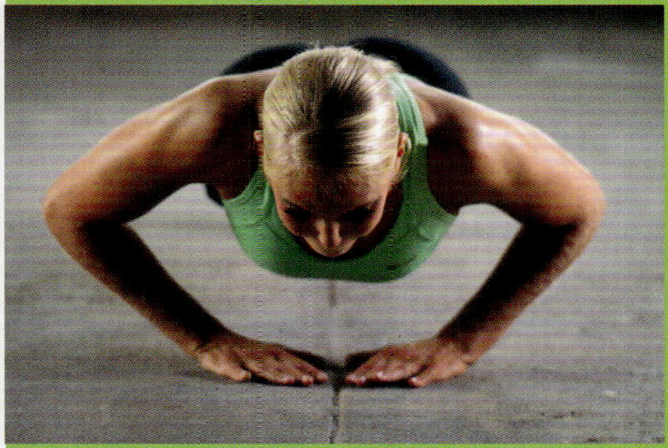

Pompes diamant

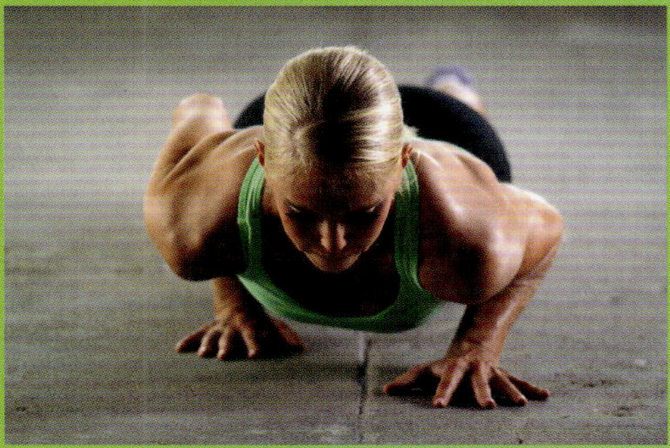

Pompes décalées

POMPES CROISÉES

Les pompes croisées sont un must pour la stabilité abdominale. Pendant la phase croisée, le poids de votre corps se décale, et les muscles stabilisateurs de la colonne vertébrale (obliques, abdos transverses, et érecteurs du rachis) sont tous stimulés, et aident à obtenir un ventre plus fort et plus tonique.

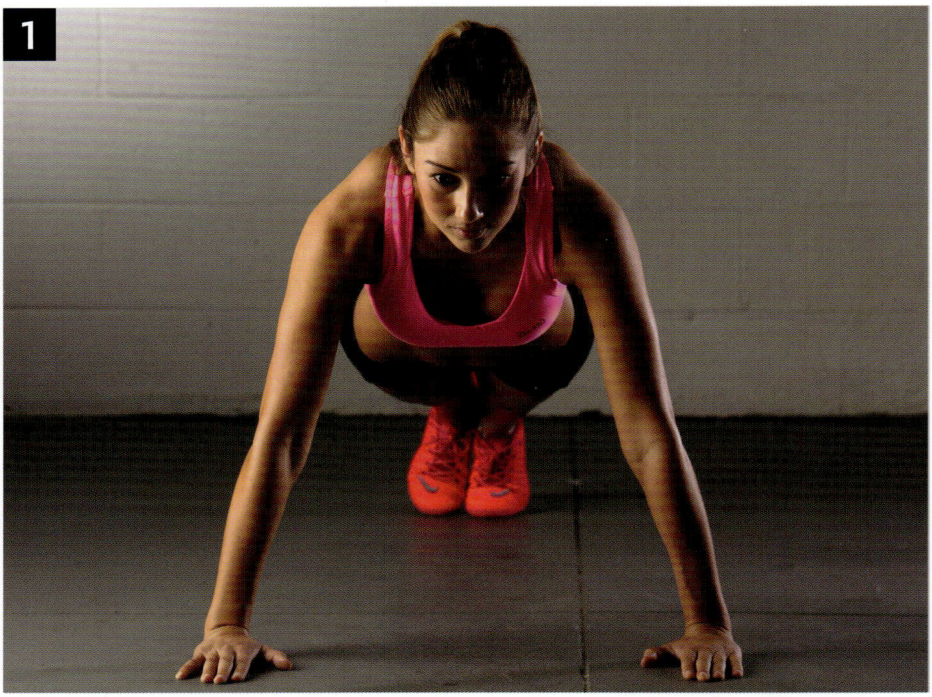

En position de planche, les mains légèrement plus écartées que les épaules, votre corps forme une ligne droite des chevilles à la tête. Contractez les abdominaux.

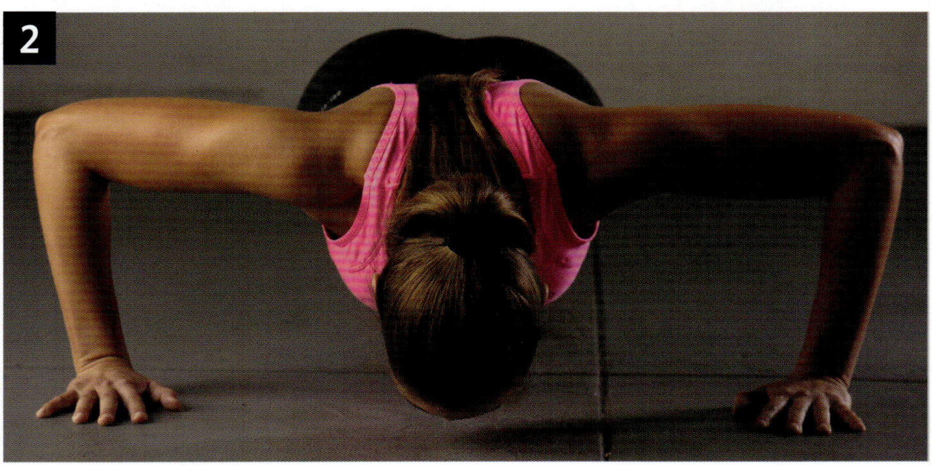

Fléchissez les coudes, la poitrine descend vers le sol. Lorsque vos coudes forment un angle aigu, poussez sur les paumes et tendez les bras.

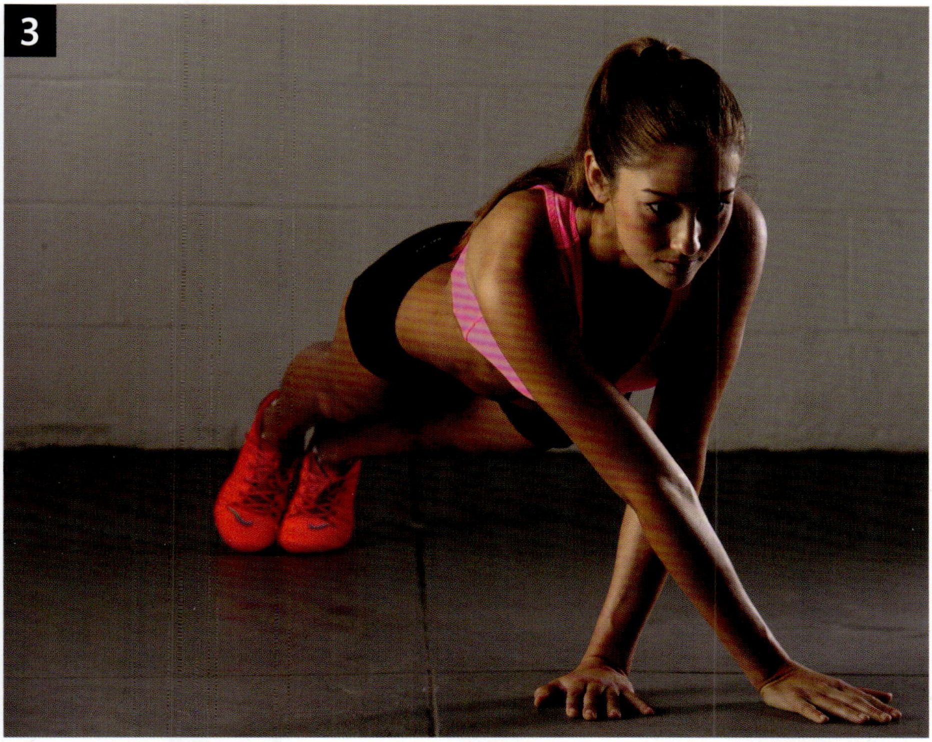

D'un mouvement transversal, la main droite vient se placer sur le sol, à l'extérieur de la gauche. Puis reprenez la position de départ. Recommencez, en alternant les mains.

L'ASTUCE DU COACH

Si le mouvement classique est trop difficile, posez les genoux à terre pour plus de stabilité et de soutien.

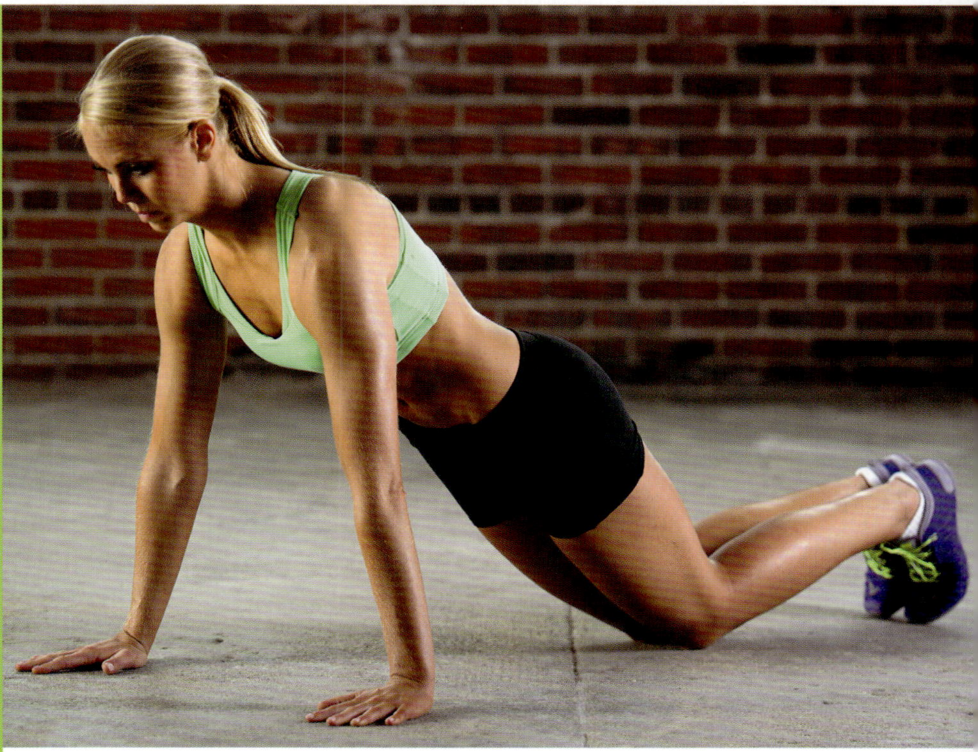

POMPES HINDU

Les pompes hindu sont un des exercices au poids de corps les plus complets. Ce mouvement efficace et pratique stimule les épaules, le dos, les hanches, les jambes, mais surtout les abdominaux.

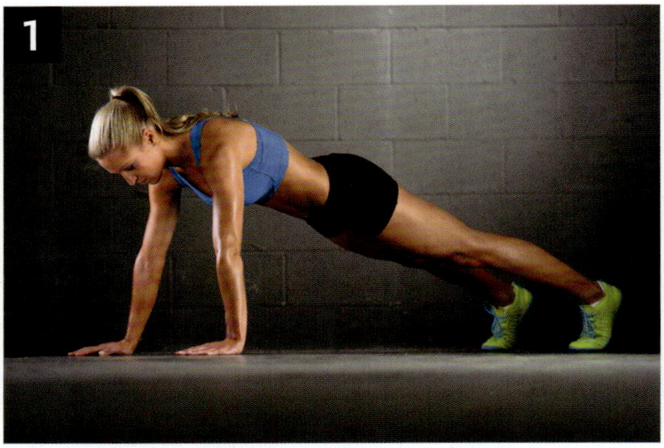

Débutez dans une position de pompe classique, les mains juste sous les épaules et les pieds écartés à largeur de hanches.

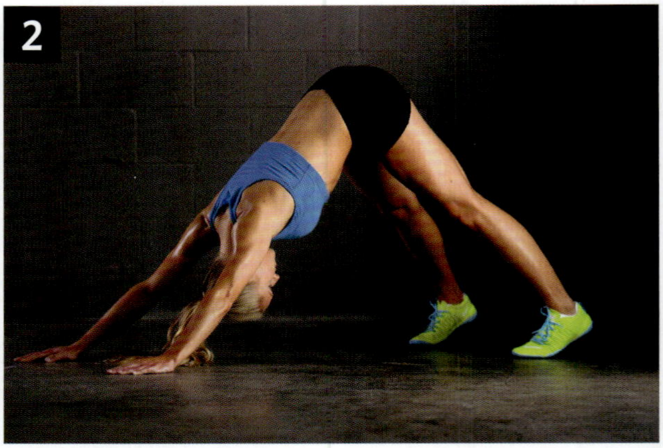

Élargissez légèrement les pieds et relevez les hanches pour former un triangle. Allongez la colonne au maximum et faites passer le poids dans les abdos et à l'arrière de vos cuisses. Gardez la tête baissée.

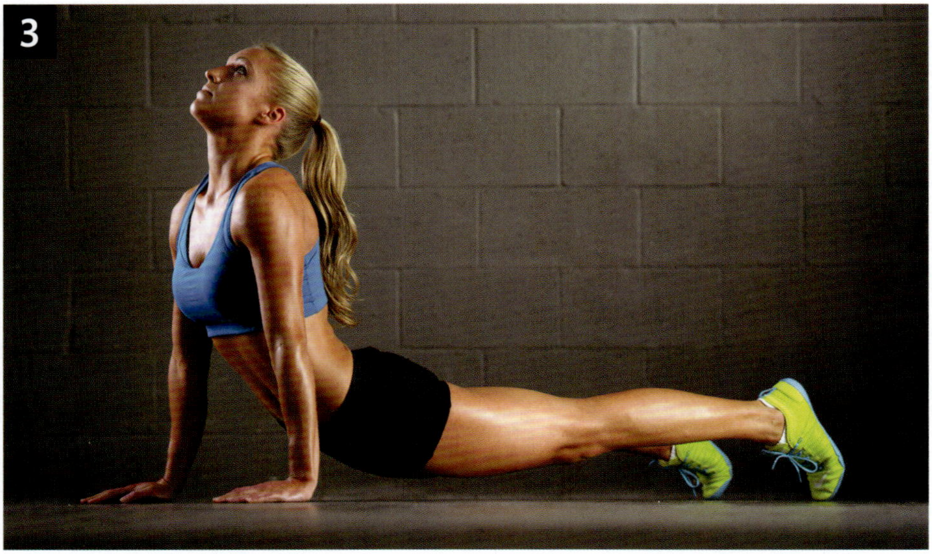

Dans un mouvement de plongeon et sans vous laisser emporter, descendez l'abdomen de sorte que vos hanches se rapprochent du sol et que votre tête et votre poitrine s'en éloignent. (Imaginez une balle de golf entre vos mains et essayez de la faire rouler vers l'avant du bout du nez.)

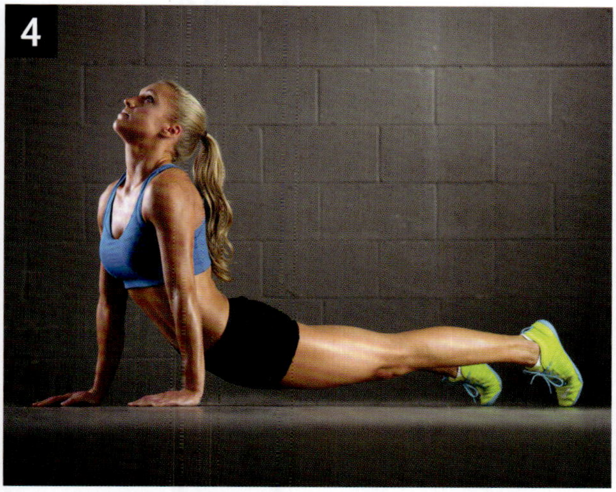

4

Au moment le plus intense du plongeon, étirez lentement le corps vers l'avant : votre dos se cambre et vous regardez vers le ciel.

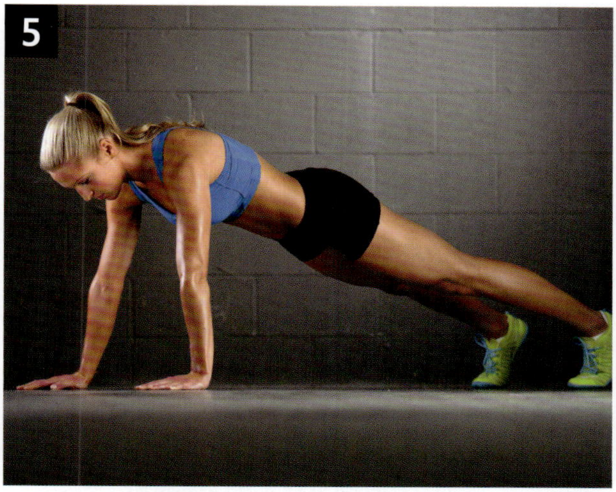

5

En gardant les hanches bien équilibrées, relevez-les pour revenir à la position de départ.

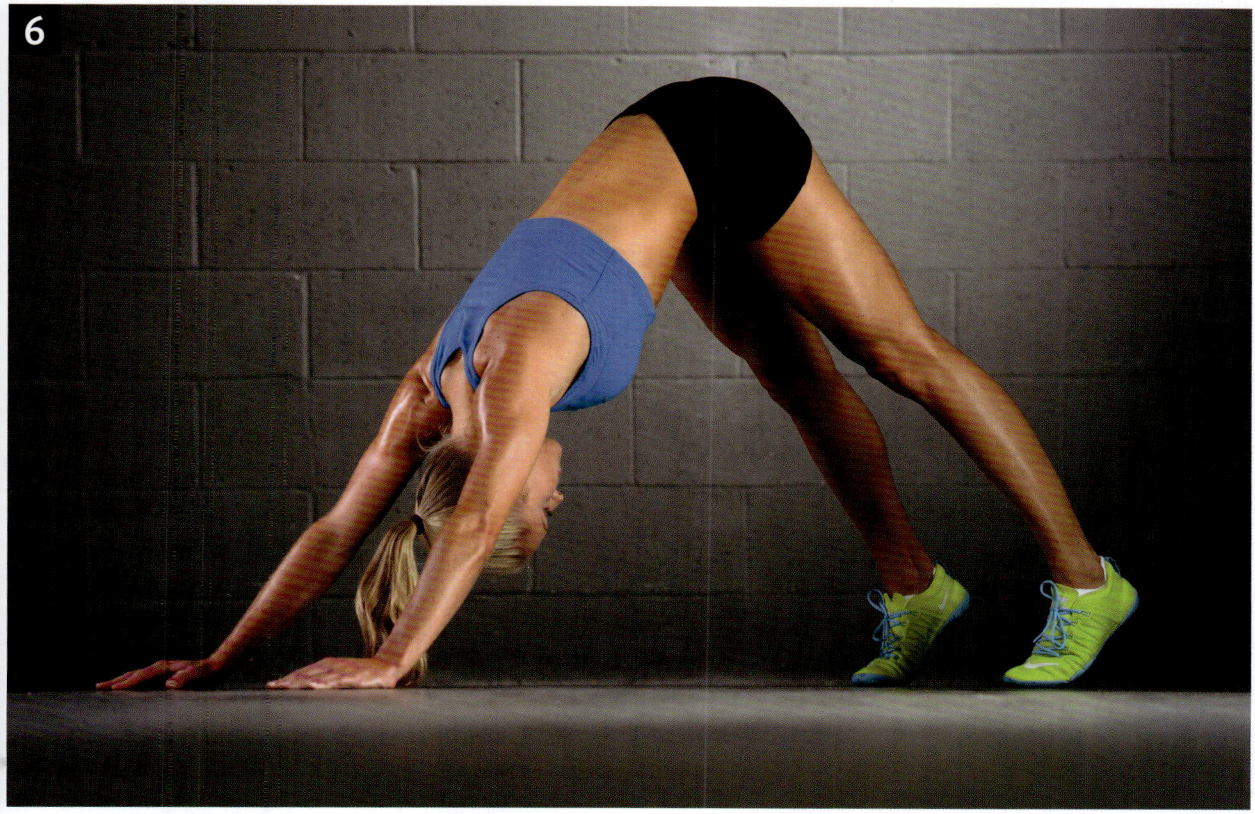

6

À la fin du mouvement, tendez la colonne comme si quelqu'un tirait vos hanches vers l'arrière. Vous le sentirez dans l'arrière de vos cuisses.

POMPES 1-2

Les pompes 1-2 sont un exercice du corps entier qui élève le rythme cardiaque tout en stimulant les abdos, les bras et les jambes. À réaliser le plus vite possible en gardant à l'esprit que la qualité vaut mieux que la quantité.

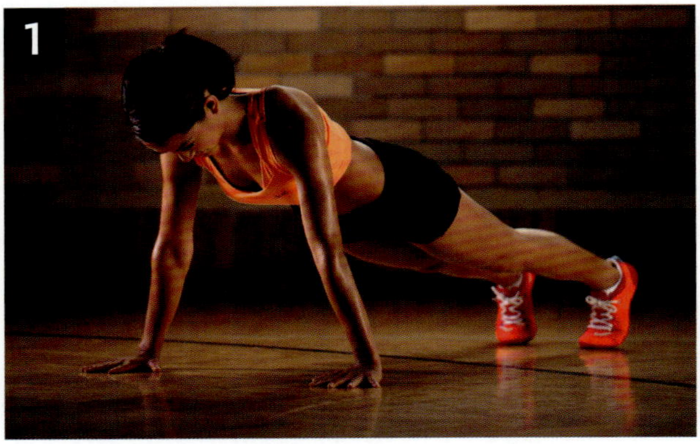

À quatre pattes, les mains écartées plus large que les épaules, tendez les jambes vers l'arrière et montez sur vos orteils: tout le torse se contracte et forme une ligne droite qui se prolonge des orteils à la tête.

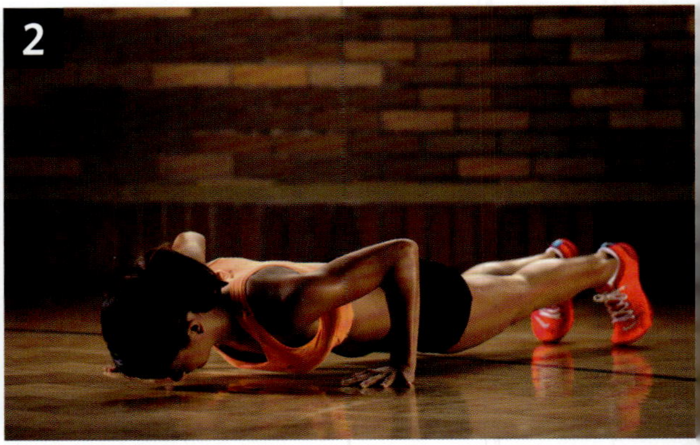

Fléchissez les coudes, la poitrine descend vers le sol. Quand les coudes forment un angle aigu, poussez sur les mains et tendez les bras.

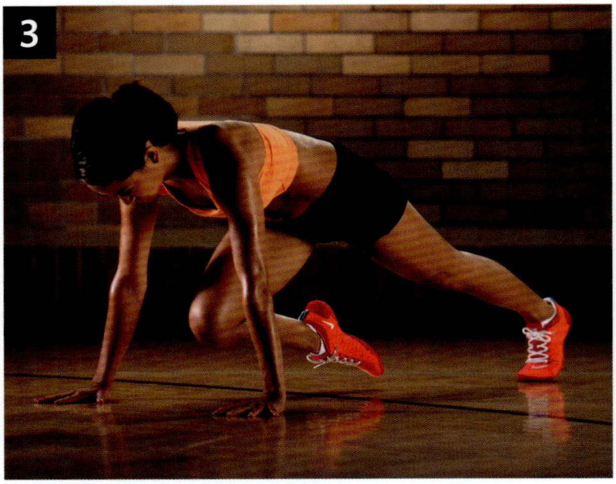

Bras tendus, ramenez votre genou gauche vers votre poitrine sans lever les hanches. Imaginez que votre genou veut passer entre vos coudes.

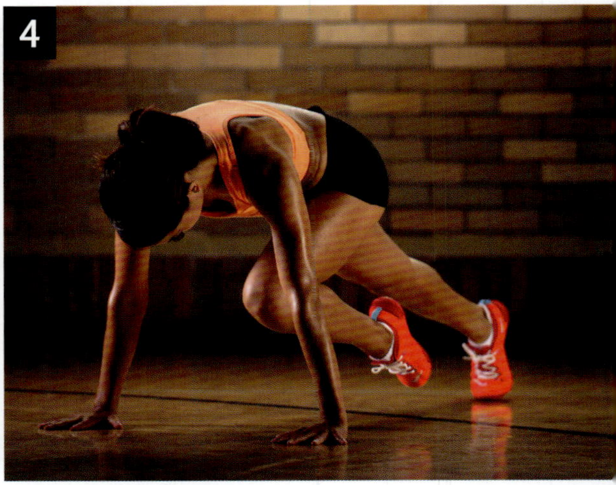

Changez de jambe d'un mouvement vif: le genou gauche s'avance vers la poitrine. Revenez à la position initiale et recommencez.

PONT INVERSÉ

Cet exercice ciblé est pensé pour renforcer les triceps, les muscles sur le dos du bras entre le coude et l'épaule. Les bras qui pendouillent, c'est de l'histoire ancienne.

1

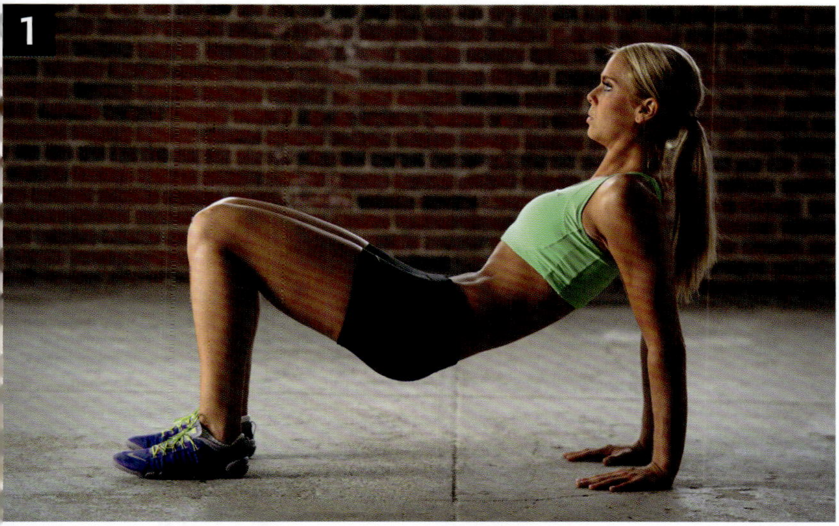

Asseyez-vous par terre, les pieds à plat et les genoux un peu fléchis. Penchez-vous légèrement en arrière et posez les mains par terre derrière les hanches, les doigts pointés vers les orteils. Soulevez les hanches en contractant les muscles de l'abdomen, du dessous des cuisses et des fessiers.

2

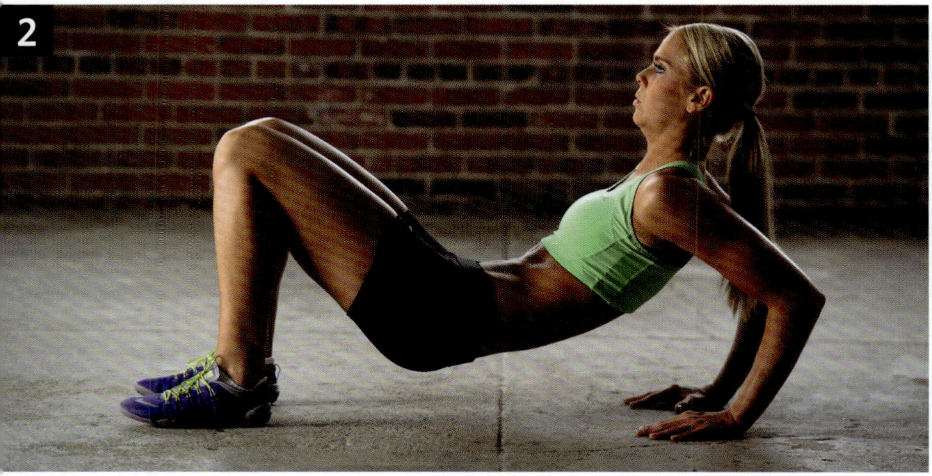

Fléchissez les coudes pour faire descendre vos hanches jusqu'à ce qu'elles se trouvent au-dessus du sol. N'écartez pas les coudes. Baissez les hanches et essayez de rapprocher les coudes. Tendez les bras et ramenez les hanches au point de départ.

LE CHALLENGE

Pour un mouvement plus appuyé, vous pouvez effectuer ce mouvement comme on fait des « dips », en posant les mains sur une surface surélevée, comme un banc.

DANSE DU CRABE

La danse du crabe est une variante du pont inversé qui intègre un mouvement coordonné des bras et des jambes pour stimuler davantage les abdominaux. Cet exercice doit être réalisé avec précision, la maîtrise sera la clé de votre réussite.

1

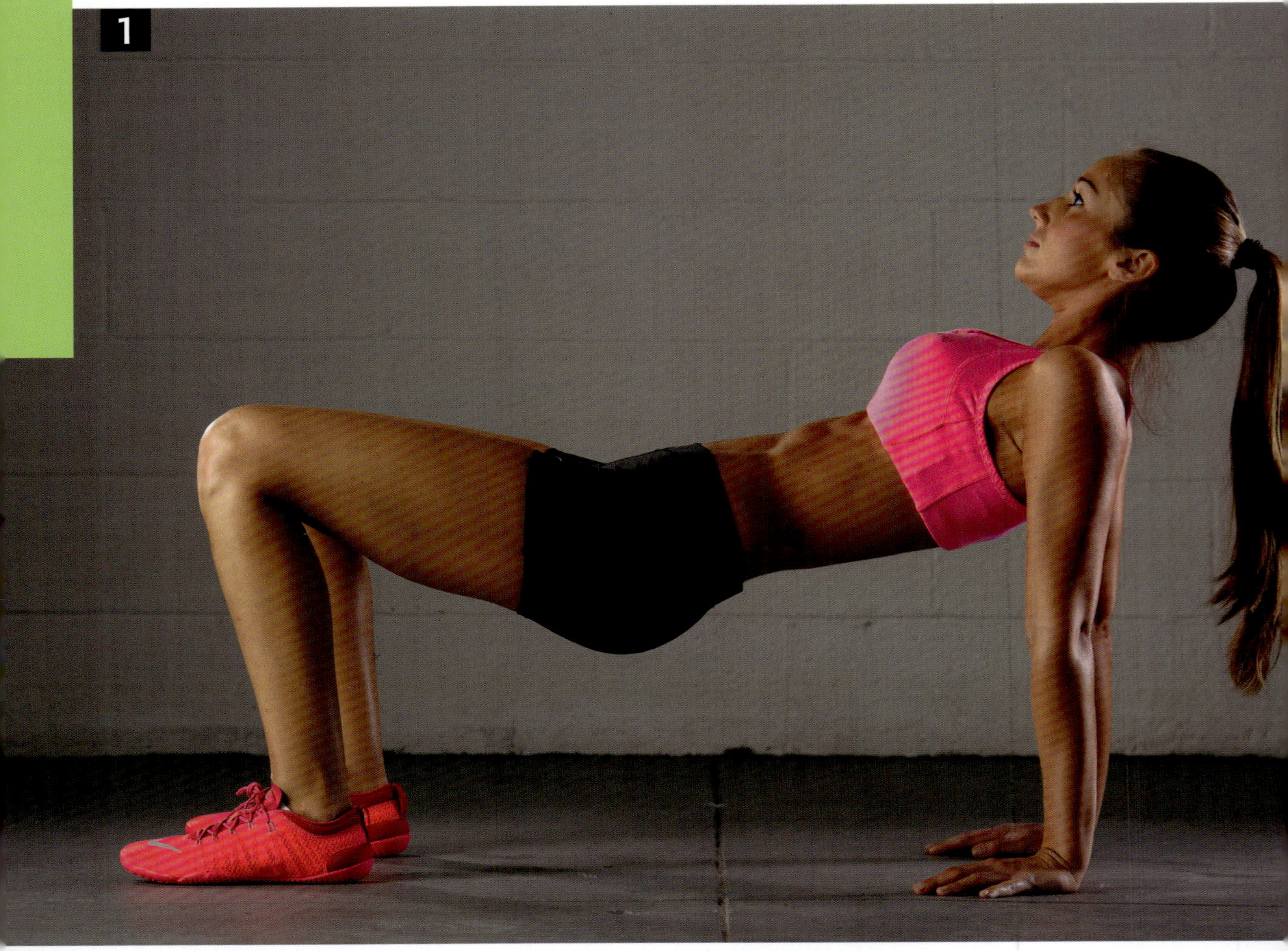

Vous êtes assise par terre, les pieds bien à plat devant vous, le dos légèrement en arrière et les mains au sol juste derrière les hanches, les doigts pointant vers les orteils. Soulevez vos hanches : votre poids se répartit entre vos mains et vos pieds. Tenez la position et contractez les fessiers.

2

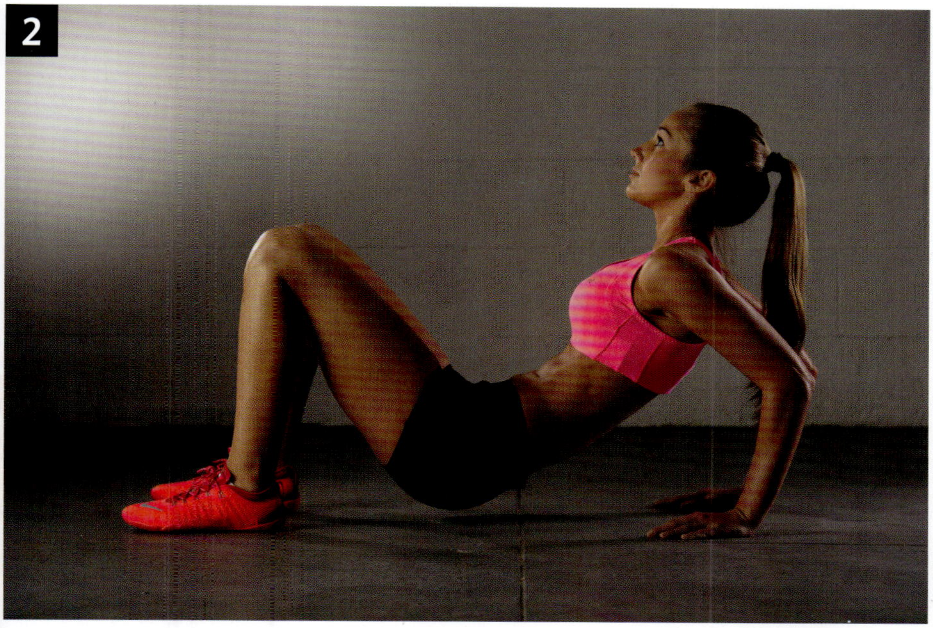

Fléchissez les coudes : vos hanches redescendent tout près du sol.

3

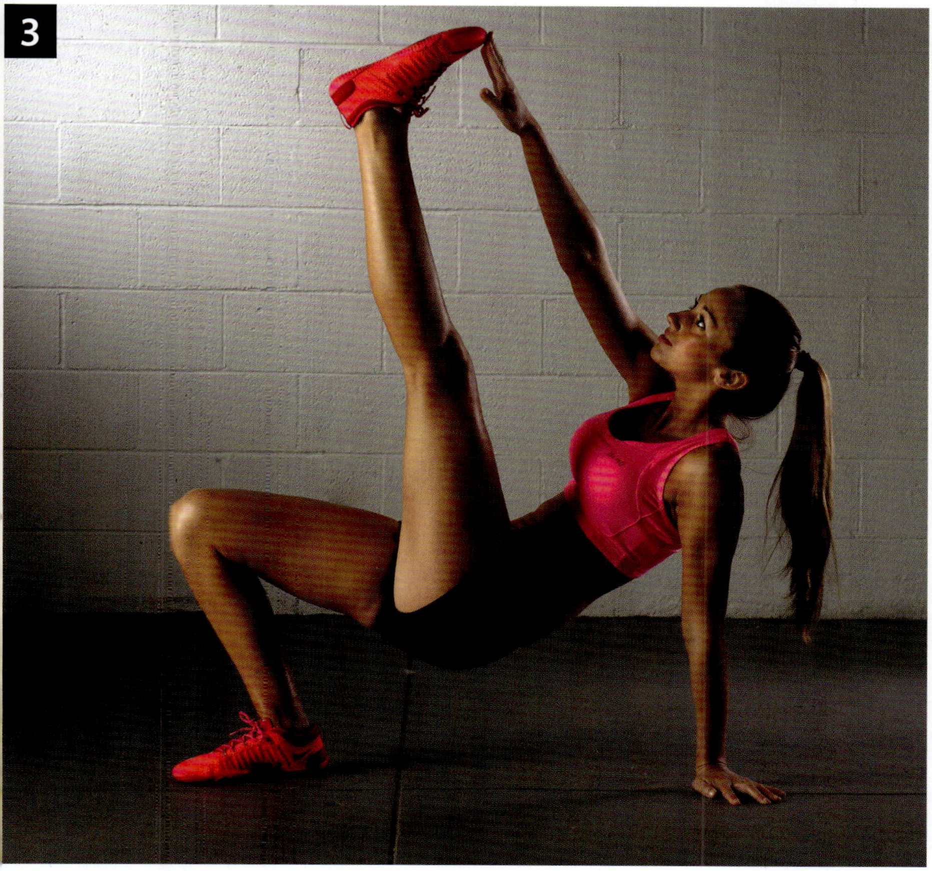

Poussez sur les mains, tendez les bras et redressez les hanches. Levez la main gauche et la jambe droite afin de toucher vos orteils. Revenez à la position initiale et faites de même avec l'autre jambe.

REACH

Le reach est un exercice combiné qui cible les zones-clés de votre corps tout en stimulant votre équilibre. Encore une fois, prenez le temps de bien maîtriser le mouvement.

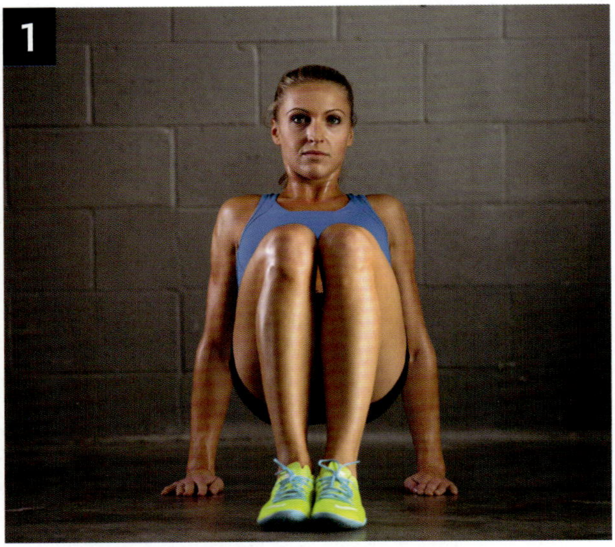

Vous êtes assise par terre, les pieds bien à plat devant vous, le dos légèrement en arrière et les mains au sol juste derrière les hanches, les doigts pointant vers les orteils. Soulevez vos hanches : votre poids se répartit entre vos mains et vos pieds.

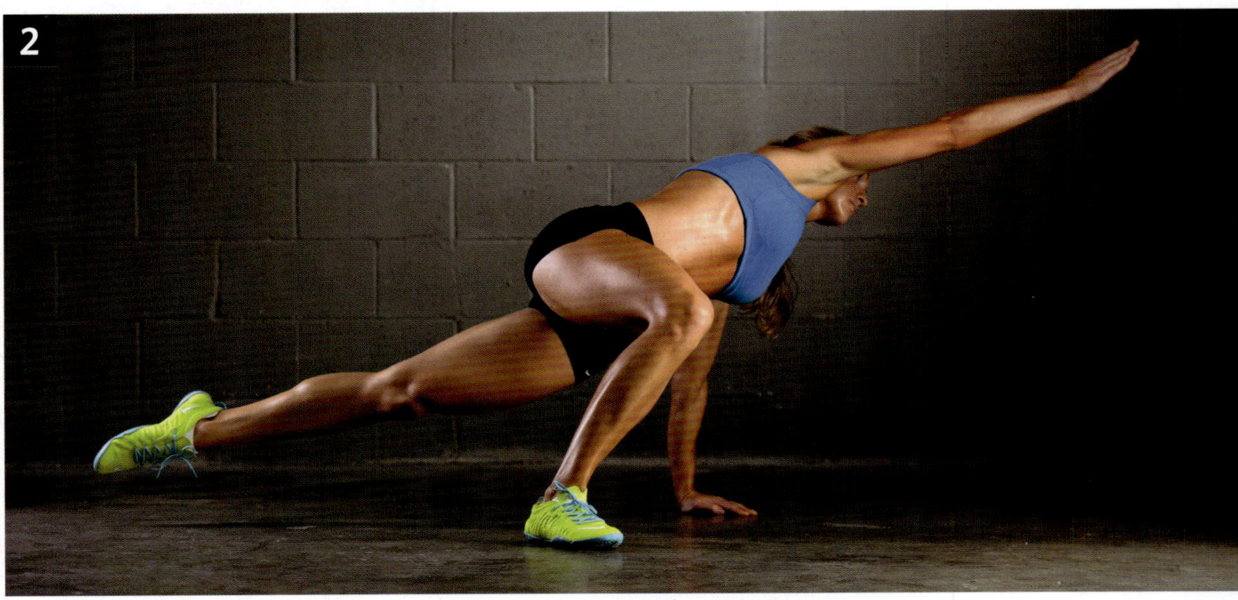

Faites passer la jambe gauche derrière la droite tout en soulevant la main droite. Allez chercher le plus loin possible à droite avec la jambe gauche et à gauche avec la main droite. Tenez la pose une seconde.

3

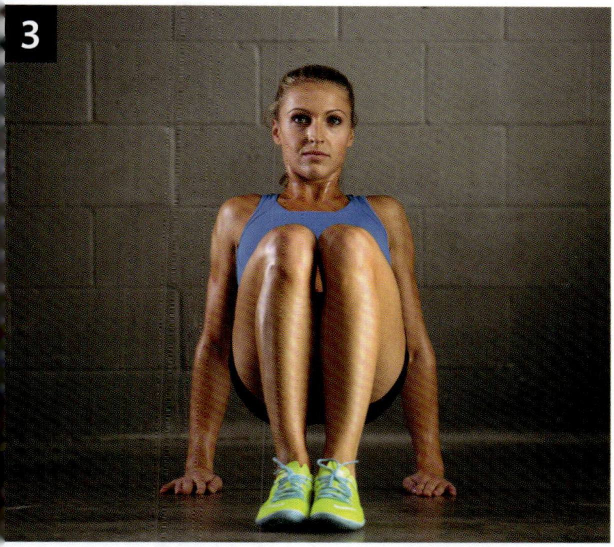

Ramenez le pied gauche et la main droite au sol pour retrouver la position de départ.

4

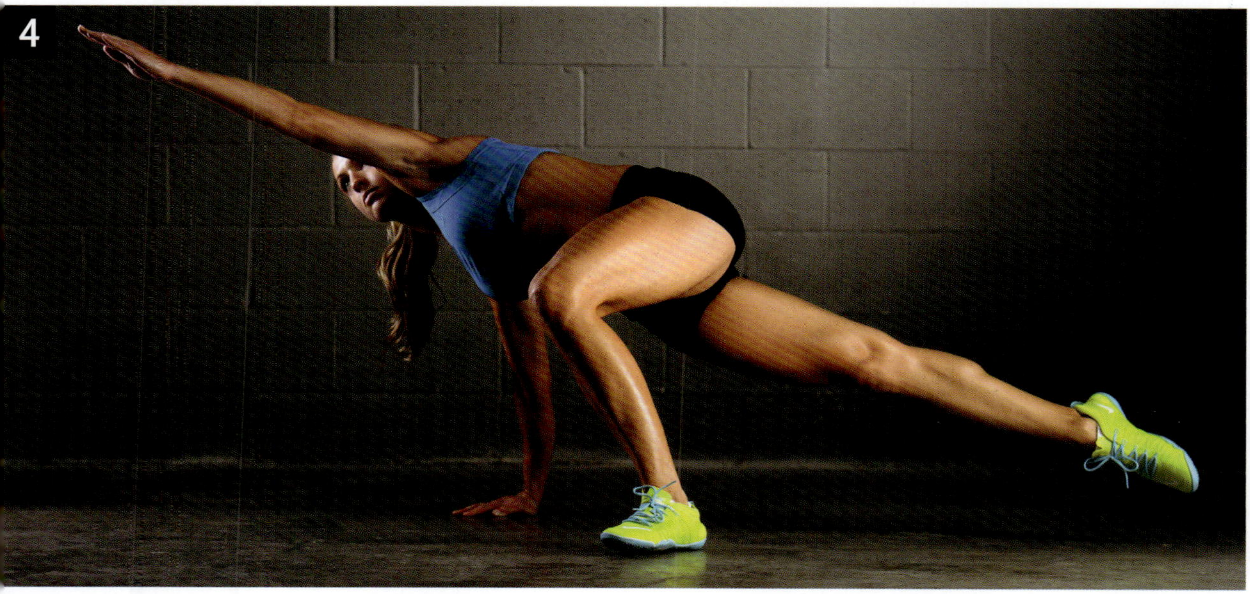

Procédez de la même manière, à l'opposé, avec la jambe droite et la main gauche. Puis recommencez, en alternant les côtés. Vos hanches restent surélevées, vos abdominaux et vos fessiers contractés.

BALL PRESS

Le ball press combine une posture ciblée et une mini-pompe qui stimulera vos quadriceps, cuisses, mollets et fessiers tout en sculptant vos épaules, votre dos et vos bras. De la vitesse, de la précision et de l'explosivité.

1

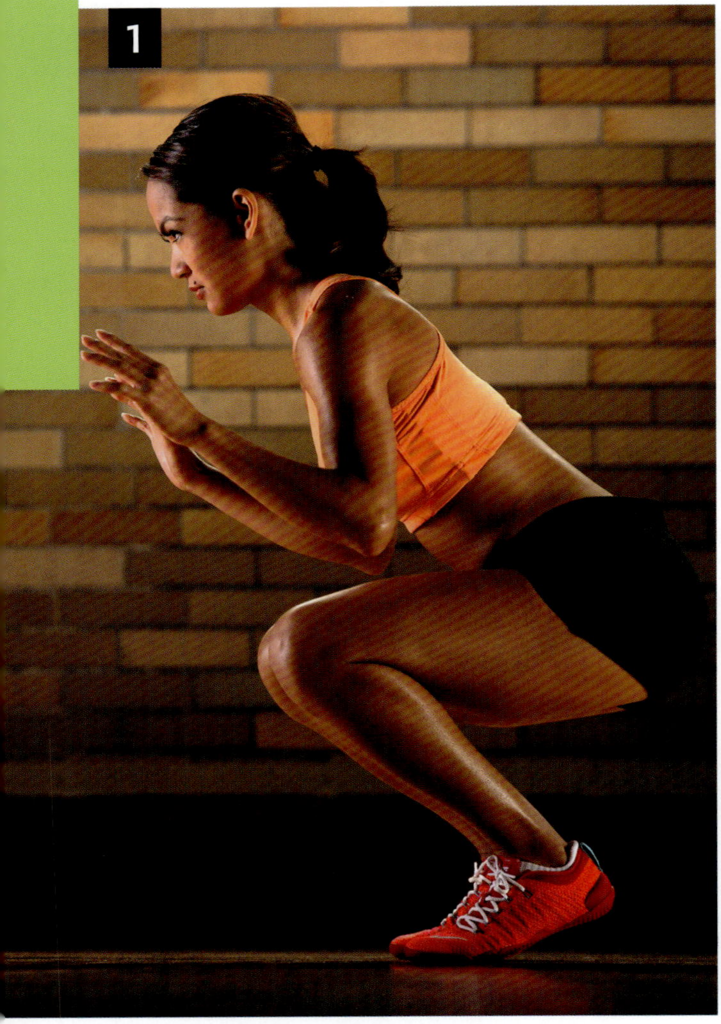

Démarrez debout, les pieds écartés à largeur de hanches, puis accroupissez-vous en levant le talon : votre poids pèse sur le devant du pied. Coudes fléchis, levez les mains devant votre poitrine.

2

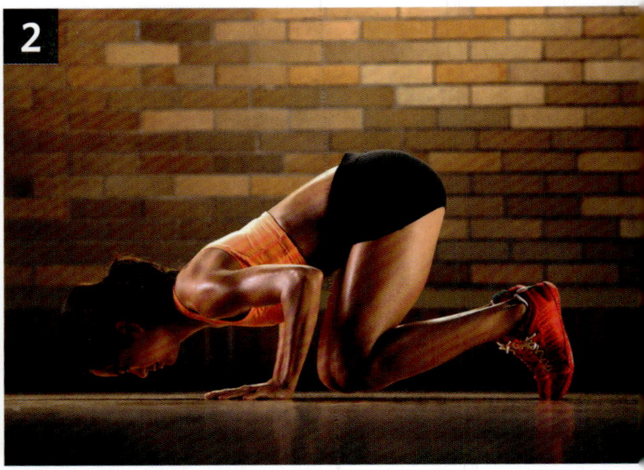

Laissez-vous tomber en avant en vous rattrapant avec les mains, et baissez-vous comme pour faire une mini-pompe.

3

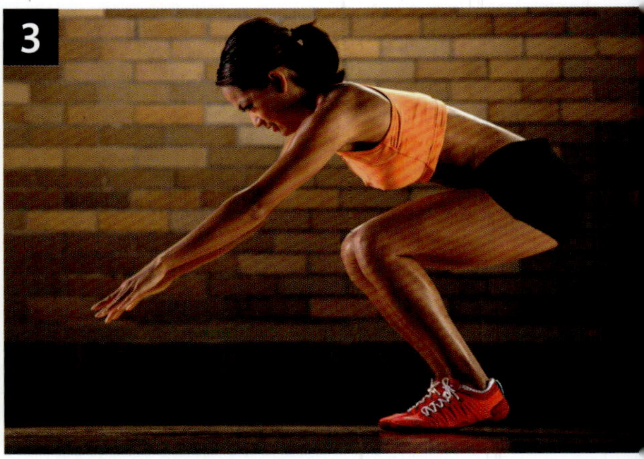

Tendez les bras d'un coup sec pour vous projeter vers l'arrière et vous retrouver de nouveau appuyée sur l'avant du pied, en restant toujours dans la même position ramassée.

SPHINX

Appelé ainsi en référence au monument égyptien, cet exercice se trouve à mi-chemin entre la planche sur les coudes et la pompe. Il stimule les pectoraux, les triceps, le dos, les abdominaux et les hanches. N'oubliez pas de contracter les abdos pour protéger les lombaires et rester stable.

L'ASTUCE DU COACH

Si c'est trop difficile pour vous de tendre les deux bras au même moment, tendez-les un par un. Droite gauche tendus, droite gauche fléchis, puis gauche droite tendus, gauche droite fléchis, etc.

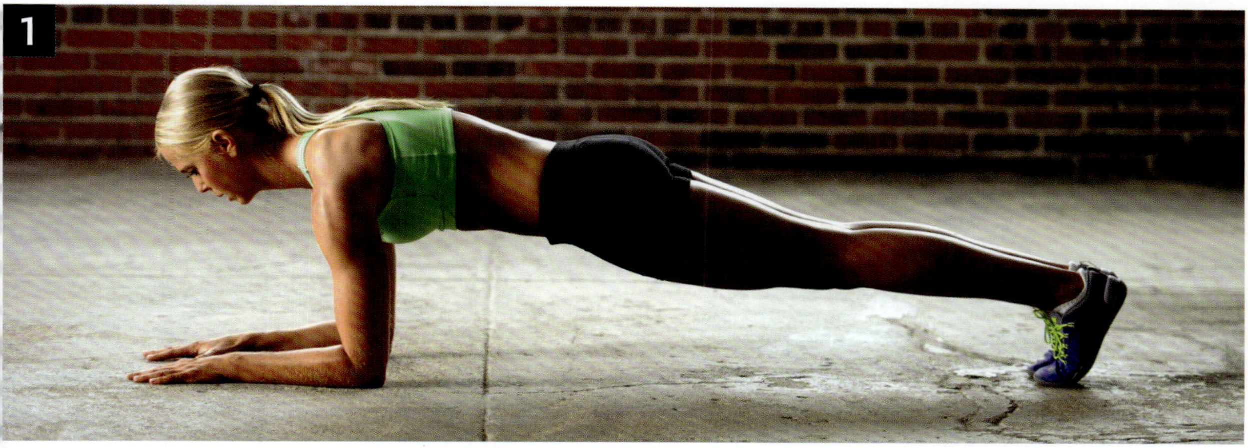

1

Faites la planche sur les coudes. Le poids de votre corps est bien réparti entre vos avant-bras et vos orteils. Vos mains sont posées à plat, paumes faces au sol. Votre corps forme une ligne droite de la tête aux talons, vos abdos sont contractés.

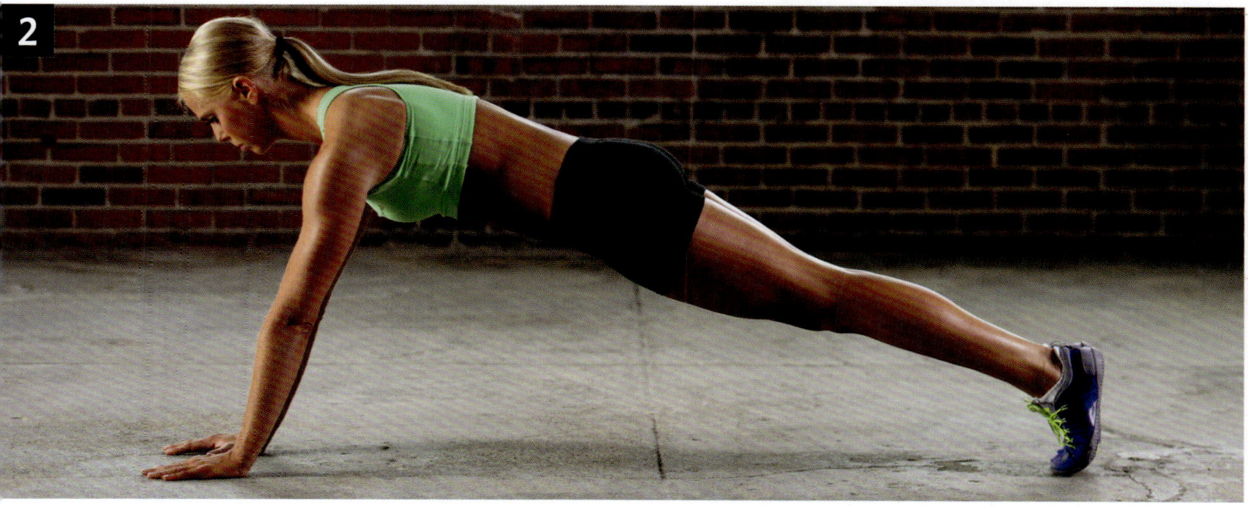

2

Poussez sur vos mains, votre corps s'élève, jusqu'à ce que vos bras soient tendus. Lentement, redescendez sur les coudes. Recommencez.

SPIDERMAN

Cette variante de la pompe s'inspire de l'agile superhéros éponyme. Elle assouplira vos hanches et renforcera votre ceinture abdominale.

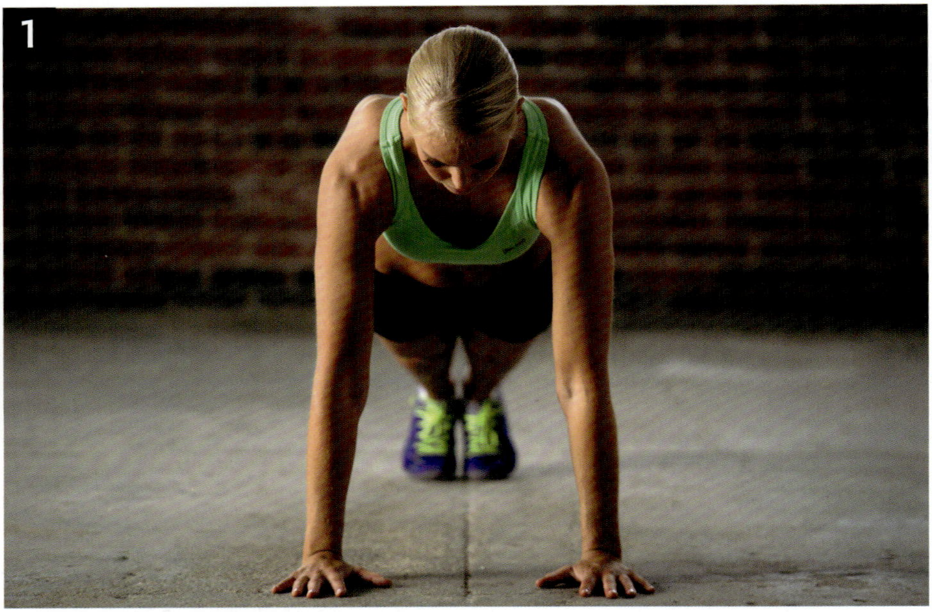

Prenez la position de départ d'une pompe, mains légèrement plus écartées que les épaules, bras tendus, corps bien droit et poids équilibré entre les bras et les orteils.

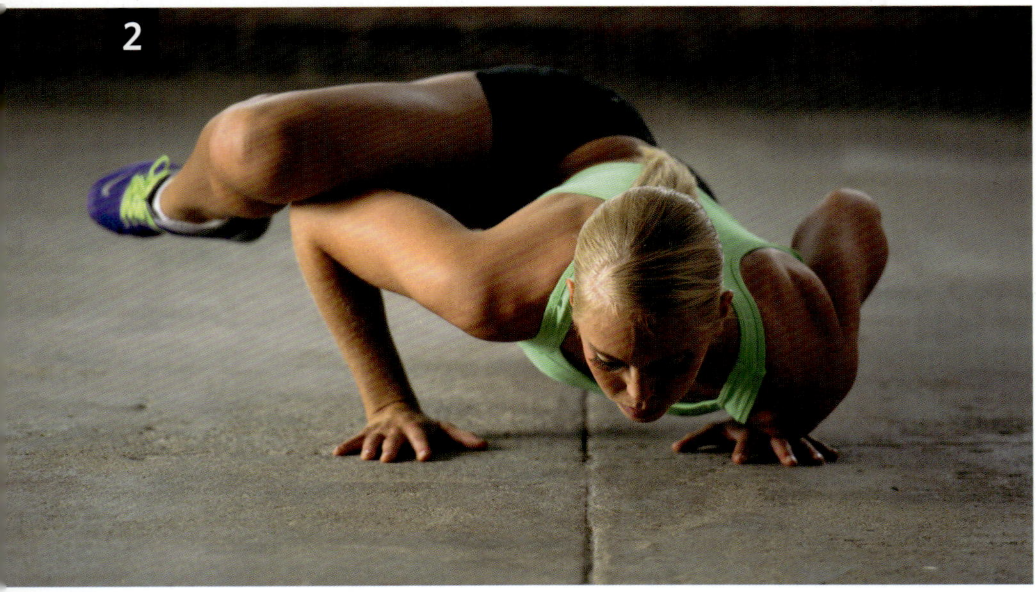

Fléchissez les coudes, votre poitrine se rapproche du sol, tandis que votre pied droit se soulève du sol. La jambe droite se décale sur le côté, et votre genou droit remonte vers votre épaule droite, par-dessus le coude.

Le pied droit retourne en position de départ, et vous remontez sur vos bras tendus. Recommencez avec le pied gauche.

SHOULDER PRESS JACK

Cette variante du jumping jack fait travailler le muscle grand dorsal, le plus grand muscle du dos. Ces muscles doivent rester contractés. Ce mouvement s'effectue de manière explosive et booste le rythme cardiaque.

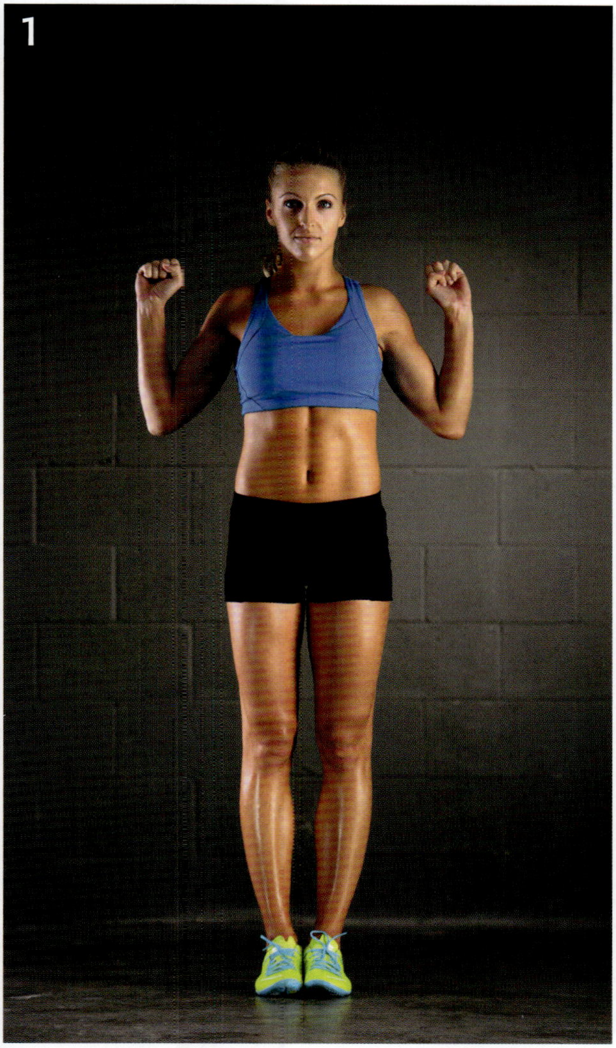

Debout, les pieds joints et les bras fléchis, les coudes le long du corps, serrez les poings et essayez de contracter ces fameux muscles du dos. Contractez aussi les abdominaux et restez souple sur les genoux.

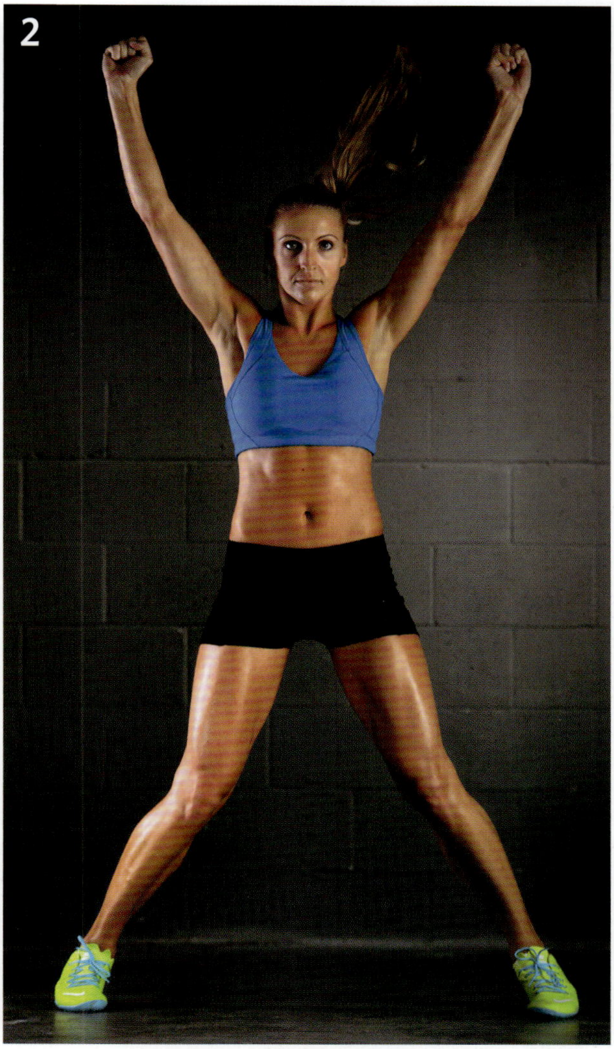

Sautez sur place en écartant les pieds et en donnant avec chaque bras un grand coup de poing vers le ciel. Sautez de nouveau pour revenir à la position de départ (pieds joints, coudes fléchis le long du corps), sans oublier de serrer le muscle grand dorsal.

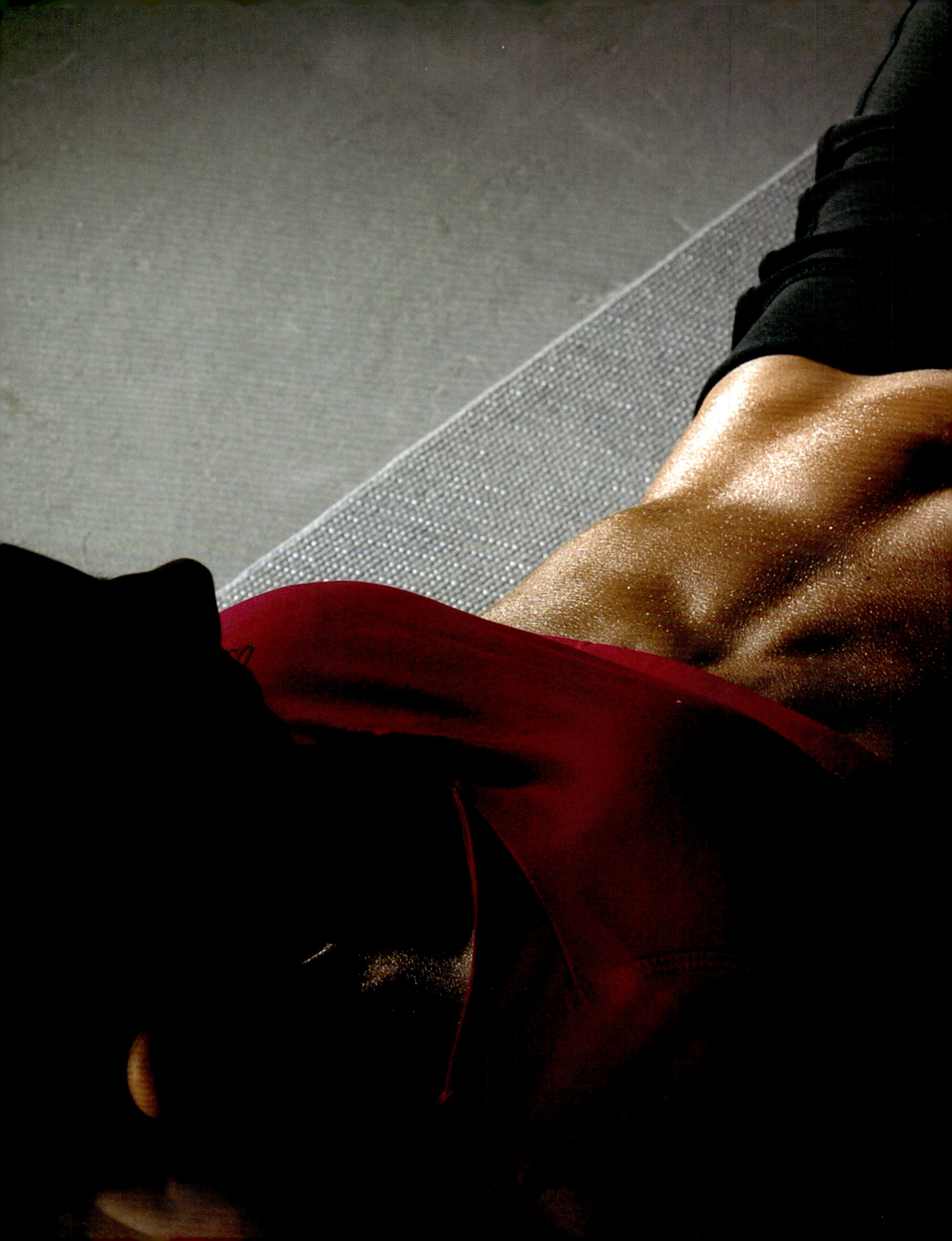

08
EXERCICES VENTRE PLAT

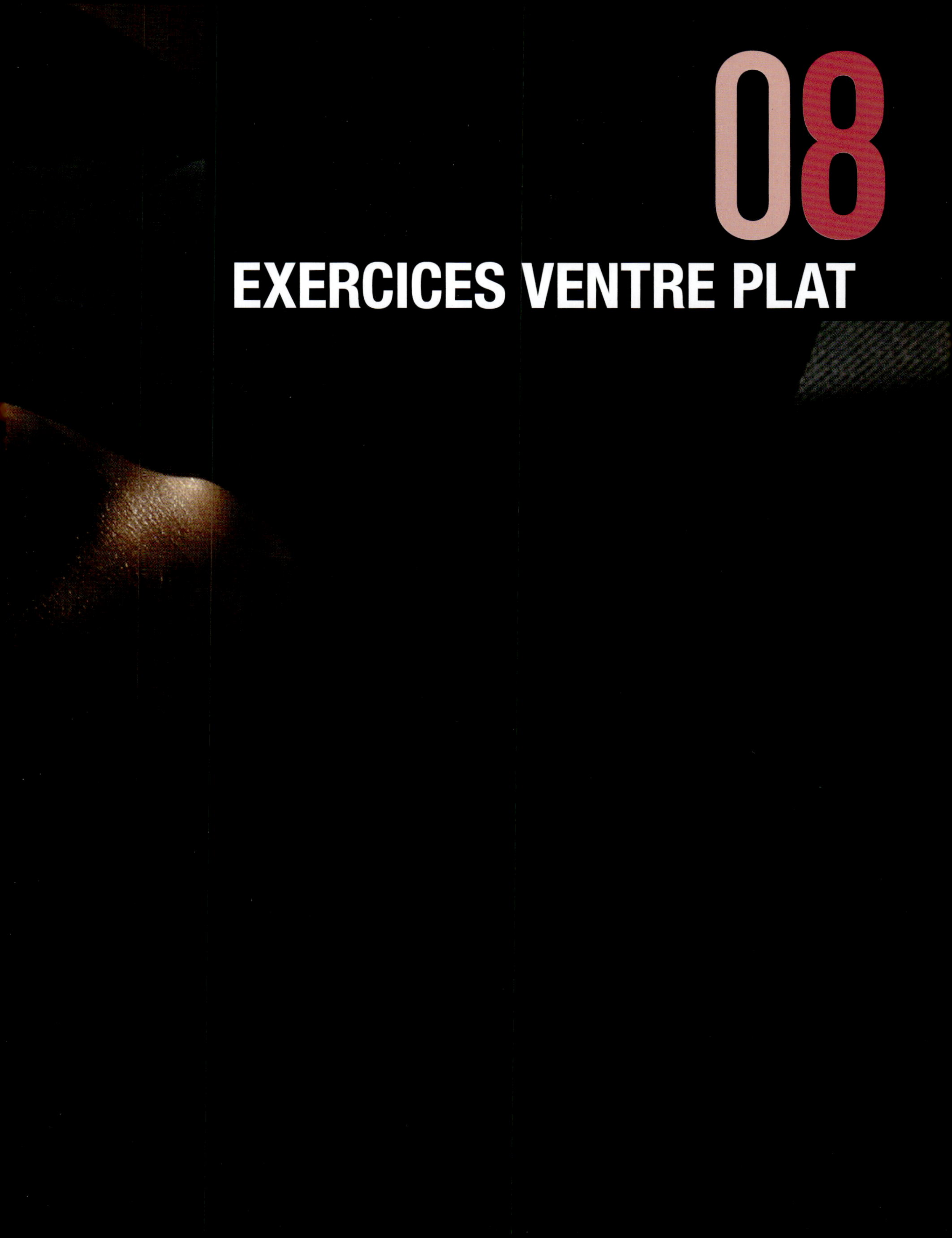

PLANCHE

Cet exercice qui paraît simple à première vue est le secret pour des abdos durs comme du bois. La planche muscle le transverse, qui contribue à la stabilisation de la colonne et tire le ventre vers l'intérieur. Elle fortifie toute la ceinture abdominale, mais aussi épaules et fessiers.

LE CHALLENGE

Variante de planche de guerrier.

Levez une jambe : Levez une jambe et tendez-la vers le haut. Les hanches restent parallèles au sol, sans pivoter.

Levez un bras : Tendez un bras tout droit devant vous.

Utilisez un ballon d'exercice : vos avant-bras sont posés sur le ballon tandis que vos orteils restent immobiles au sol.

Posez vos avant-bras à terre et étendez vos jambes en arrière de sorte que le poids de votre corps soit réparti entre les orteils et les avant-bras. Les coudes alignés avec les épaules, le corps en ligne droite des talons à la tête, vos yeux regardent vos mains.

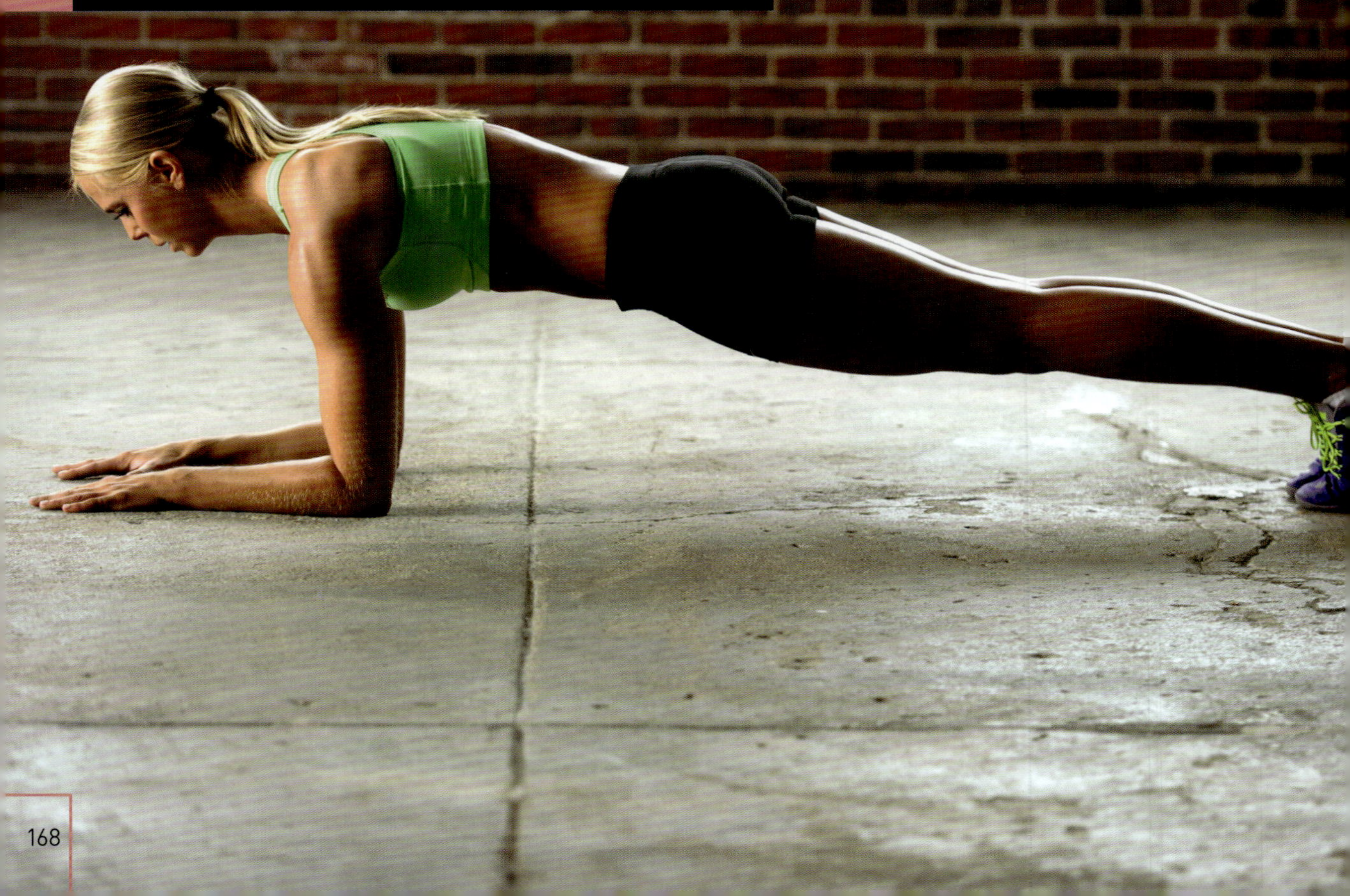

PLIÉ LATÉRAL AU SOL

Avec ce mouvement, dites adieu à vos poignées d'amour. Le plié latéral retend et raffermit les obliques internes et externes, modèle votre ceinture abdominale qui se redéfinit avec finesse et sensualité.

L'ASTUCE DU COACH

Vous ne devez pas voir vos bras, même du coin de l'œil pendant cet exercice. Si vous les voyez, vous procédez sans doute à une rotation plutôt qu'à un squat.

1

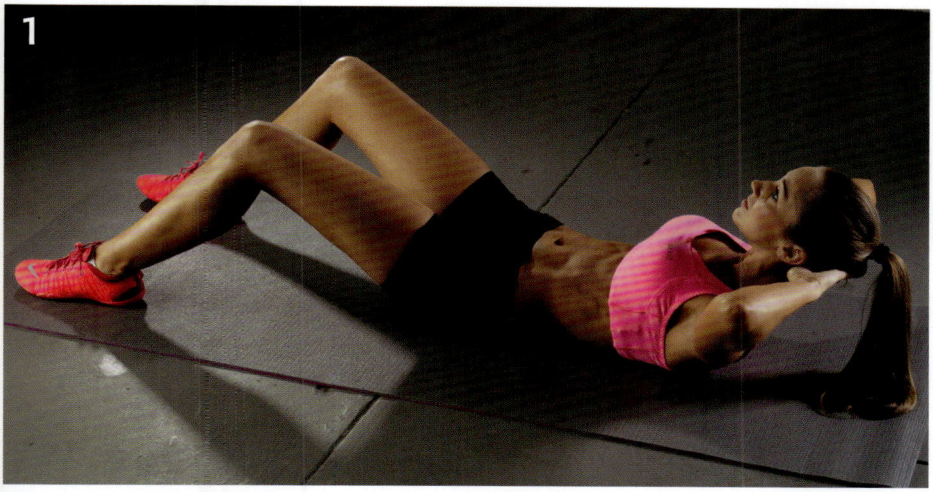

Allongée sur le dos, genoux fléchis et pieds au sol, posez les mains derrière la tête. Les doigts entrelacés et les coudes bien à l'extérieur, soulevez la tête à l'aide des mains.

2

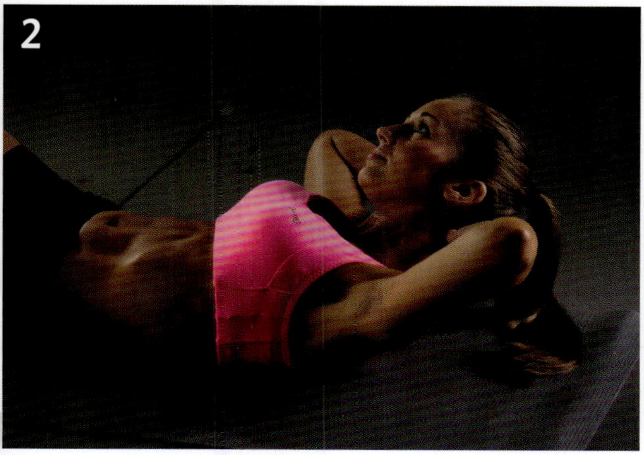

Expirez en dirigeant le coude droit vers la hanche droite, le plus bas possible.

3

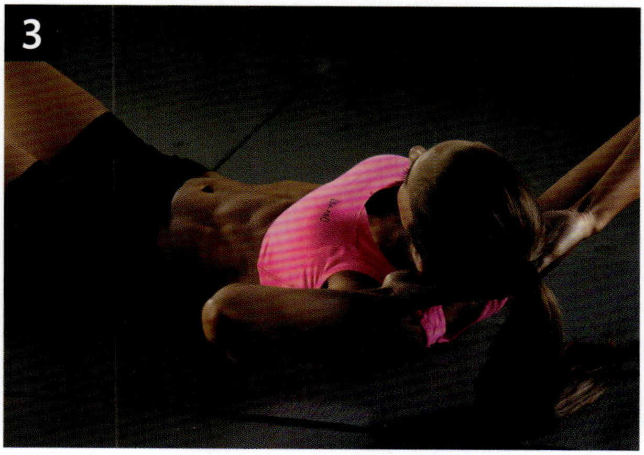

Inspirez et revenez en position de départ. Procédez de la même manière à gauche, et recommencez.

CRUNCH BICYCLETTE

Le crunch bicyclette est l'exercice parfait pour fortifier les abdos et tonifier les cuisses. Le mouvement de vos jambes mime le mouvement que l'on fait quand on pédale.

LE CHALLENGE

Pour augmenter la difficulté, soulevez les pieds du sol. Encore plus difficile : soulevez et tendez les jambes.

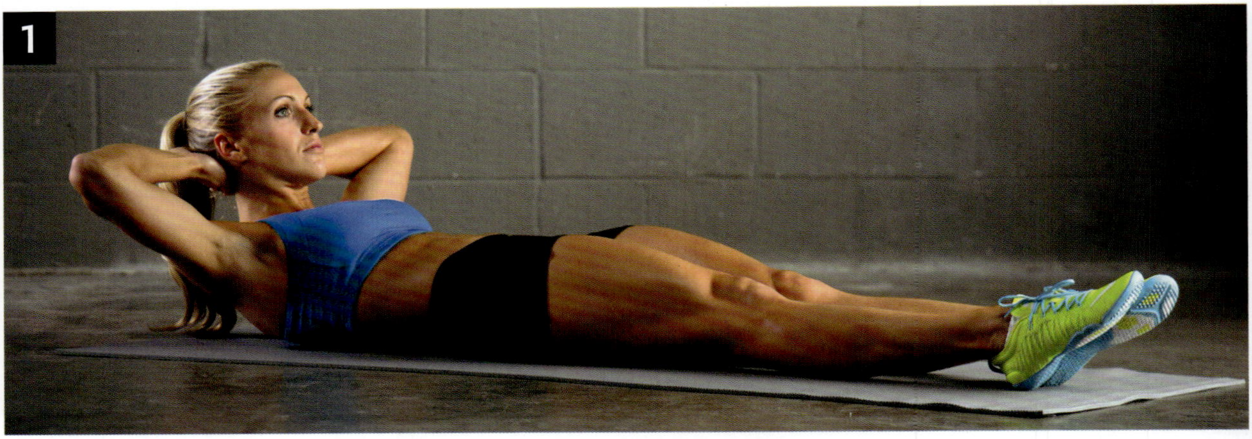

Allongée sur le dos, posez les mains derrière la tête. Les doigts entrelacés et les coudes bien à l'extérieur, soulevez les omoplates en activant les abdominaux. Ne forcez pas sur le cou.

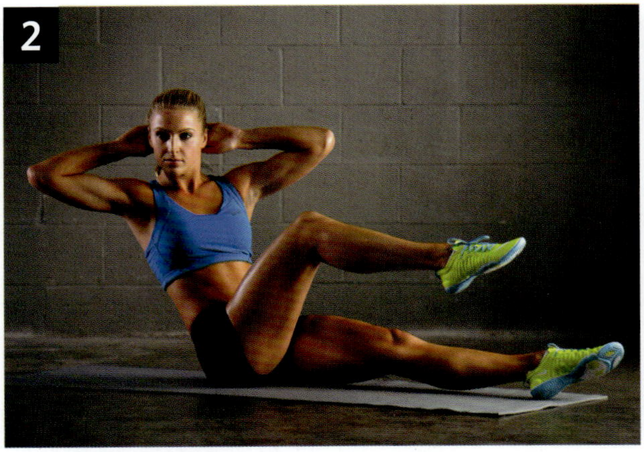

Ramenez le genou droit vers la poitrine jusqu'à ce qu'il soit fléchi à 90 degrés, tout en effectuant une rotation du buste pour diriger l'épaule gauche vers le genou droit.

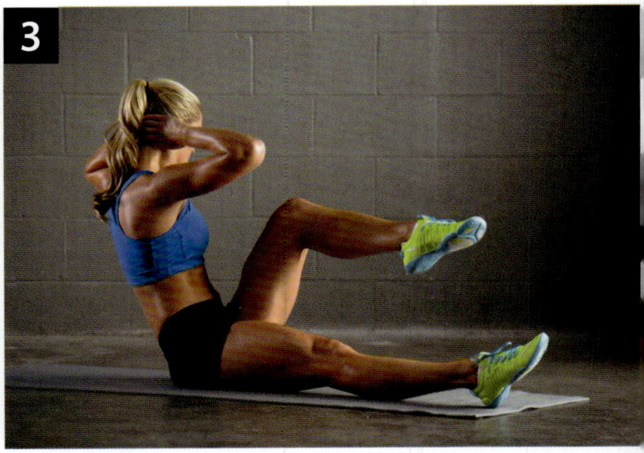

Changez de côté en tendant la jambe droite tout en fléchissant la gauche à angle droit et en faisant pivoter le buste dans l'autre sens (épaule droite vers genou gauche). Recommencez, un côté puis l'autre.

ROTATION RUSSE

Cet exercice classique cible les obliques, mais fait aussi appel aux muscles du dos pour stabiliser et soutenir votre colonne vertébrale.

ATTENTION
Ne faites pas cet exercice si vous avez des douleurs ou des blessures dans le bas du dos. Choisissez le crunch bicyclette à la place.

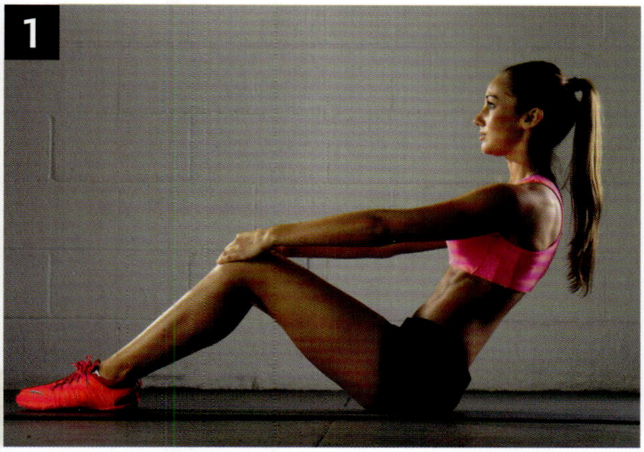

Assise par terre, talons au sol à 30 cm devant environ, vous attrapez vos genoux et tendez les bras en vous penchant en arrière sans faire le dos rond : la colonne doit rester droite tout au long de l'exercice.

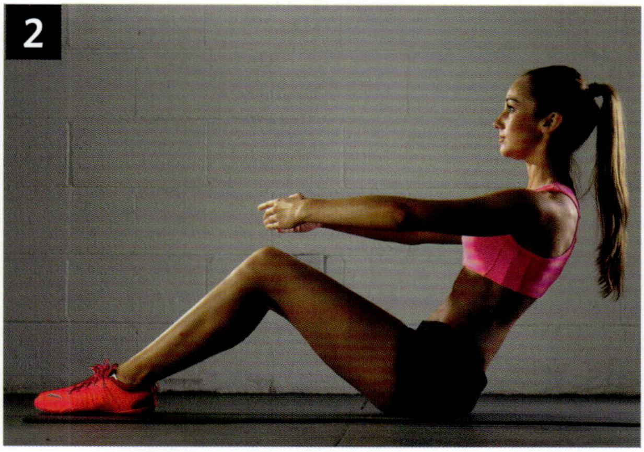

Levez les bras au-dessus des genoux, qu'ils se hissent face à la cage thoracique et restent légèrement arrondis, comme si vous teniez un gros ballon contre vous.

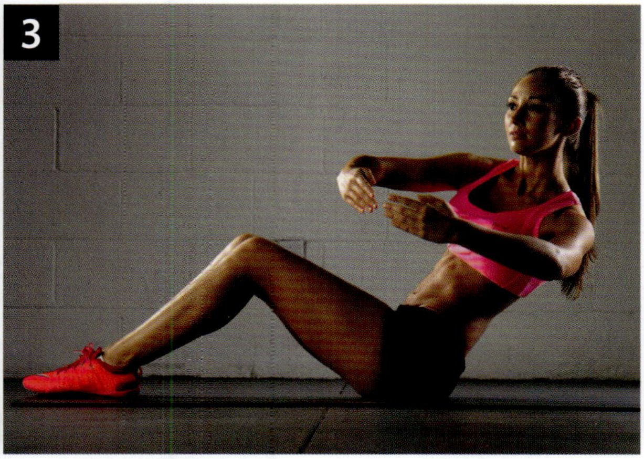

Rentrez le nombril et pivotez vers la gauche. Le geste est petit et précis ; vos bras ne se balancent pas. Si vous avez mal dans le bas du dos, pivotez moins loin.

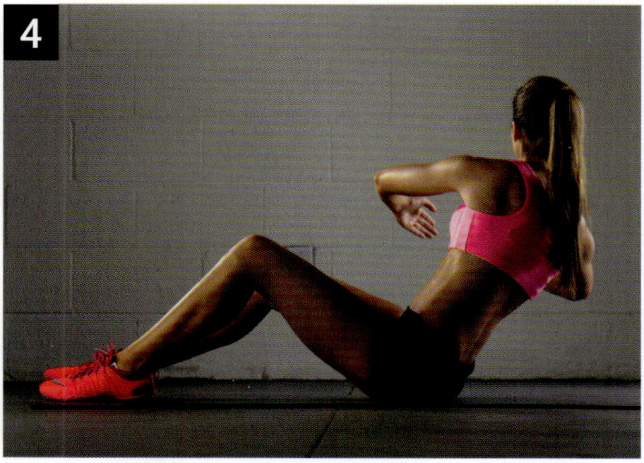

Inspirez en revenant dans l'axe, puis pivotez à droite. Recommencez, les abdominaux toujours contractés et la colonne bien droite.

LEGS UP

Le levé de jambes est un fondamental des salles de gym. Il cible simplement et efficacement les abdos du bas et les fléchisseurs des hanches.

ATTENTION
Si vous avez mal au dos au moment où vous baissez les jambes, c'est que vous les emmenez trop bas. Le poids de vos jambes devient trop difficile à porter pour le buste. Ajustez l'angle en conséquence.

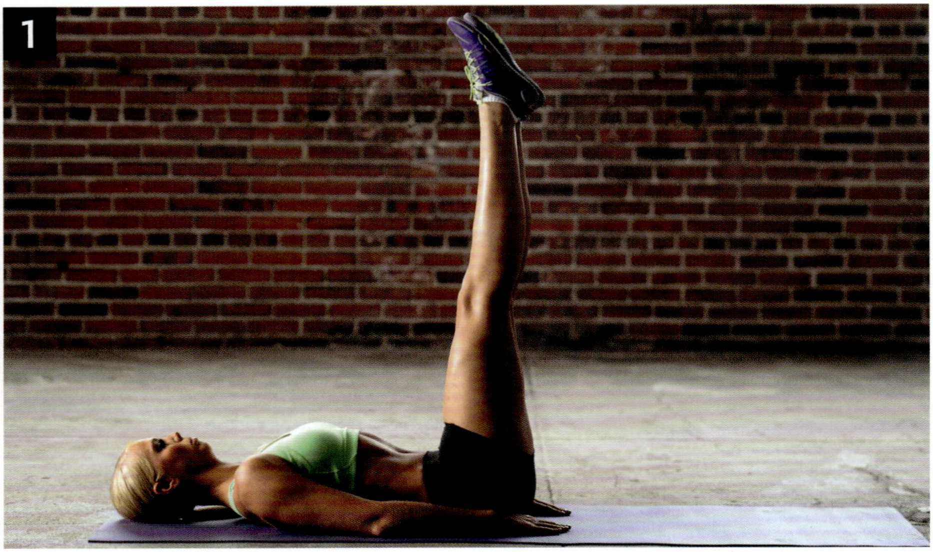

Allongée sur le dos, placez vos mains paumes vers le bas sous les fesses. Serrez les jambes et soulevez-les lentement jusqu'à ce qu'elles forment un angle droit avec le sol, en les gardant bien tendues. Tenez la pose une seconde.

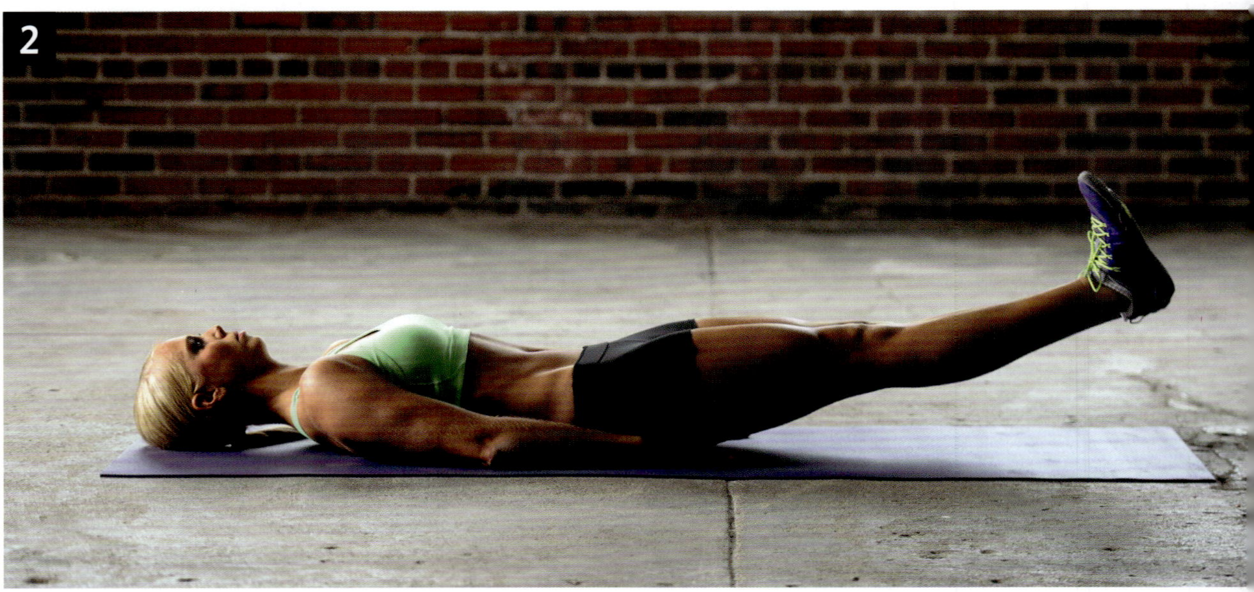

Les jambes toujours tendues, baissez lentement les pieds jusqu'à ce qu'ils soient à 2,5 cm du sol.

ABDOS IN & OUT

Ce mouvement consiste à partir en position de planche pour ramener ses genoux serrés contre la poitrine avec rapidité. Cuisses, hanches et stabilisateurs sont mis à rude épreuve.

1

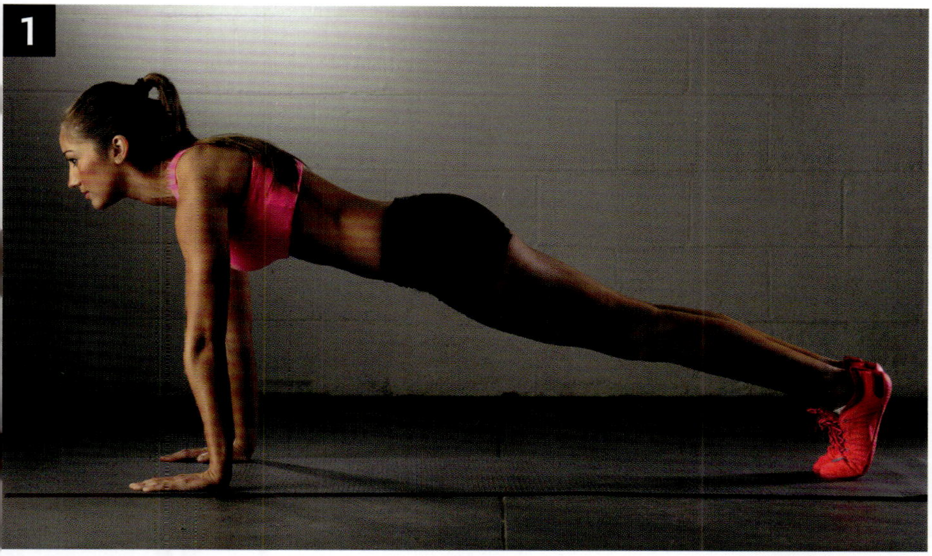

Posez les mains à plat sur le sol, un peu plus écartées que les épaules. Dressé sur les orteils, les abdos contractés, le corps forme une ligne droite des talons à la tête. Serrez les fessiers pour protéger les lombaires.

2

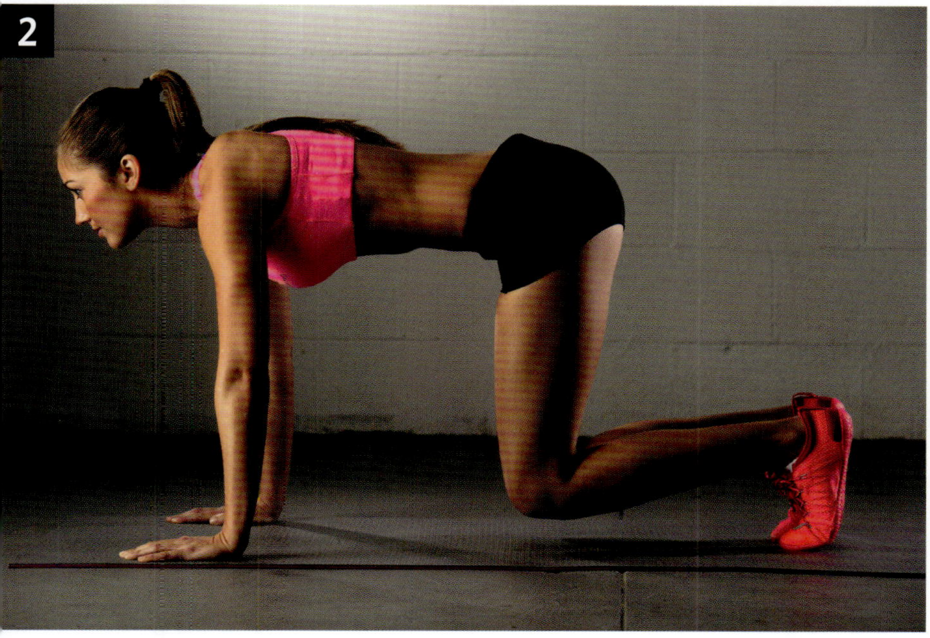

Sautez en ramenant les genoux vers les bras, et atterrissez avec les jambes fléchies à 90 degrés. Les genoux ne vont pas plus loin que les hanches.

Sautez de nouveau pour retrouver la position initiale, en contractant les abdos pour plus de stabilité.

RAMEUR AU SOL

Travaillez votre équilibre et mettez le feu à vos fléchisseurs de la hanche avec cet exercice dynamique inspiré par le mouvement des champions d'aviron.

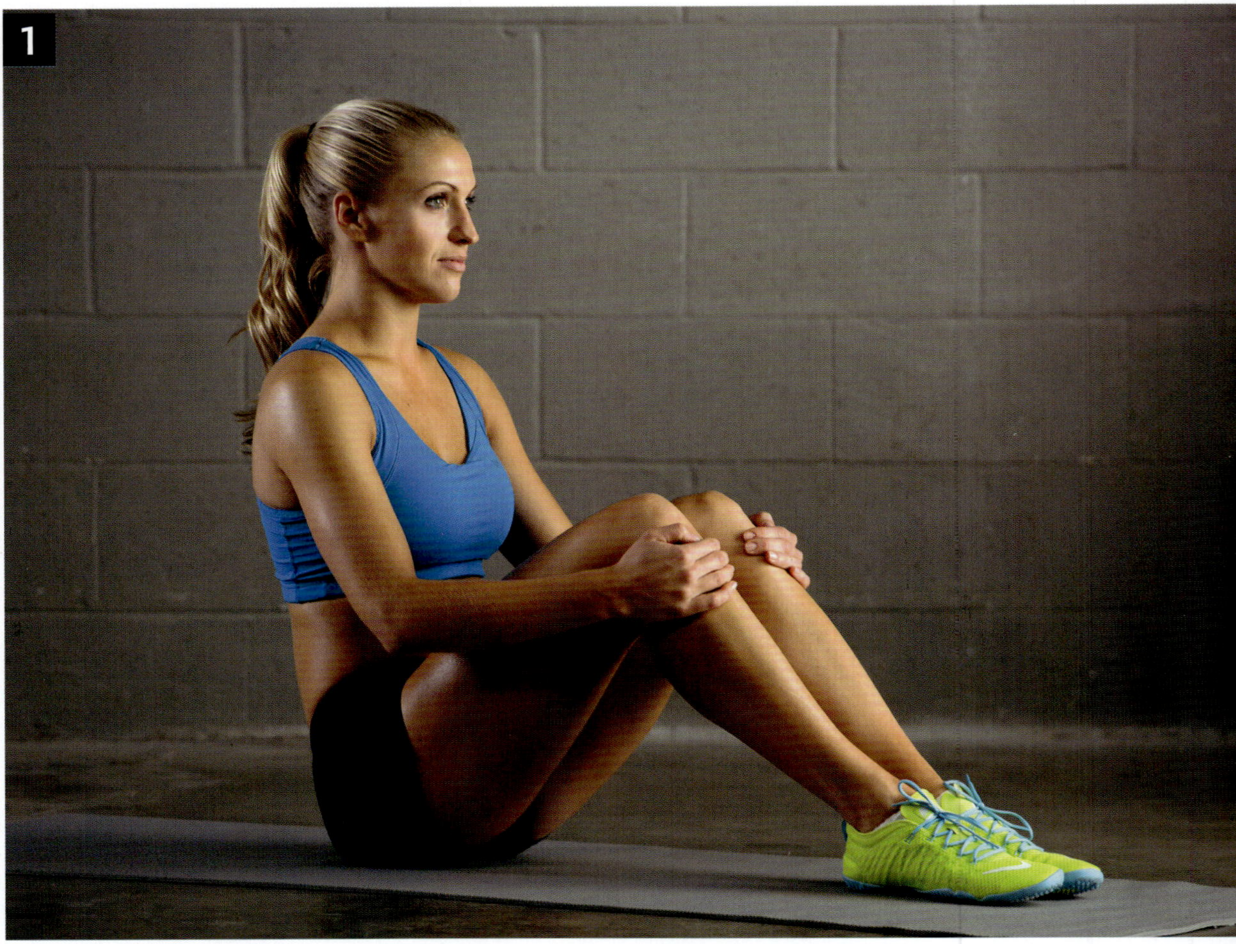

Assise par terre les pieds à plat et le dos légèrement penché en arrière, prenez dans vos mains le haut de vos tibias.

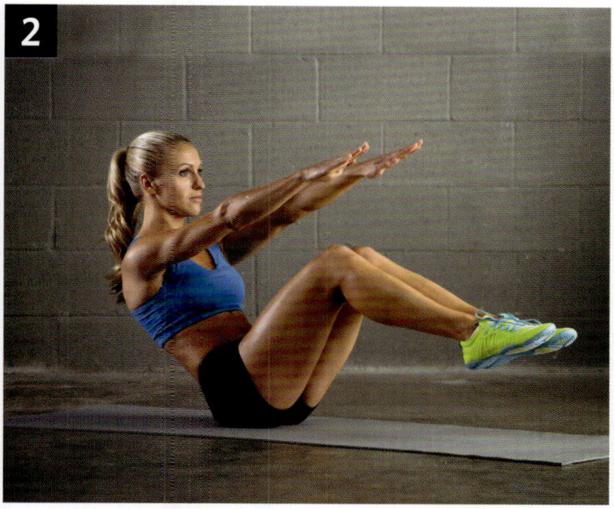

Levez les pieds et trouvez le point d'équilibre en vous aidant des abdos. Puis tendez les bras droit devant et rentrez le nombril. La colonne reste bien droite.

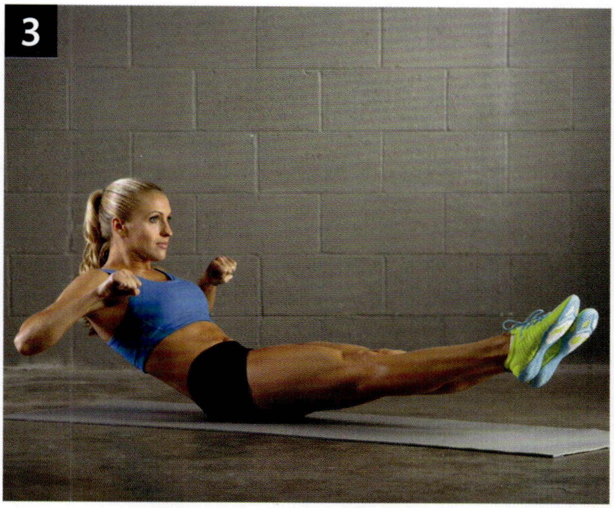

Fléchissez les coudes en les ramenant en arrière dans un mouvement de rameur tout en tendant les jambes. Serrez les omoplates et les cuisses.

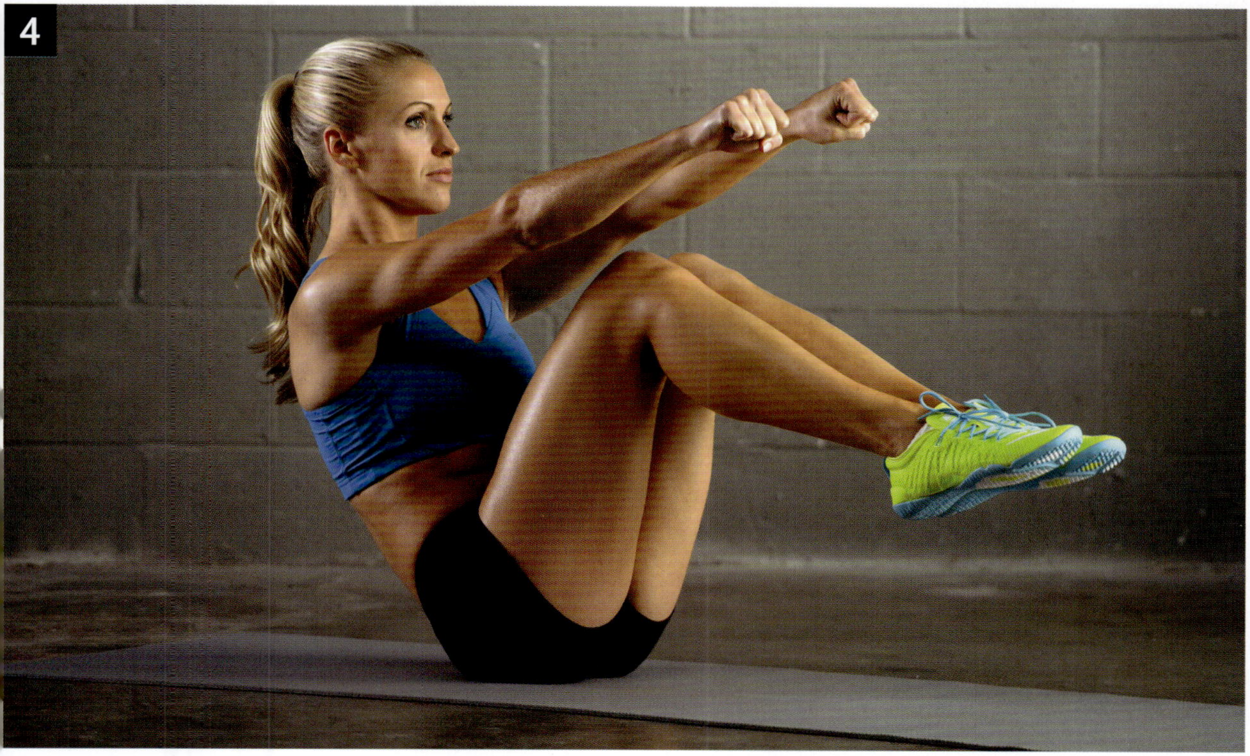

Ramenez les jambes vers la poitrine et tendez les bras pour revenir en position de départ. Recommencez sans poser les pieds au sol entre-temps.

PLANCHE LATÉRALE

La planche latérale fera fondre et retiendra votre taille en stimulant les abdominaux obliques et transverses.

1

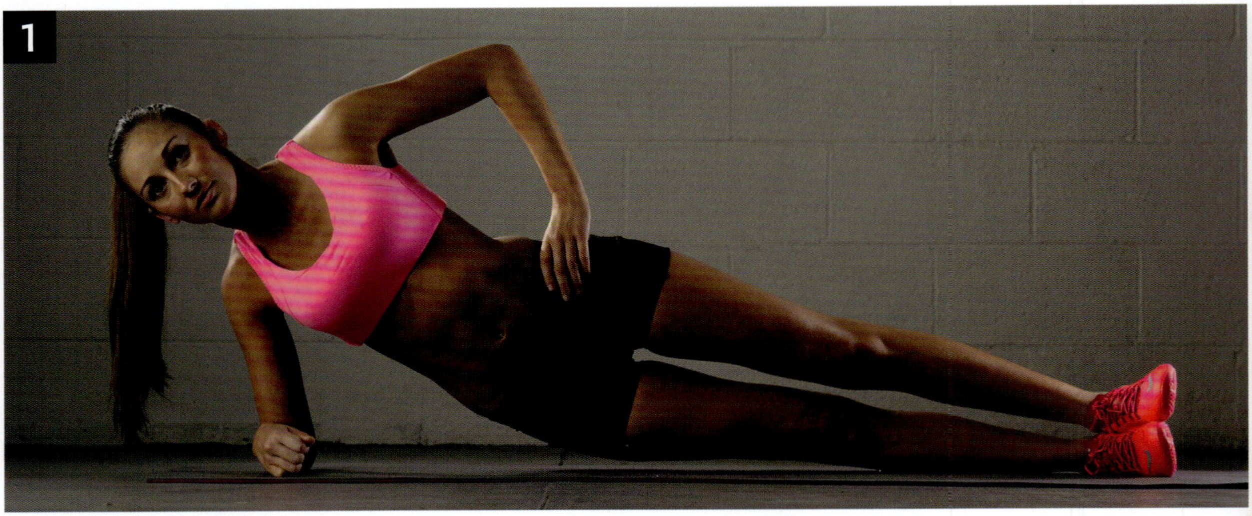

Allongée sur le côté, les jambes tendues et l'avant-bras à plat, vous faites reposer l'autre bras sur votre hanche ou derrière votre tête.

2

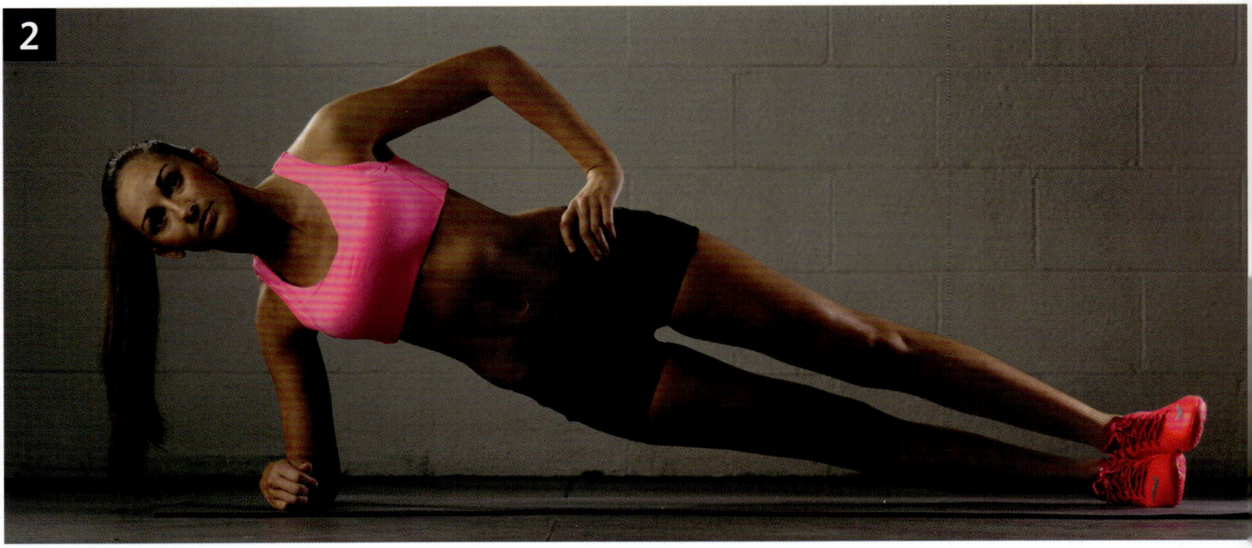

Soulevez les hanches : votre corps forme une ligne droite des pieds aux talons.

LE CHALLENGE

Ajoutez de la difficulté en bougeant les hanches du haut vers le bas, ou en incorporant ces mouvements.

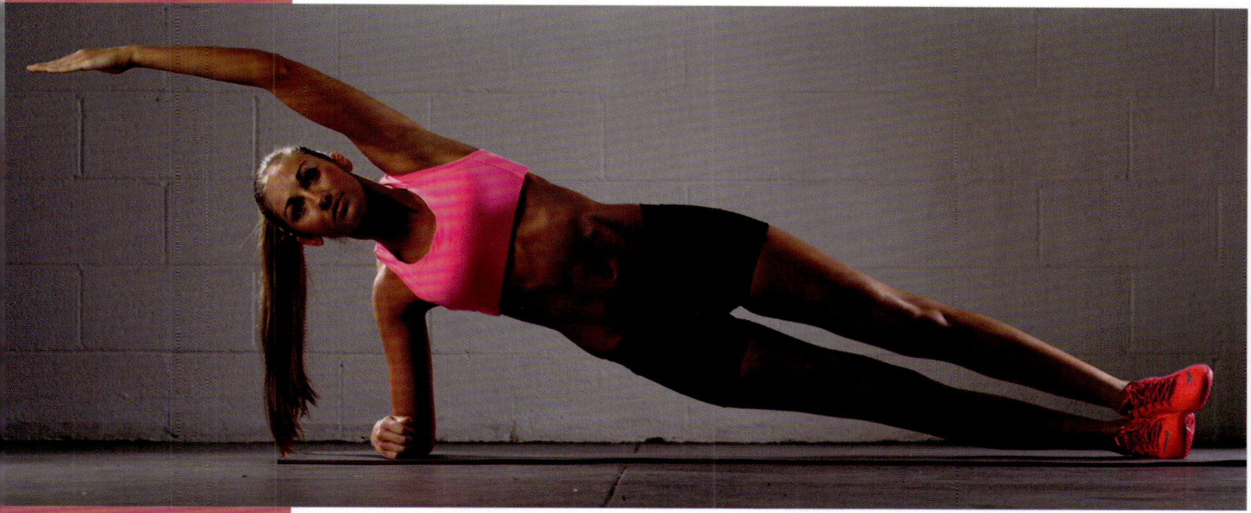

Le bras levé au-dessus de la tête: Ce mouvement allonge le corps et stimule les muscles stabilisateurs.

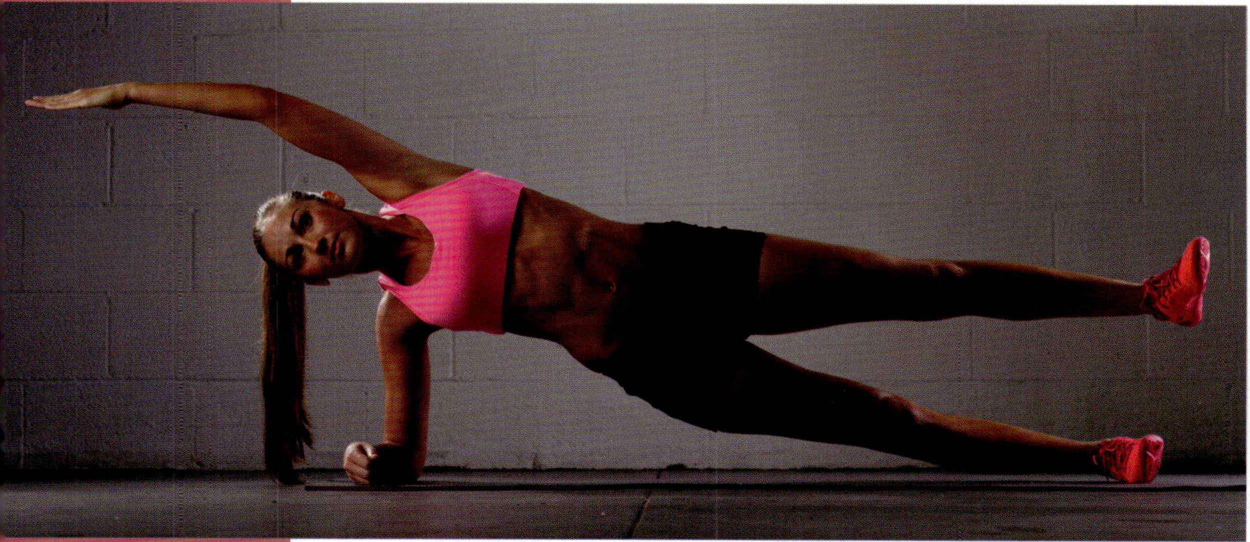

Lever la jambe du dessus: La difficulté est décuplée pour vos abdos et la jambe d'appui; vous travaillez à la fois votre musculature et votre équilibre.

PLANCHE SUPERMAN

La planche classique est un excellent exercice pour développer le buste et la stabilité des épaules. Un mouvement de coup de poing améliorera la stabilité du haut de votre corps car il vous obligera à résister à la rotation naturelle des hanches et des épaules.

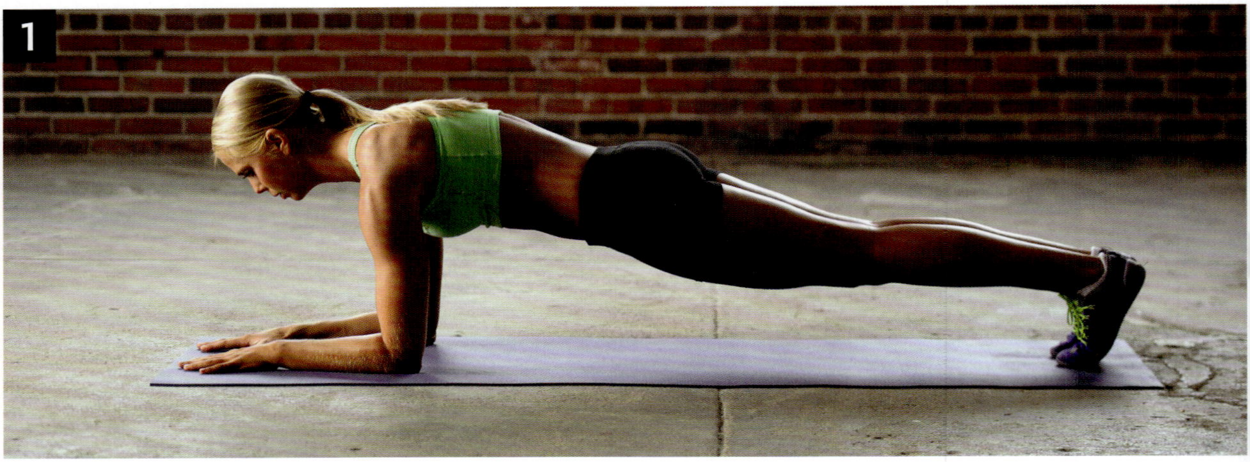

Les avant-bras à plat sur le sol, vous tendez les jambes et votre corps s'équilibre entre les avant-bras et les orteils. Vos coudes arrivent juste sous vous épaules, et votre corps forme une ligne droite des talons à la tête.

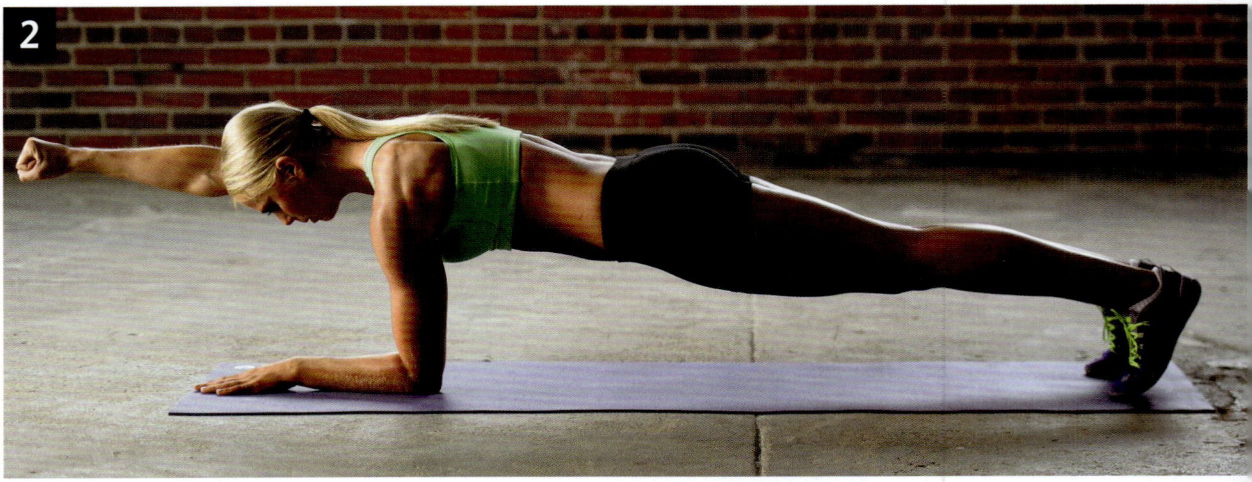

Levez un bras et donnez un coup de poing bien droit en avant, à hauteur d'épaule, parallèlement au sol. Revenez en position de départ et recommencez avec l'autre bras.

PLANCHE ROTATIVE

La planche rotative est une alternative amusante à la planche latérale traditionnelle. Le fait de faire pivoter le corps sur plusieurs plans vous fait travailler équilibre et coordination et tonifie les obliques, le dos, les hanches, les cuisses et les épaules.

1

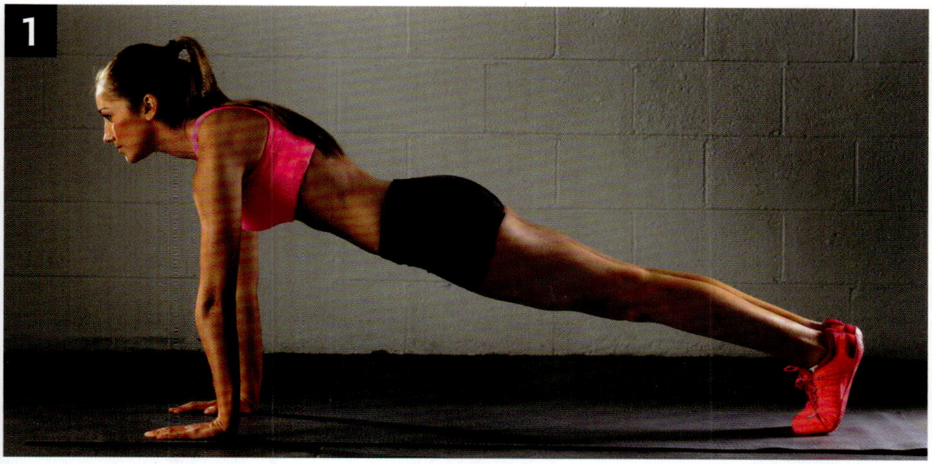

En position de pompe, les poignets juste en dessous des épaules, contractez les abdominaux et tendez les jambes.

2

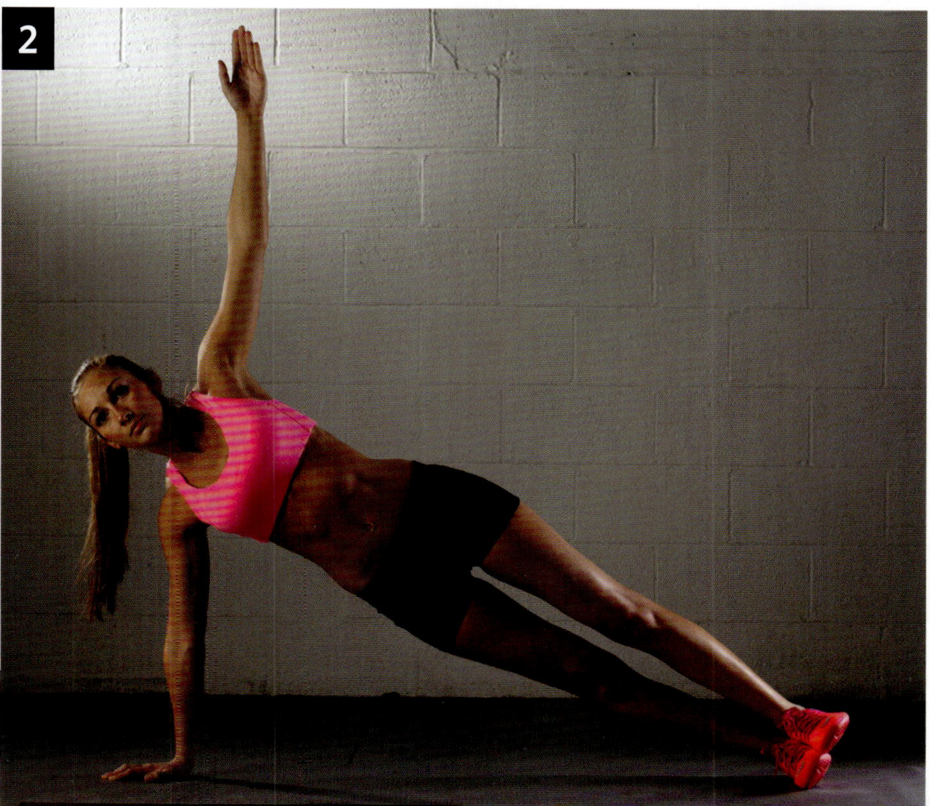

Levez le bras gauche vers le plafond en faisant lentement pivoter le corps vers la gauche. Le corps se soulève de côté depuis la base de la cage thoracique, et la poitrine s'ouvre. Revenez en position de départ et faites de même avec le bras droit.

CRUNCH À PALIER

Cet exercice donne du fil à retordre aux abdos centraux (le muscle droit de l'abdomen, ou « six-pack ») avec trois contractions différentes : la contraction d'isolation pendant la pause, la concentrique quand on s'élève et l'excentrique sur le retour. Votre buste est tonifié, tendu et renforcé.

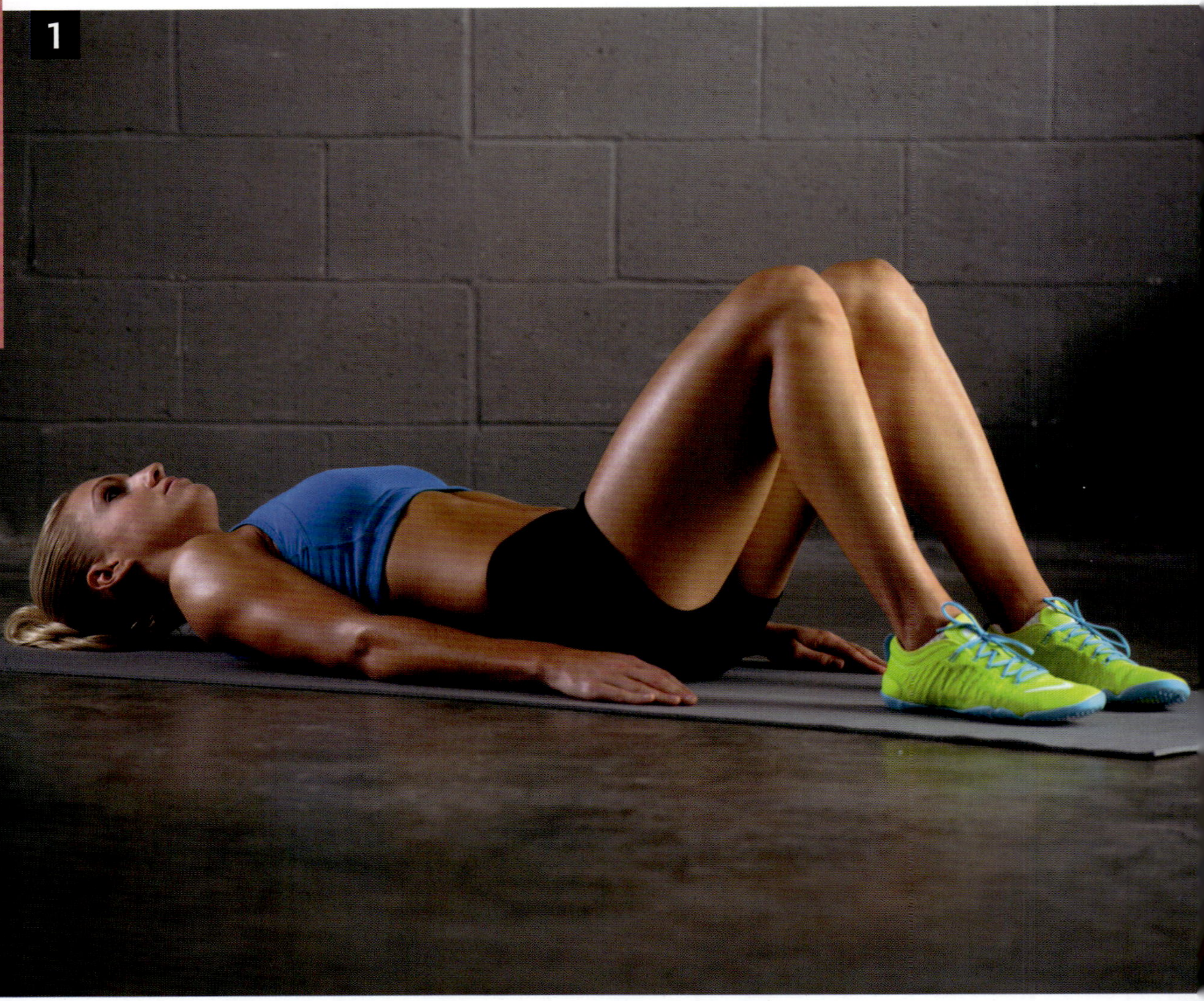

Allongée sur le dos, les jambes fléchies et les pieds à plat, tendez les bras le long du corps.

L'ASTUCE DU COACH

Ça n'a rien d'un crunch habituel : bougez lentement et exagérez les pauses.

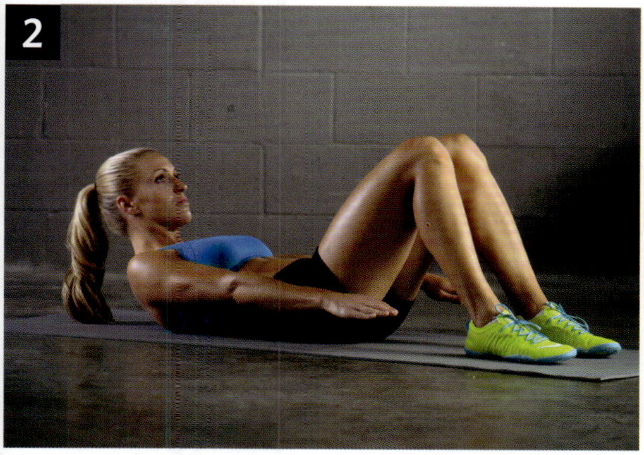

Expirez en vous redressant jusqu'à ce que les omoplates ne touchent plus le sol. Contractez les deux paires d'abdos du haut. Marquez une pause.

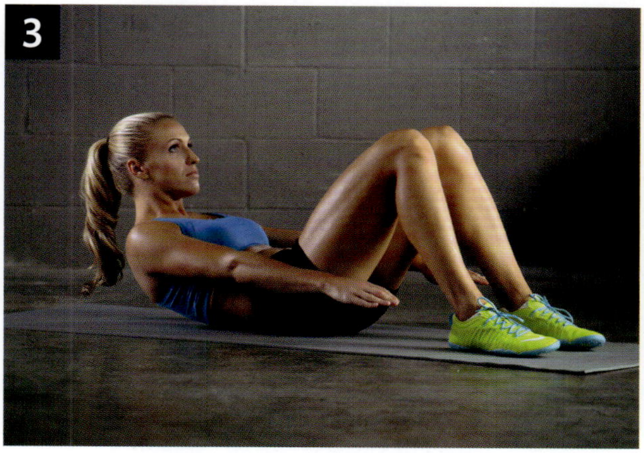

Continuez d'expirer en vous redressant, rentrez le nombril et contractez aussi les abdos du bas. Vos doigts passent à peine l'axe des genoux. Marquez une pause.

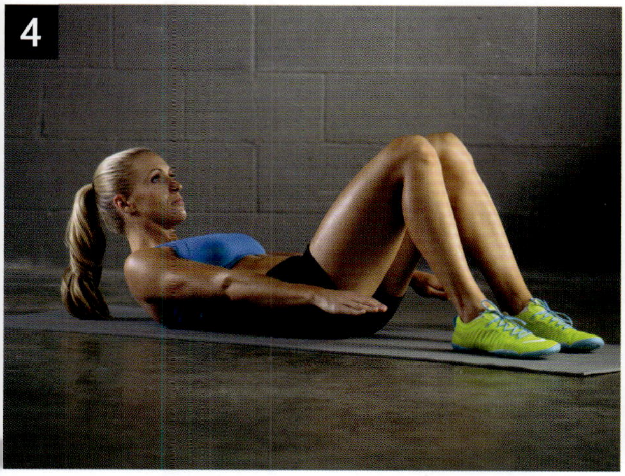

Inspirez en commençant à redescendre, et marquez une pause avant que les omoplates ne touchent le sol.

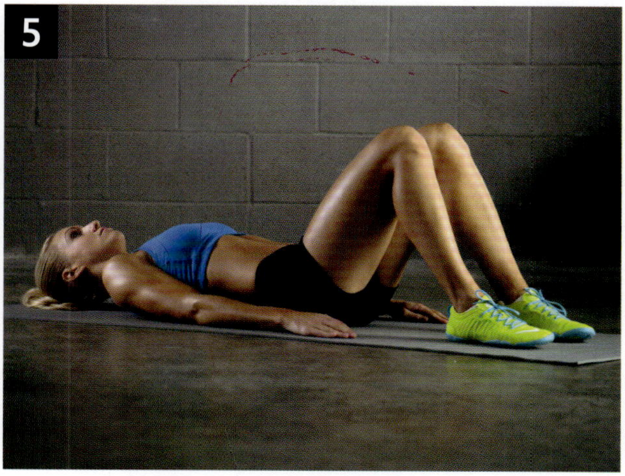

Redescendez complètement pour revenir à la position initiale. Recommencez et exagérez les pauses.

LEGS UP LATÉRAL

Les levés de jambes sont simples à réaliser, efficaces, et ciblent les abdos inférieurs et les fléchisseurs des hanches. Le mouvement diagonal donne davantage de travail aux obliques.

1

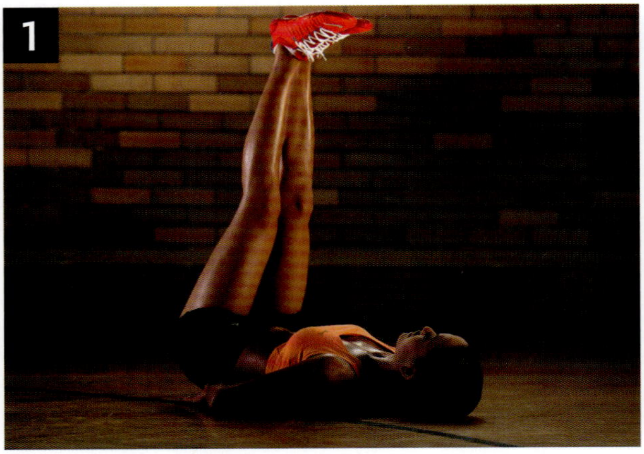

Allongée sur le dos, les mains sous les fesses, paumes vers le bas, tendez et serrez bien les jambes. Soulevez-les jusqu'à ce qu'elles soient perpendiculaires au sol. C'est la position de départ.

2

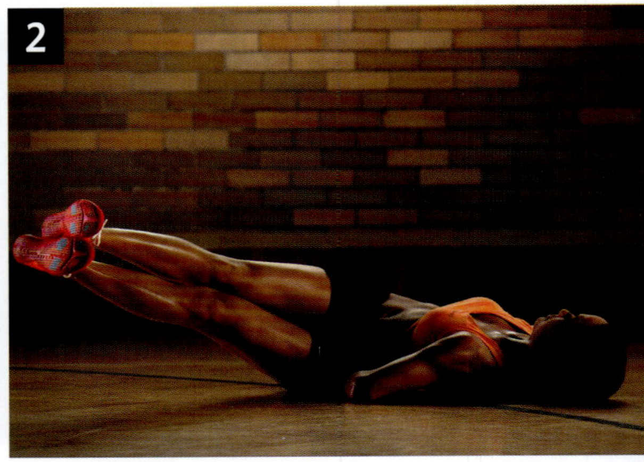

Abaissez les jambes jusqu'à former un angle de 135 degrés avec le buste, tout en les emmenant vers la gauche, jusqu'à ce que les pieds soient juste au-dessus du sol. Marquez une pause et revenez en position de départ.

3

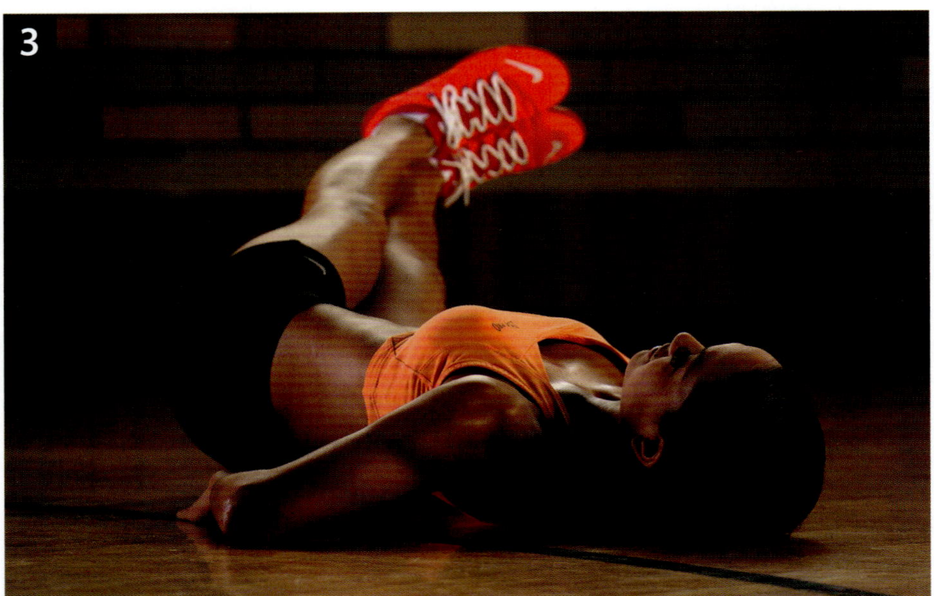

Procédez de même pour le côté droit, marquez une pause et recommencez.

ABDOS EN V

Les abdos en V tiennent leur nom de la forme du corps pendant l'exercice. Cet exercice de niveau supérieur stimule les abdominaux centraux, les muscles érecteurs du rachis et les fléchisseurs de la hanche. Il nécessite coordination et équilibre.

1

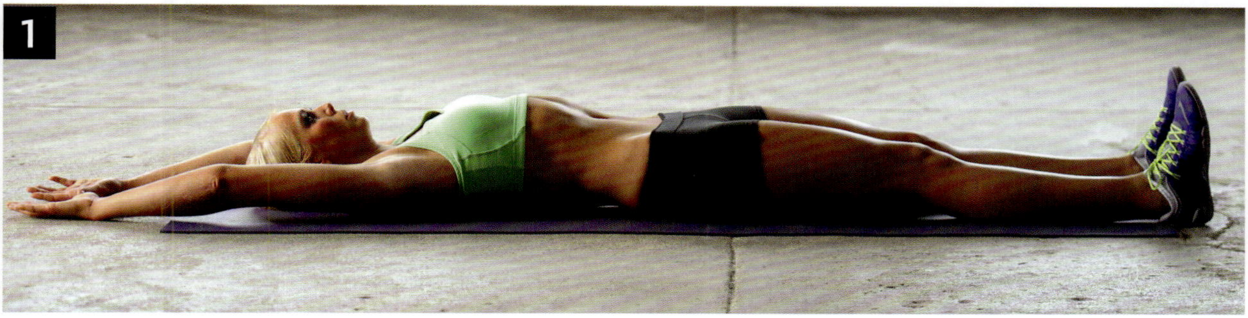

Allongée sur le dos, les bras et les jambes tendues, tendez les bras par-dessus la tête. Votre bassin reste à plat et une cambrure naturelle se dessine dans votre dos.

2

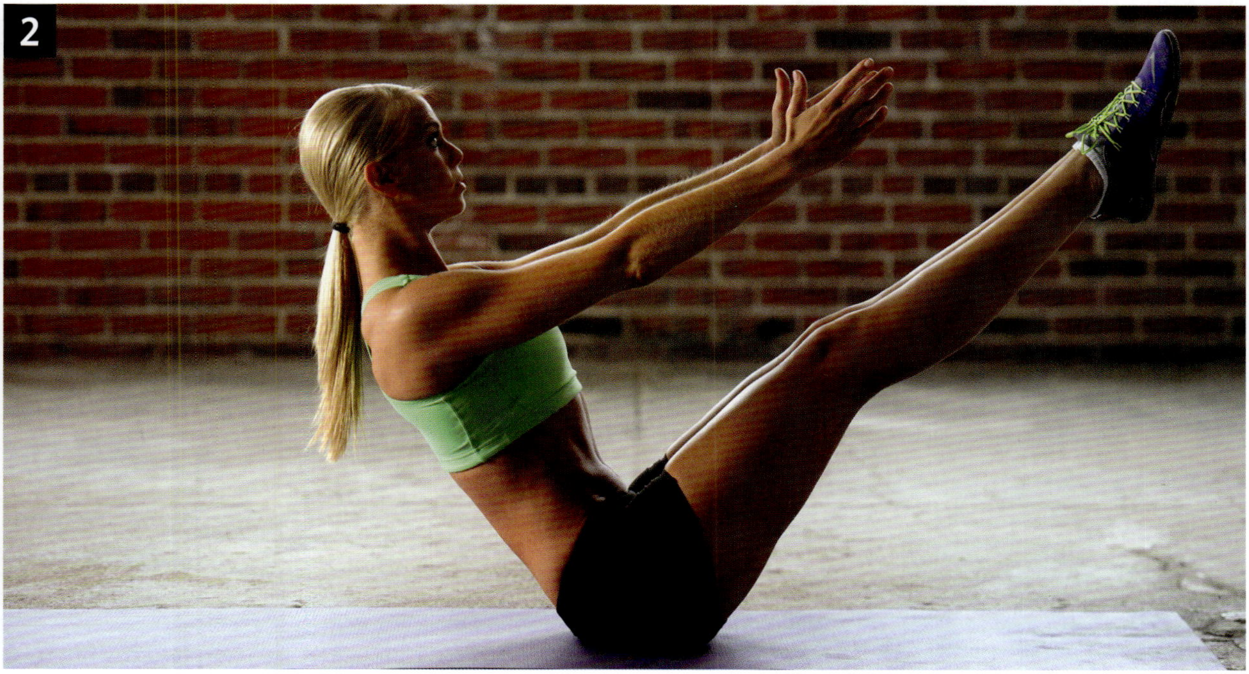

Soulevez ensemble vos jambes et votre buste. Tendez les bras de sorte qu'ils soient parallèles aux jambes, et gardez bien la tête dans l'alignement du corps. Avec maîtrise, faites redescendre le corps en position de départ, et recommencez.

REACH DOUBLE TORSION

Le reach double torsion mettra votre équilibre et votre coordination à rude épreuve tout en stimulant vos abdos, votre dos, vos cuisses et vos fléchisseurs de la hanche.

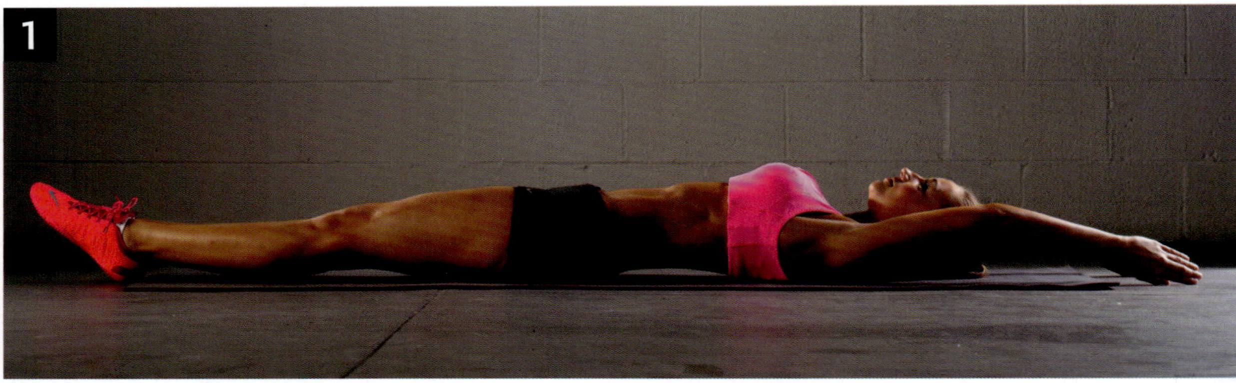

Allongée sur le dos, jambes tendues, tendez les bras au-dessus de la tête. Votre bassin reste à plat et une cambrure naturelle se dessine dans votre dos.

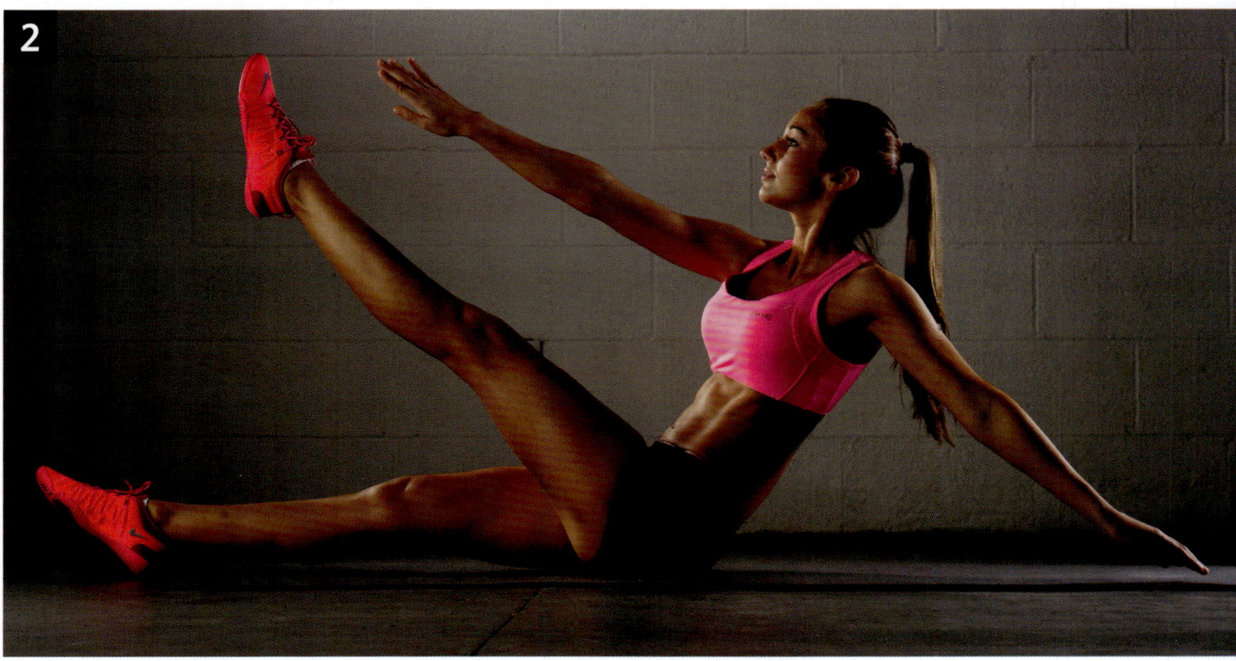

D'un geste fluide, soulevez ensemble votre buste et votre jambe gauche, et de la main droite, allez toucher les orteils du pied gauche. Maintenez fermement le bas du dos.

ATTENTION
Cet exercice difficile peut malmener le bas du dos. Si vous y ressentez des douleurs, optez plutôt pour le crunch bicyclette.

3

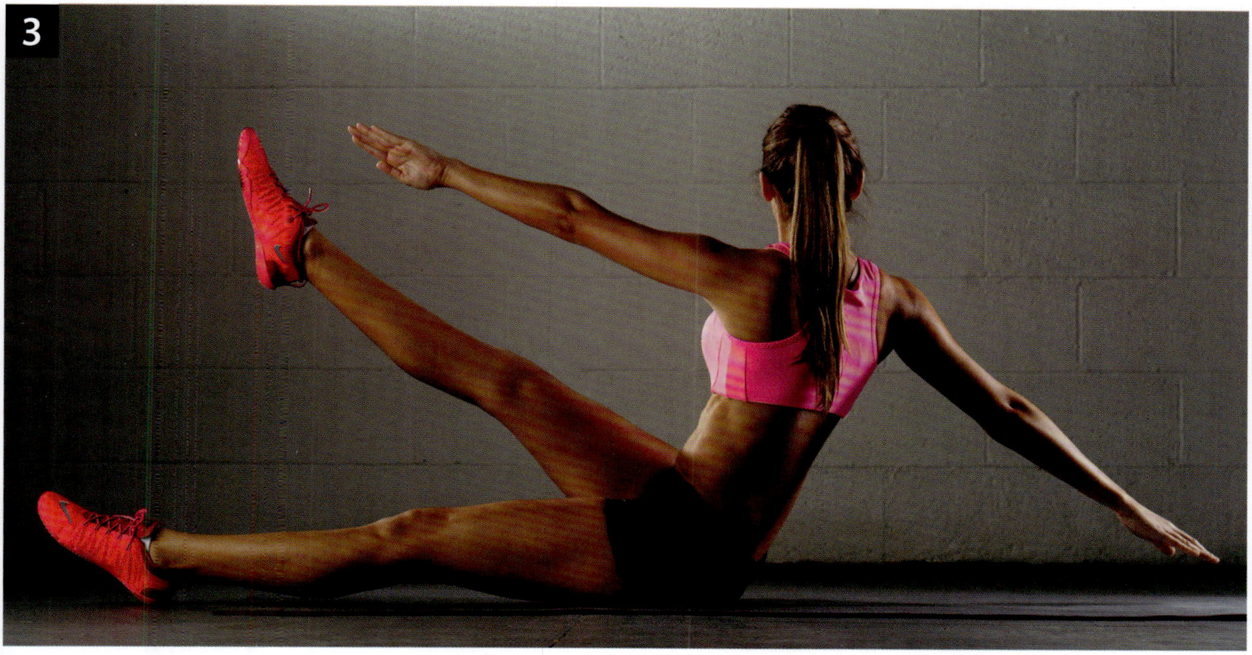

Effectuez un ciseau avec les jambes et changez de bras : votre main gauche vient chercher les orteils de votre pied droit. Gardez le buste long.

4

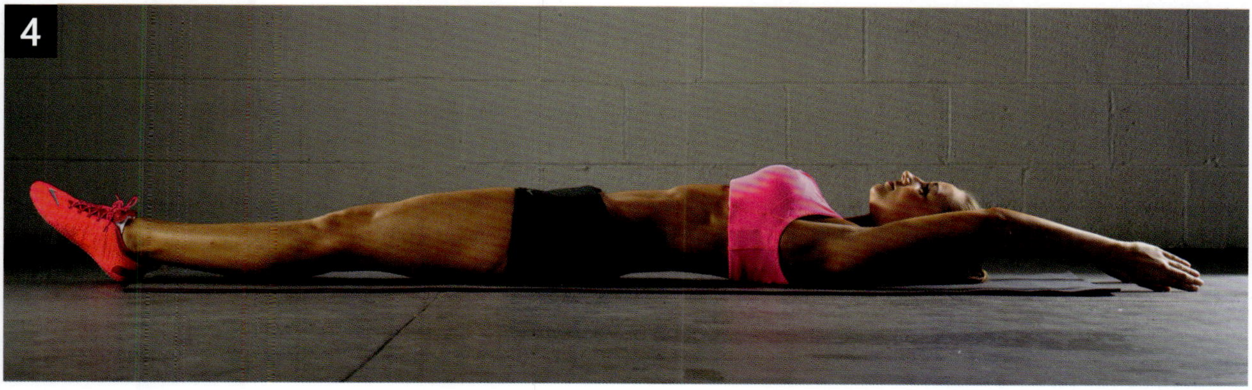

Lentement, reprenez la position de départ, puis recommencez dans le sens inverse (d'abord la main gauche vers le pied droit).

LEVÉ DE JAMBES ÉCART

On donne un peu de piment au levé de jambe traditionnel. Le fait d'écarter et serrer les jambes stimule fortement les muscles stabilisateurs du bassin, mais permet aussi de tonifier les cuisses sous tous les angles, les hanches et les fessiers.

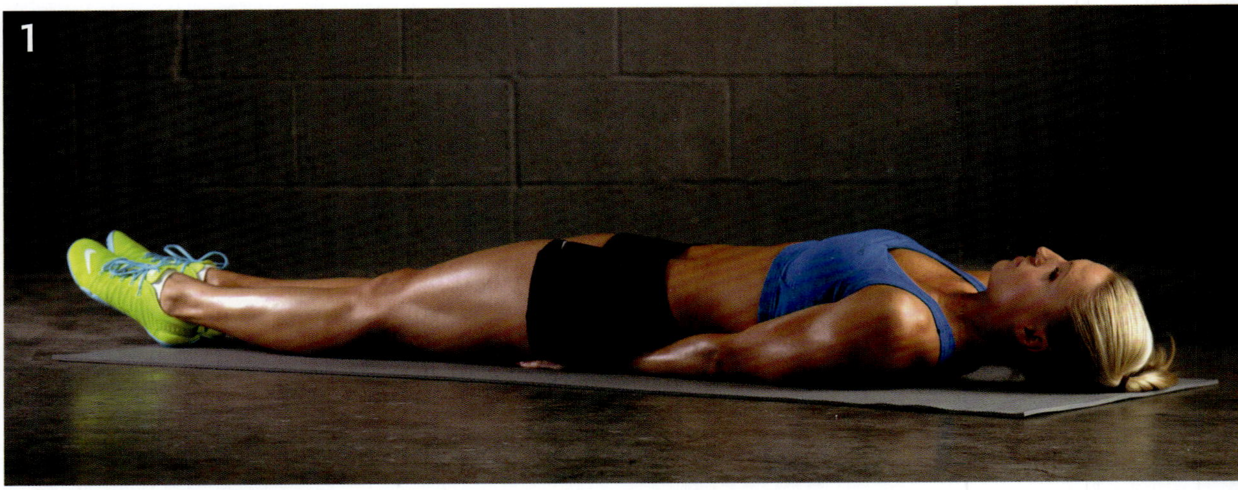

Allongée sur le dos, les mains sous les fesses, paumes vers le bas, vos jambes sont tendues et bien serrées.

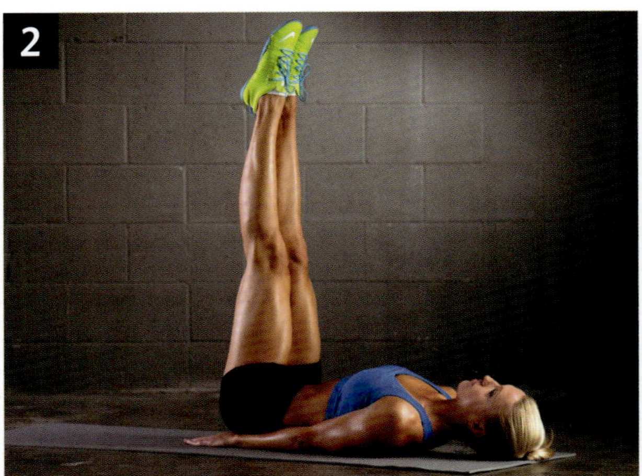

Relevez lentement les jambes jusqu'à ce qu'elles soient perpendiculaires au sol.

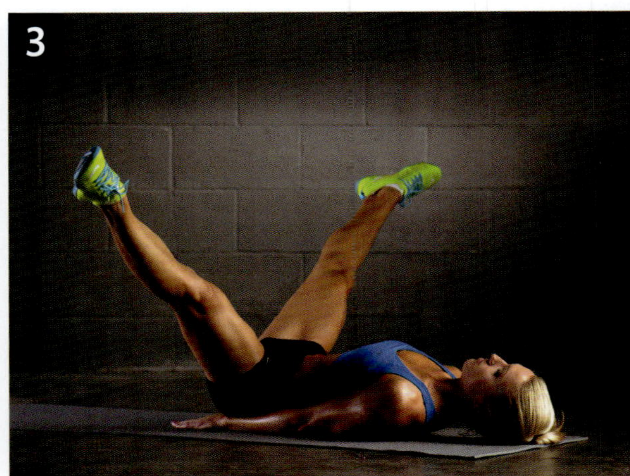

Ouvrez-les au maximum.

ATTENTION
Si vous souffrez du dos lorsque vos jambes sont en position basse, c'est que vous les emmenez trop bas. Ajustez l'angle en conséquence pour poursuivre l'exercice.

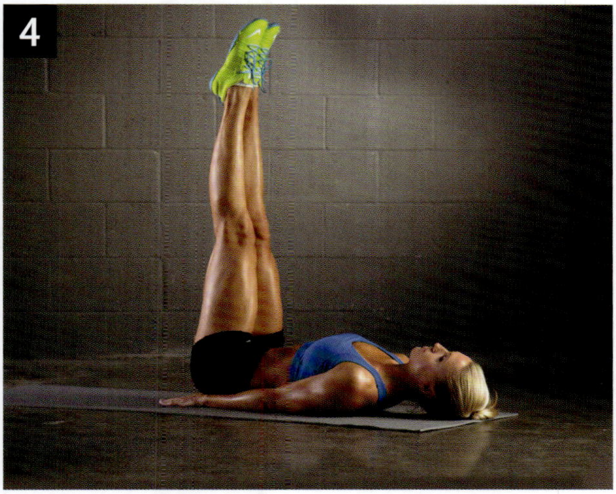

Serrez-les de nouveau dans un mouvement lent, en les tenant toujours droites et perpendiculaires au sol.

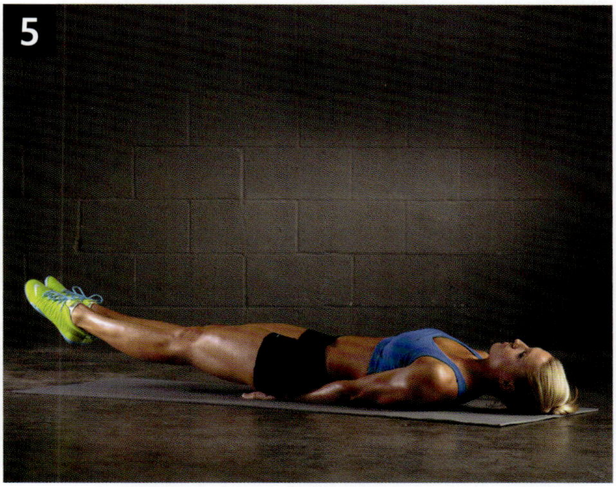

Baissez lentement les pieds jusqu'à ce qu'ils se trouvent juste au-dessus du sol.

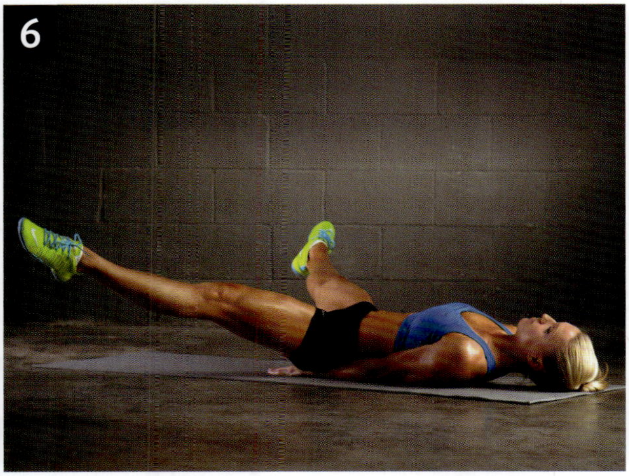

Écartez les jambes au maximum en les gardant au même niveau, d'un geste lent et précis.

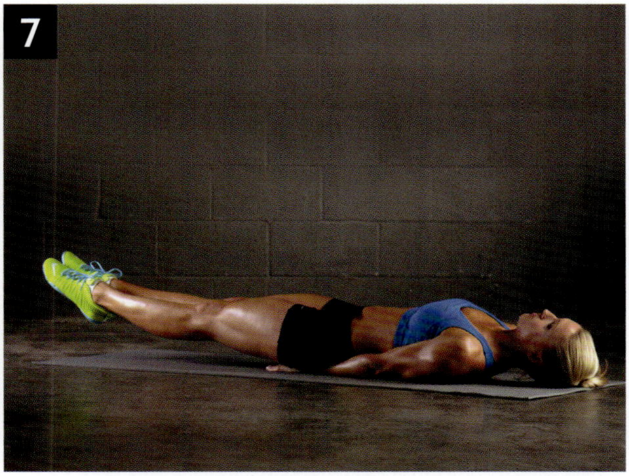

Serrez les jambes puis relevez-les jusqu'à ce qu'elles soient perpendiculaires au sol. Durant l'exercice, vos pieds ne toucheront pas terre.

SPRINTER SIT-UP

Voilà un crunch qui n'a rien d'ordinaire. Les mouvements alternés des bras et des jambes forcent les stabilisateurs de votre bassin à faire le travail, tandis que les genoux iront donner du fil à retordre aux fléchisseurs de la hanche.

1

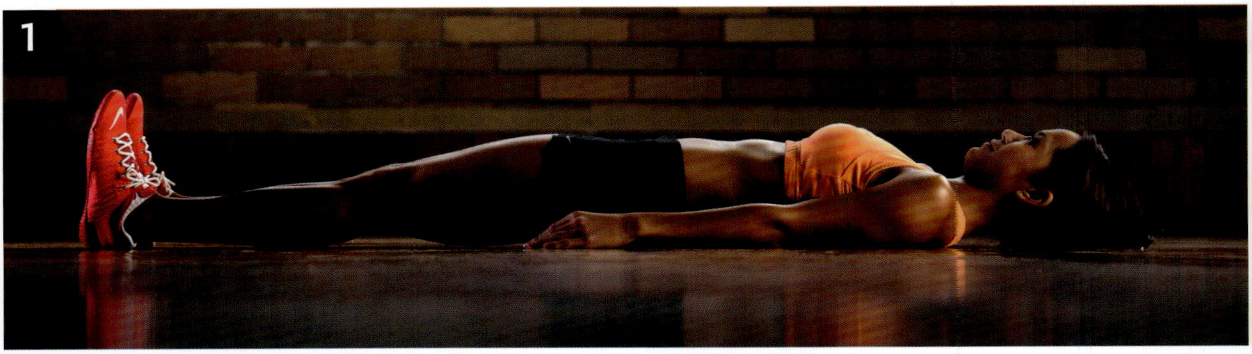

Allongez-vous sur le dos, les bras le long du corps et les jambes tendues.

2

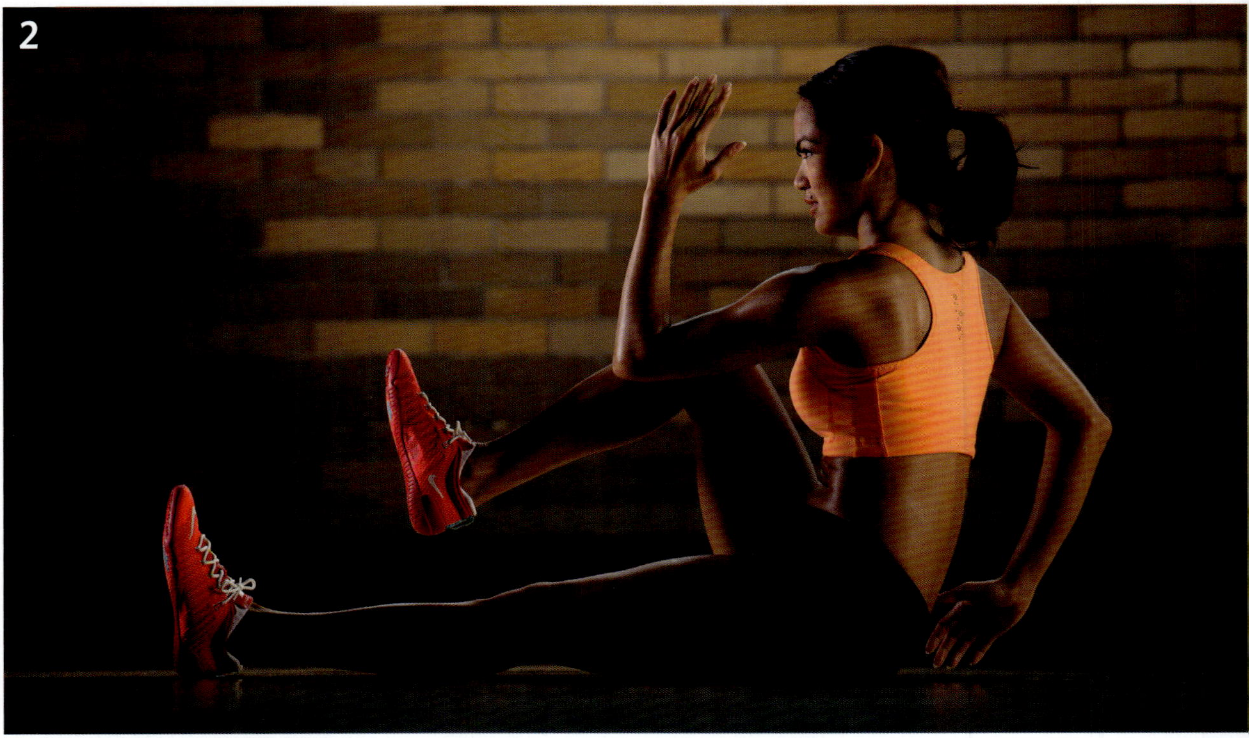

Asseyez-vous d'un coup tout en levant le genou droit vers la poitrine et le bras gauche vers le haut comme si vous étiez en plein sprint.

ATTENTION
Ne faites pas pivoter le torse en bougeant les bras. Vos hanches et vos épaules regardent droit devant.

3

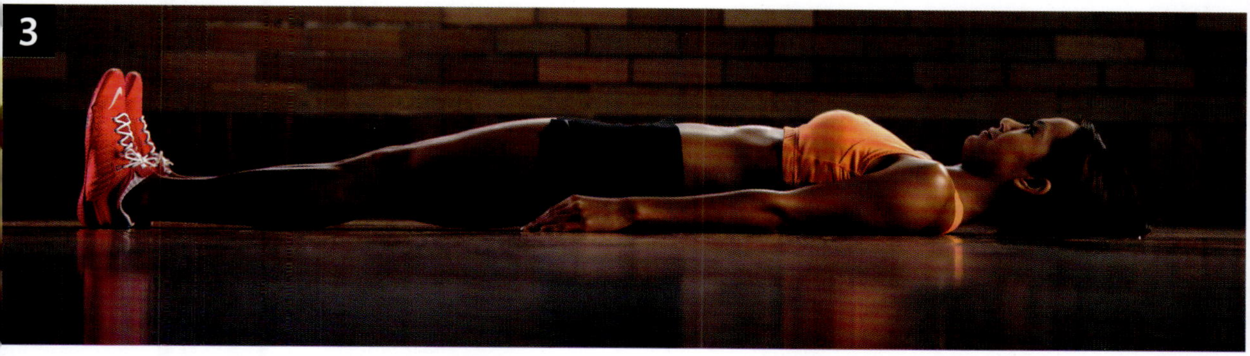

Tendez la jambe droite et le bras gauche et revenez à la position de départ.

4

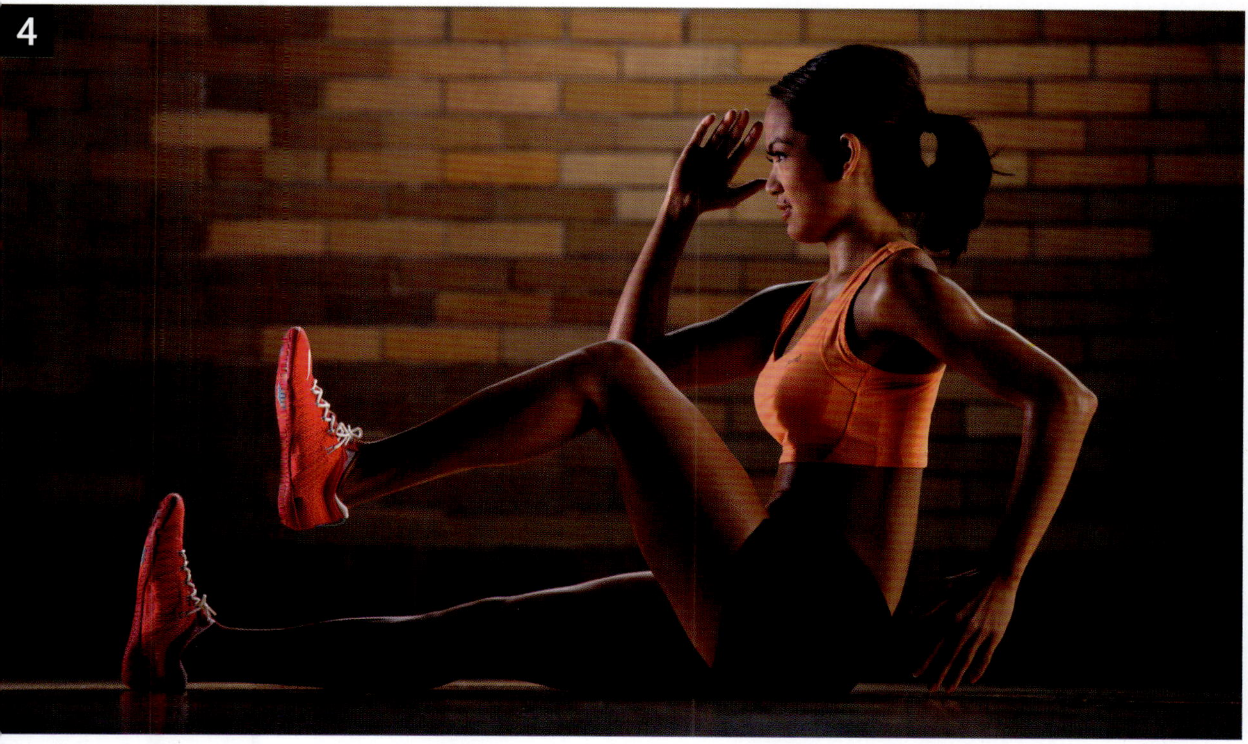

Asseyez-vous d'un coup tout en levant le genou gauche vers la poitrine et le bras droit vers le haut. Recommencez en alternant bras et jambes.

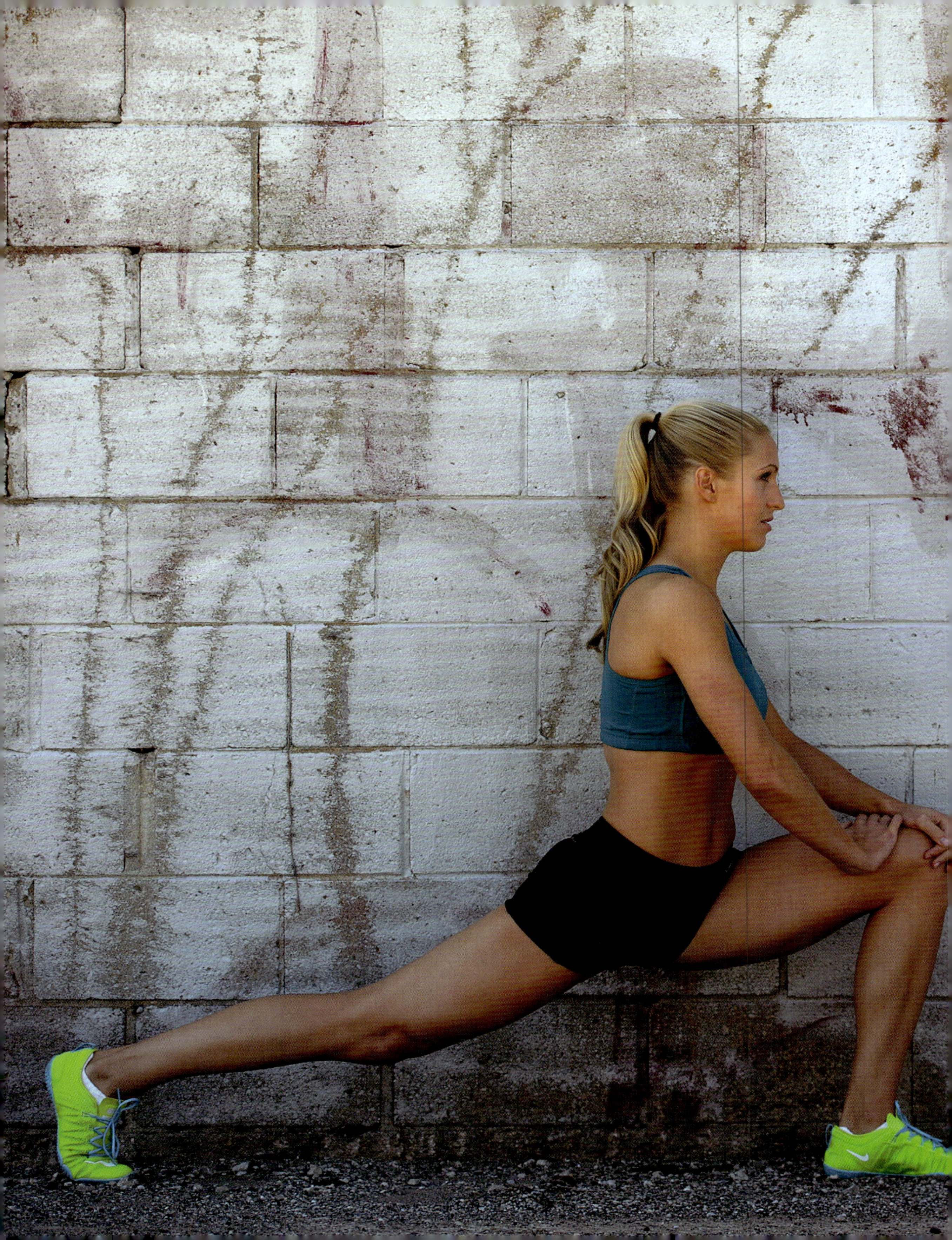

09

EXERCICES DES MEMBRES INFÉRIEURS

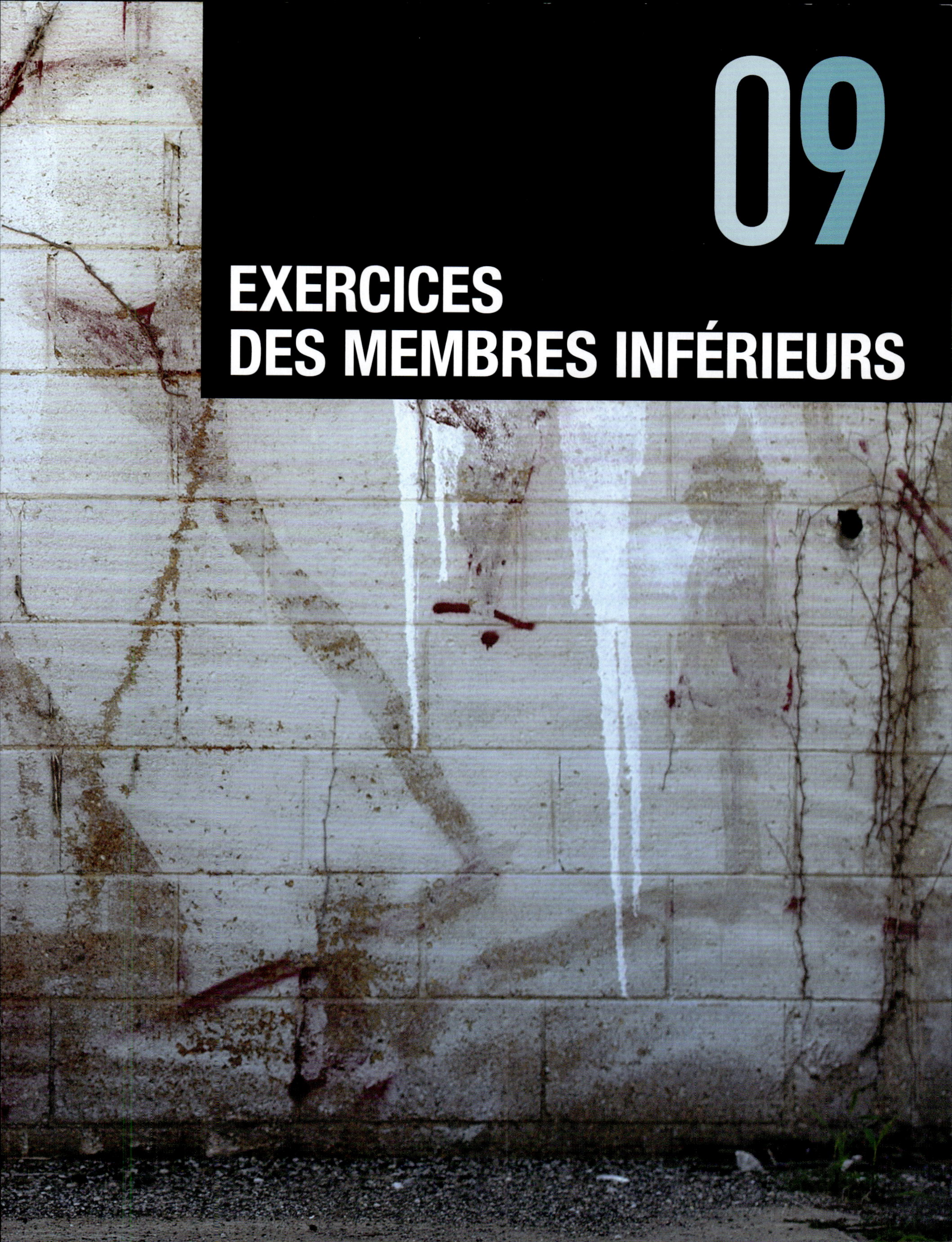

SQUAT SAUTÉ

Voilà un super exercice pour booster le métabolisme. Le squat sauté demande toute l'énergie et toute la coordination dont vous êtes capable, et en fait voir de toutes les couleurs aux muscles du bas du corps.

1

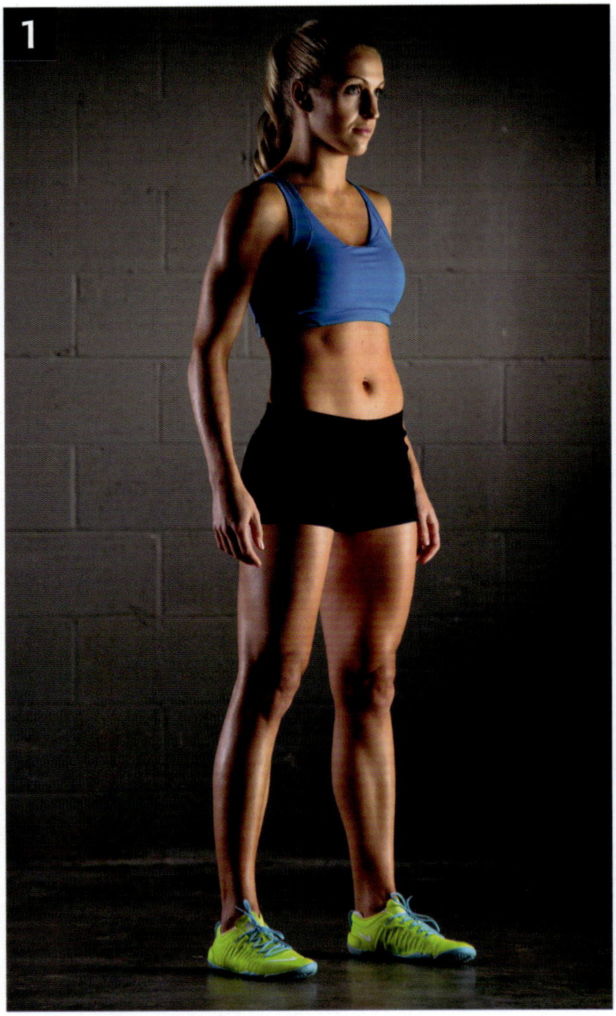

Vous êtes debout, les pieds écartés à largeur d'épaules et bien parallèles.

2

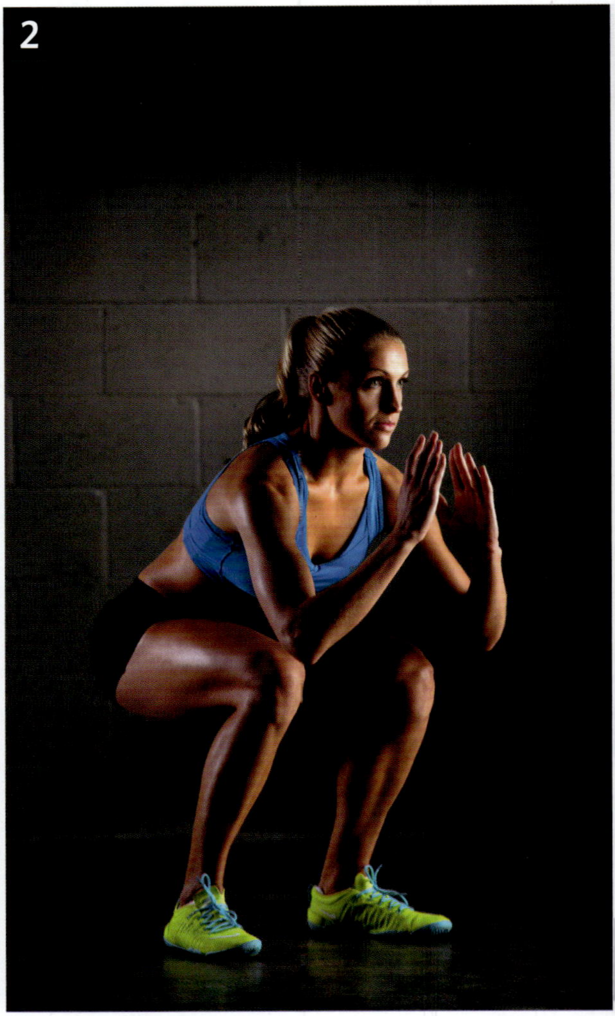

Placez votre poids dans vos talons, inspirez en fléchissant les genoux pour vous accroupir. Votre torse est bien étendu et vos abdos sont contractés.

3

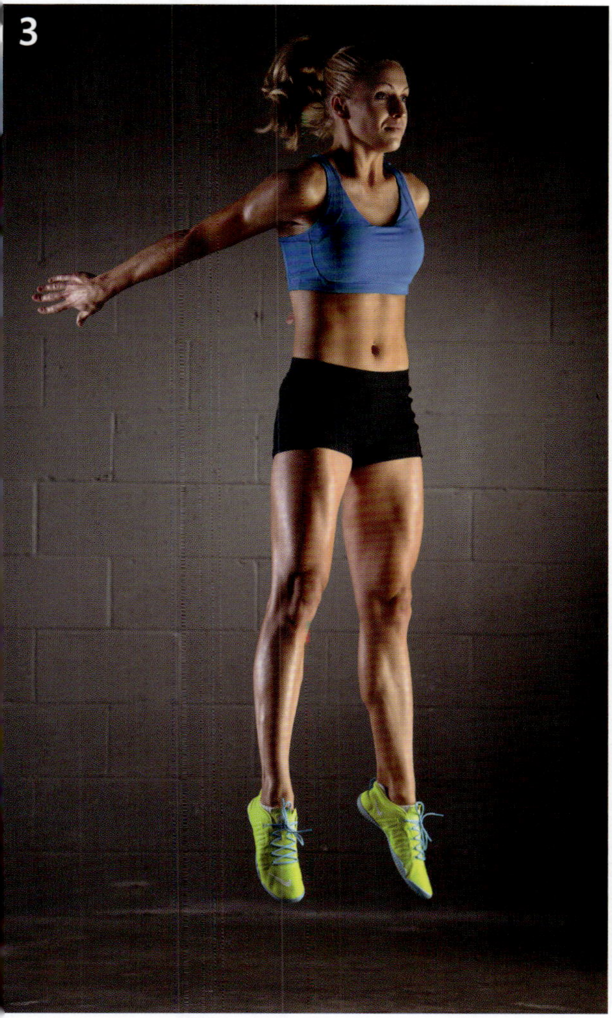

Abdos toujours contractés, vous sautez en l'air en poussant sur les talons. Balancez les bras en sautant pour vous donner de l'élan.

4

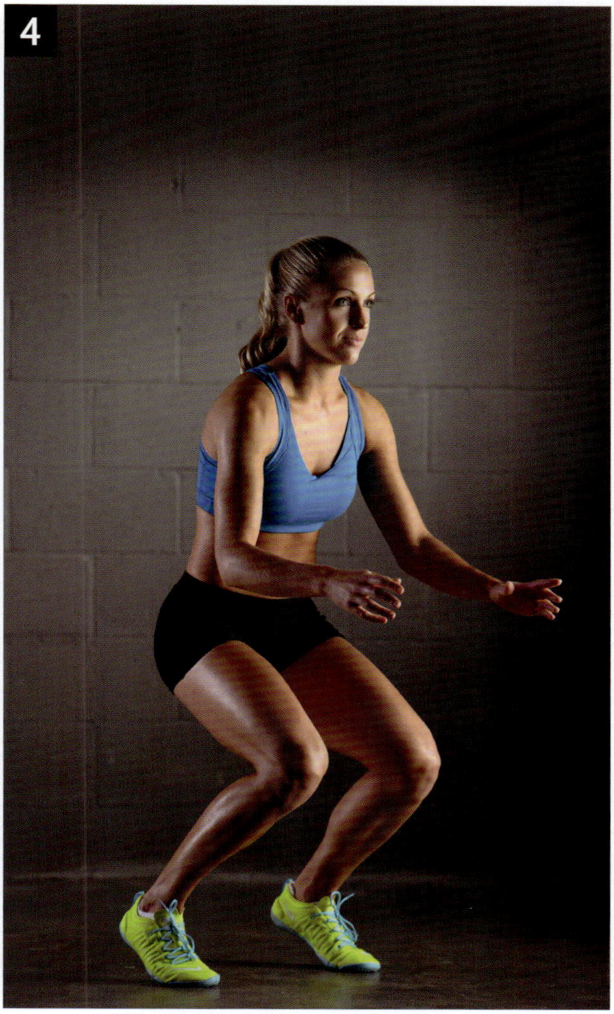

Atterrissez en souplesse et en silence autant que possible, en fléchissant chevilles, genoux, et hanches pour absorber le choc.

SQUAT BRAS TENDUS

Simple variante de la flexion ou du « squat » traditionnel, le squat bras tendus vise à développer la force isométrique tout en tonifiant vos cuisses, hanches et fessiers. Ça pique juste un peu.

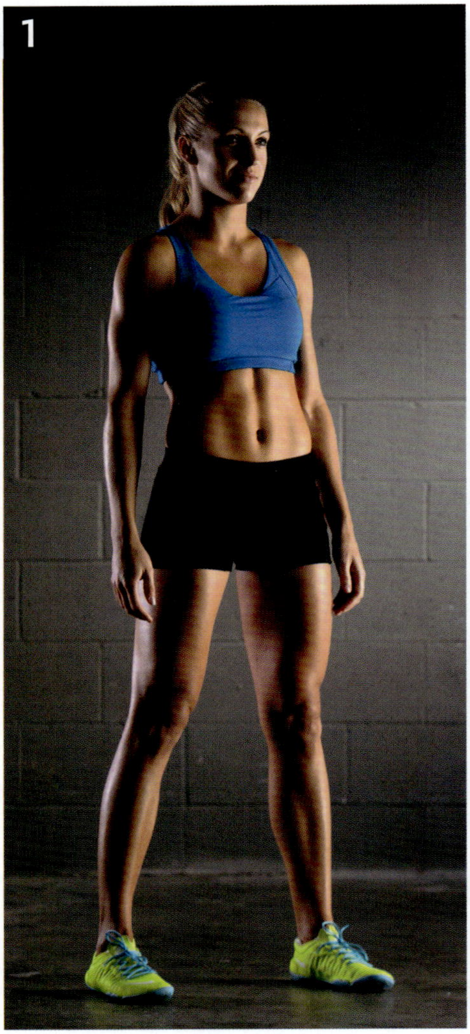

Vous êtes debout, les pieds écartés à largeur d'épaules et bien parallèles.

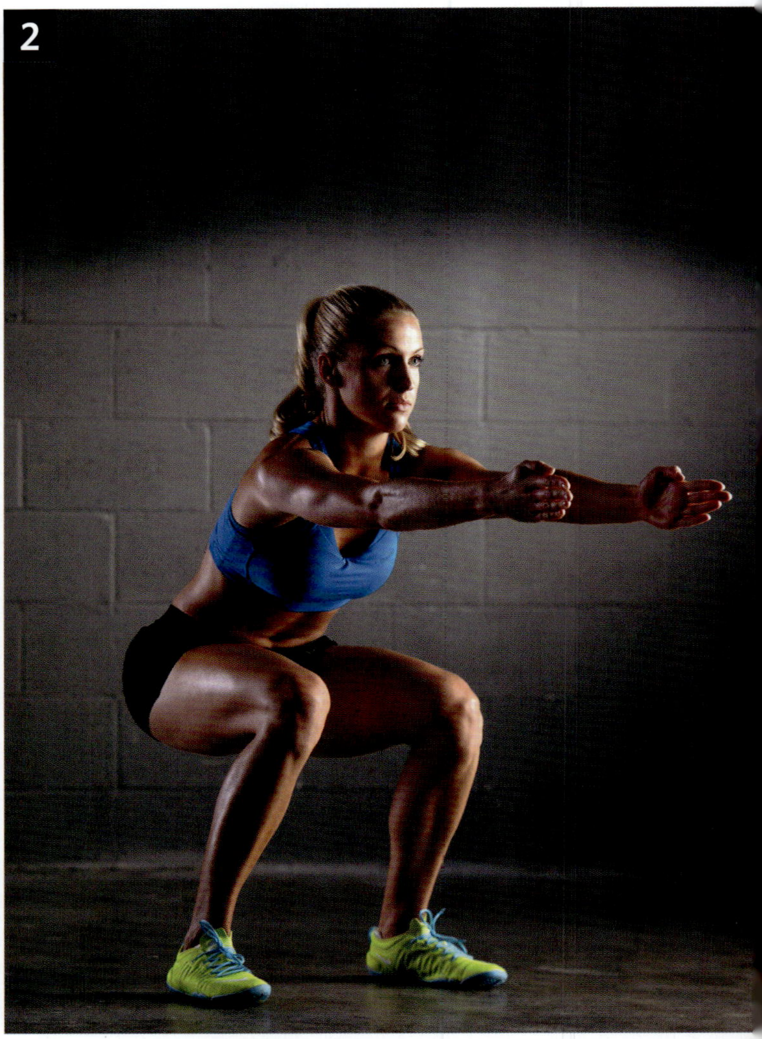

Placez votre poids dans vos talons, inspirez en fléchissant les genoux jusqu'à ce que les cuisses soient parallèles au sol. Tendez les bras devant pour l'équilibre et tenez la pose.

FENTE LATÉRALE

Les fentes latérales augmentent l'équilibre en mouvement, tout en renforçant et tonifient les fessiers, les tendons du jarret et les cuisses.

1

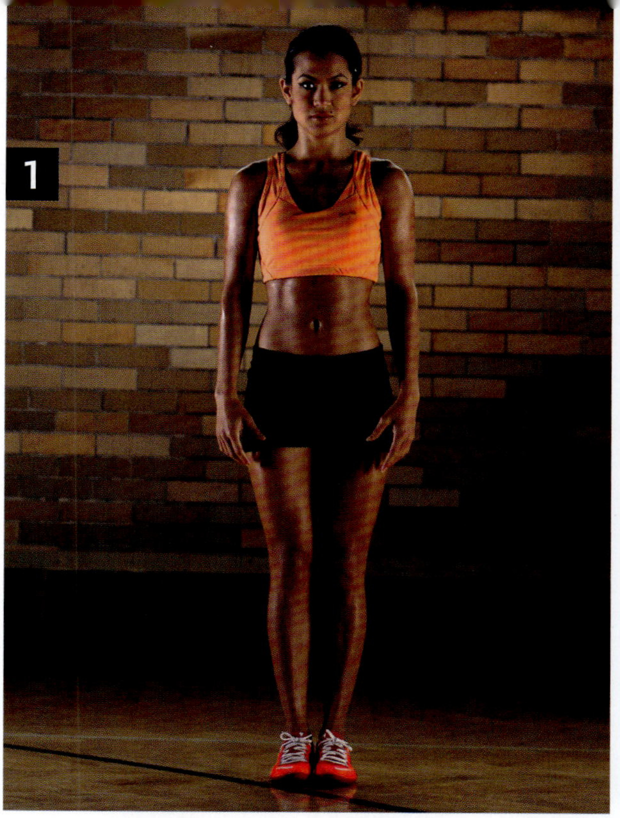

Vous êtes debout, les pieds joints et les bras le long du corps.

2

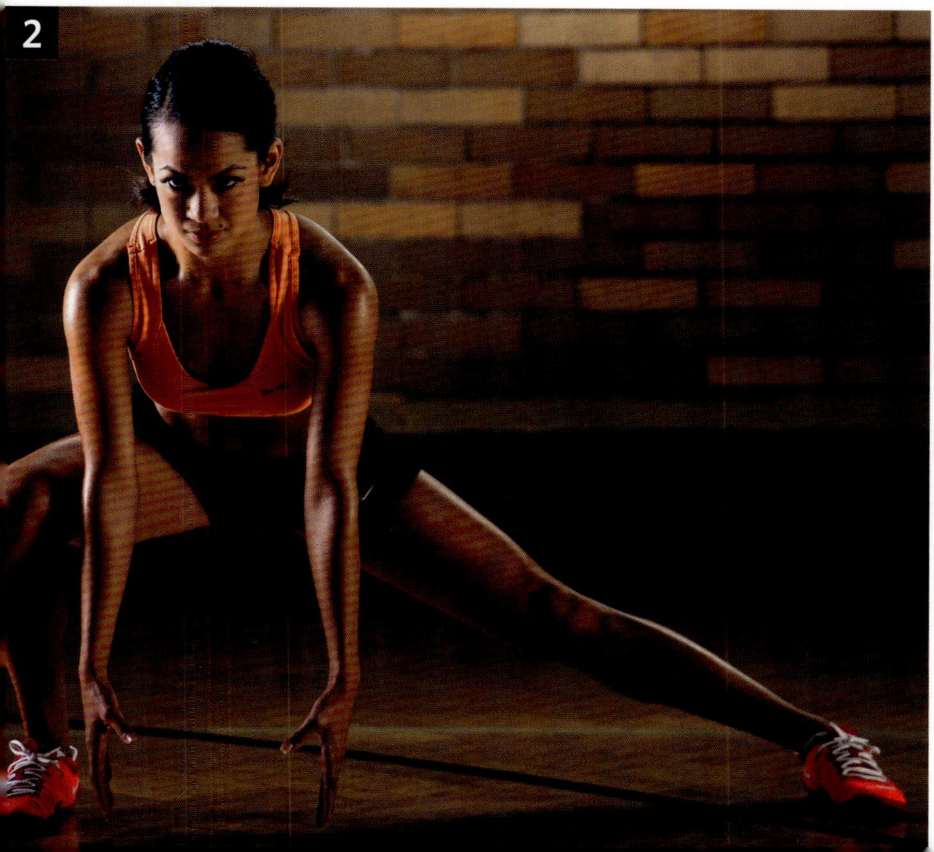

Faites un grand pas de côté sans décaler votre poids, et en restant droite, poussez vos hanches vers l'arrière tandis que vous vous baissez jusqu'à ce que l'une de vos cuisses soit parallèle au sol.

Poussez sur la jambe fléchie, raidissez les hanches et le genou pour revenir à la position de départ et faire de même de l'autre côté.

4 DEMI-POINTES + 4 CLAQUETTES

Cette combinaison est inspirée du ballet.
Elle tonifie et renforce les mollets tout en accélérant le rythme cardiaque et les mouvements pliométriques musclent les quadriceps.

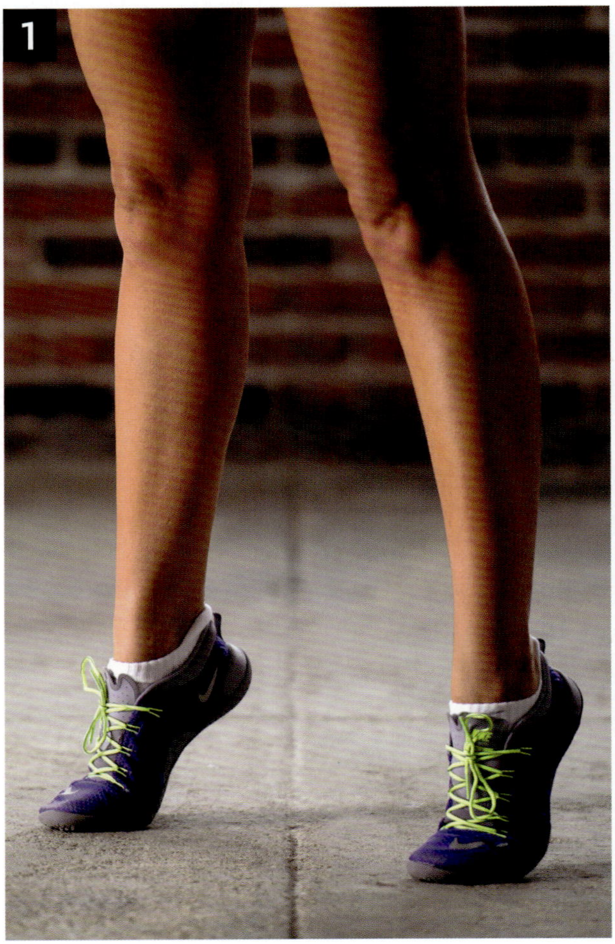

1

Debout, les pieds écartés à largeur d'épaules, levez les talons jusqu'à vous tenir en équilibre sur l'avant de la plante des pieds. Redescendez doucement les talons au sol. À faire 4 fois de suite en montant aussi haut que possible à chaque fois.

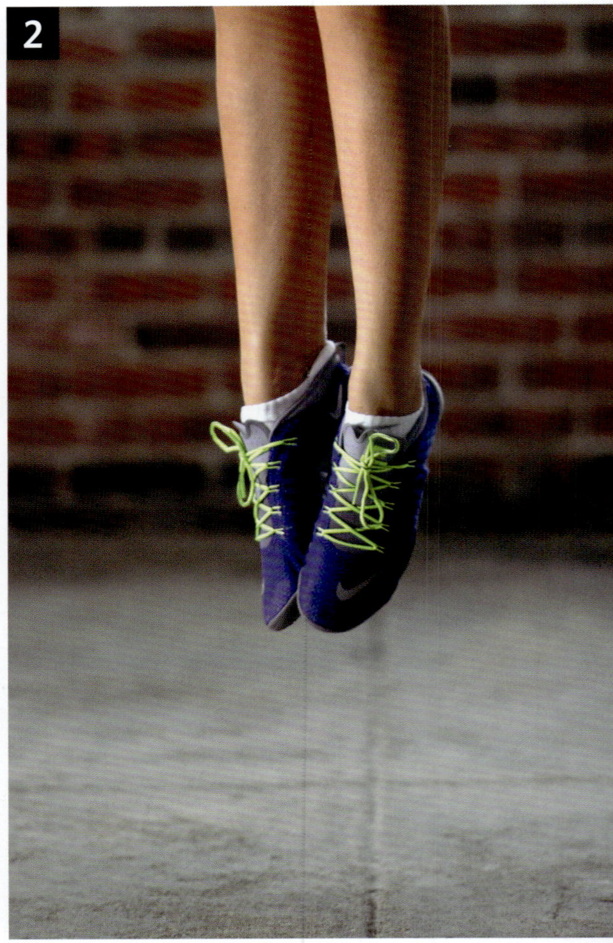

2

Fléchissez légèrement les genoux et dans un mouvement fluide et dynamique, faites un bond et claquez l'intérieur de vos semelles sans violence. Atterrissez en douceur en fléchissant hanches, genoux et chevilles. À faire 4 fois de suite.

PATINEUR

Cet exercice imite le mouvement d'un patineur de vitesse, et renforcera vos jambes, améliorera votre équilibre et votre coordination et accélérera votre rythme cardiaque.

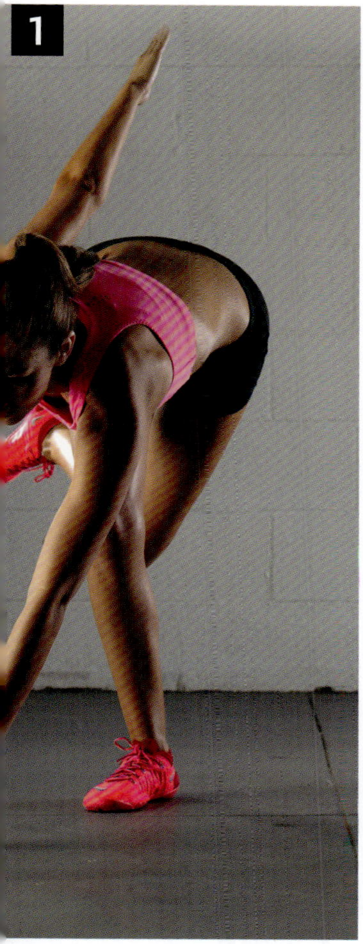

1

Debout, les genoux légèrement fléchis, vous levez la jambe gauche vers l'arrière et la faites passer derrière la droite tout en tendant la main gauche vers le sol.

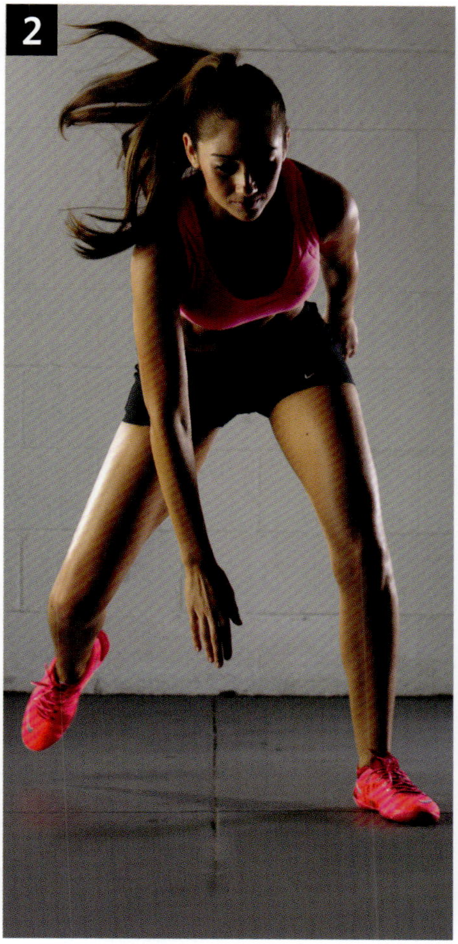

2

Bondissez vers la gauche en poussant sur le pied droit, tout en amenant votre bras droit en avant et en faisant passer le gauche derrière vous.

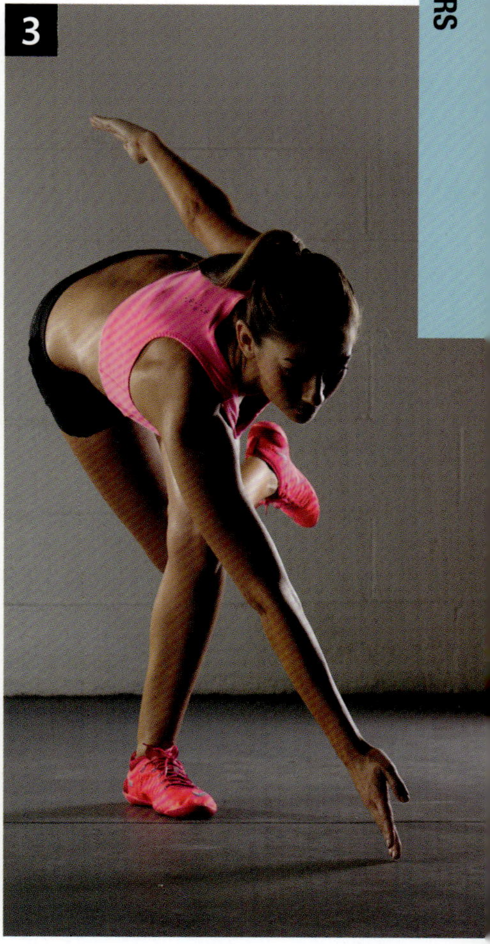

3

Atterrissez sur le pied gauche, le pied droit passe derrière la jambe gauche, et votre main droite va chercher le sol. Recommencez le passage d'un côté à l'autre dans un mouvement fluide.

SQUAT

La flexion ou « squat » est un exercice composé qui engage le corps entier, et principalement les cuisses, hanches et fessiers. Il participe aussi au développement des muscles du bassin en sollicitant le bas du dos et les abdominaux.

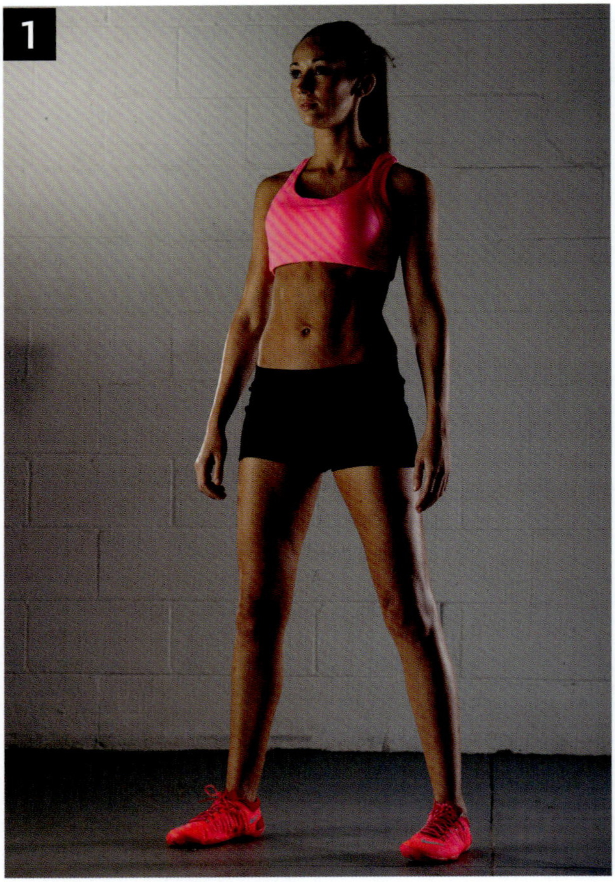

Vous êtes debout, bien droite, les pieds écartés à largeur d'épaules et bien parallèles.

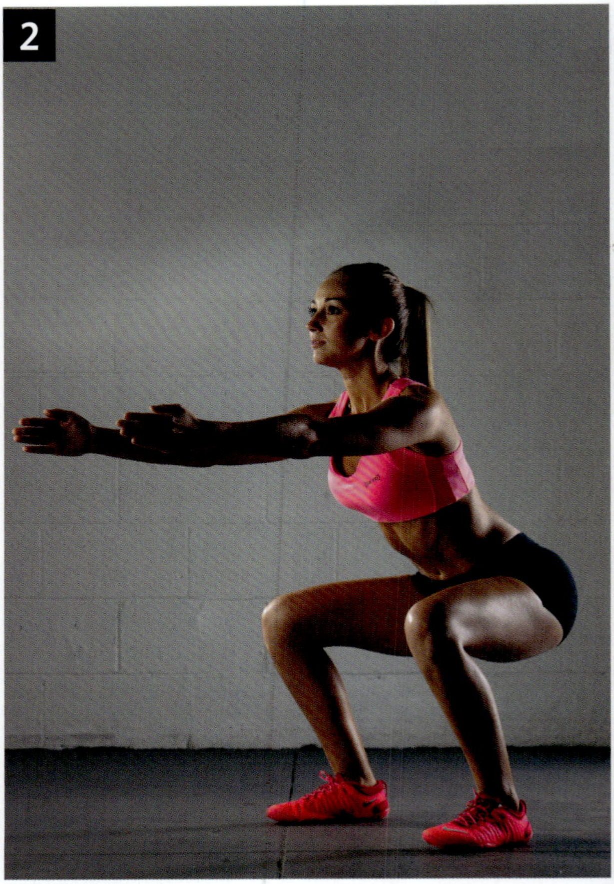

Inspirez en fléchissant les genoux, vous vous baissez comme si vous alliez vous asseoir dans une chaise jusqu'à former un angle de 90 degrés avec vos cuisses parallèles au sol. Vos genoux s'avancent plus loin que vos chevilles, et votre torse reste bien tendu.

SAUT DE SKI

Cet exercice s'inspire des gestes de base du skieur alpin. Il sollicite les mollets, les quadriceps et les fessiers tout en accélérant votre rythme cardiaque. Il fait appel à votre équilibre, à votre coordination et à la stabilité de votre sangle abdominale.

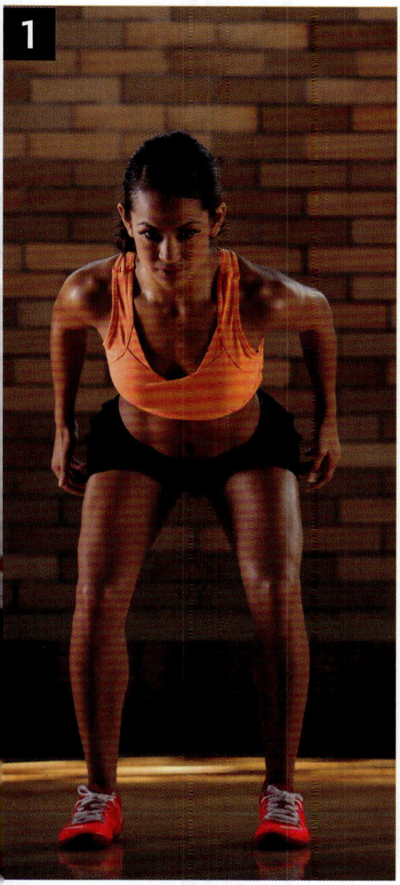

Debout, bien droite, les pieds bien parallèles, vous placez votre poids dans vos talons. Inspirez en fléchissant les genoux pour descendre jusqu'à un demi-squat.

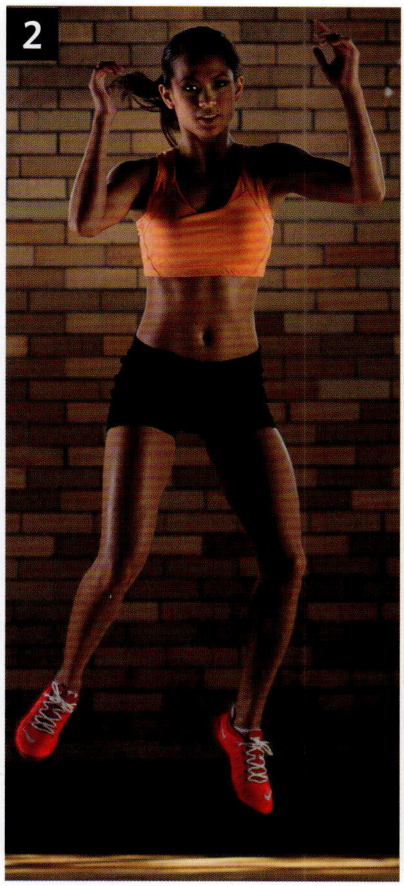

Contractez les abdos et expirez en bondissant en conservent le même écart entre vos pieds. Vos hanches et vos épaules ne doivents pas pivoter, et vos bras fléchissent et se dressent comme si vous alliez planter vos bâtons de ski.

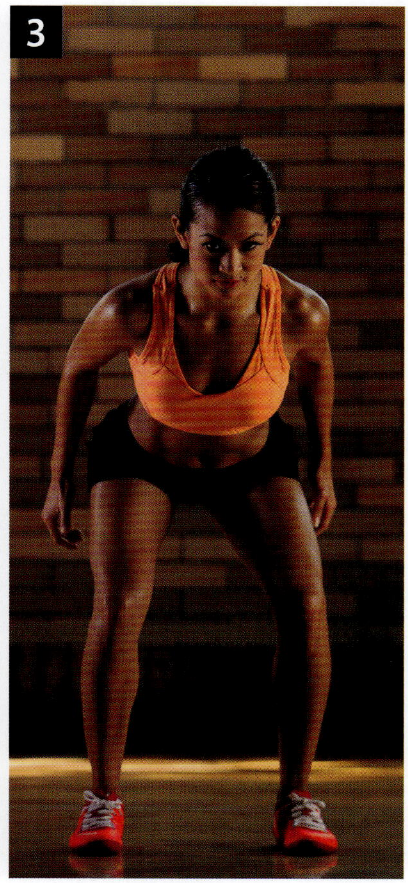

Atterrissez en douceur et en silence en fléchissant chevilles, genoux et hanches pour absorber le choc et revenir à la position de demi-squat.

SQUAT CISEAUX

Cet exercice associe les squats sautés aux fentes sautées, et brûle plus de calories que tout autre exercice de poids de corps. Il sollicite les cuisses, les fessiers et les abdos, et booste votre métabolisme. Vos mouvements sont explosifs et vos gestes précis.

L'ASTUCE DU COACH
Si c'est trop éprouvant, vous pouvez faire de même sans sauter, avec un squat simple et des fentes de chaque côté.

1

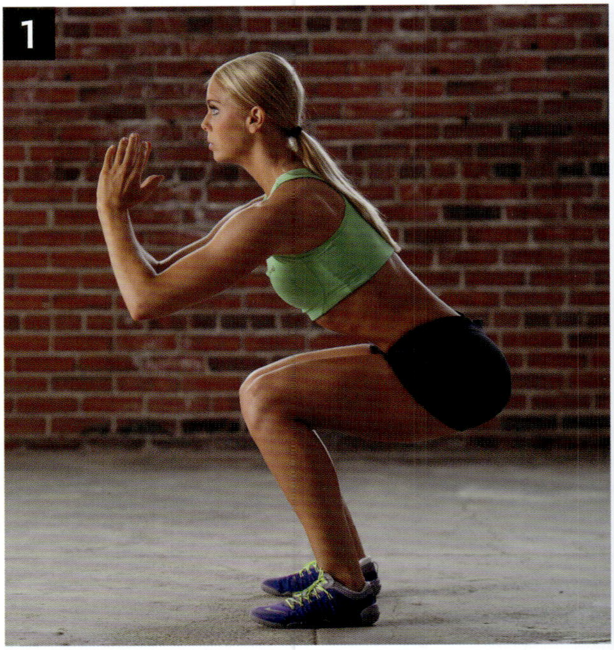

Debout, les pieds écartés à largeur d'épaules, inspirez et descendez en position de squat.

2

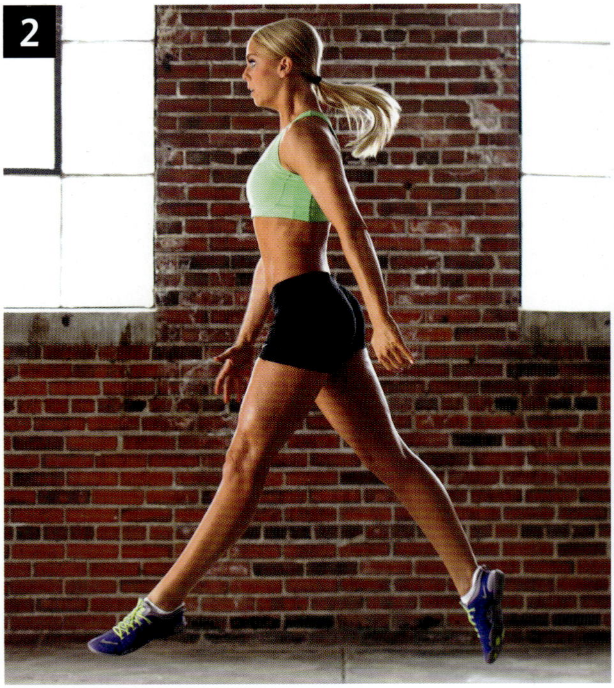

Contractez les abdos et expirez en sautant. En l'air, faites un ciseau avec vos jambes.

3

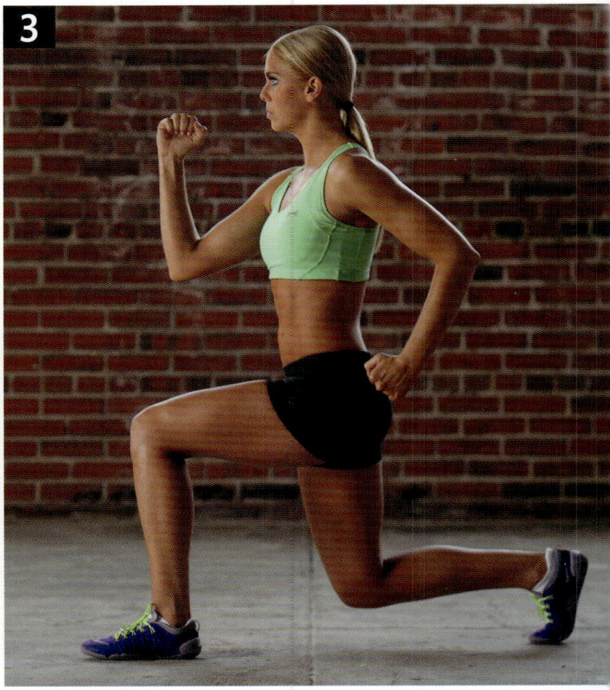

Atterrissez, le pied gauche en avant, et descendez sur votre bassin pour effectuer une fente.

4

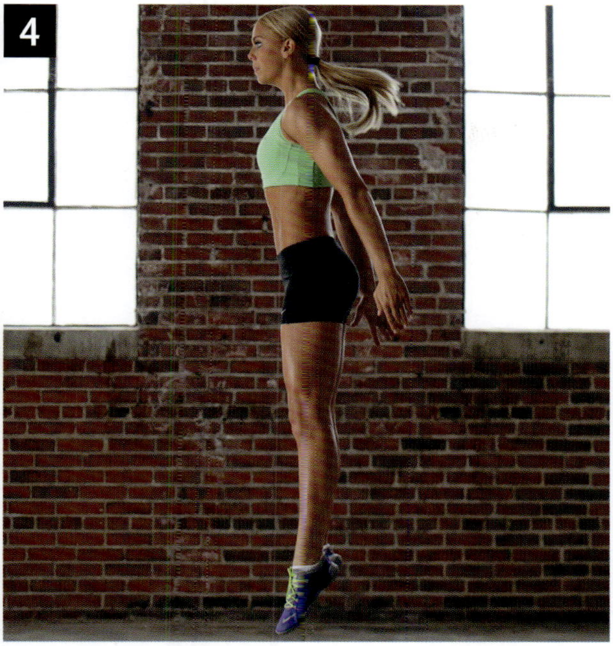

Bondissez d'un coup en écartant les pieds à largeur d'épaules, prête à atterrir en position de squat.

5

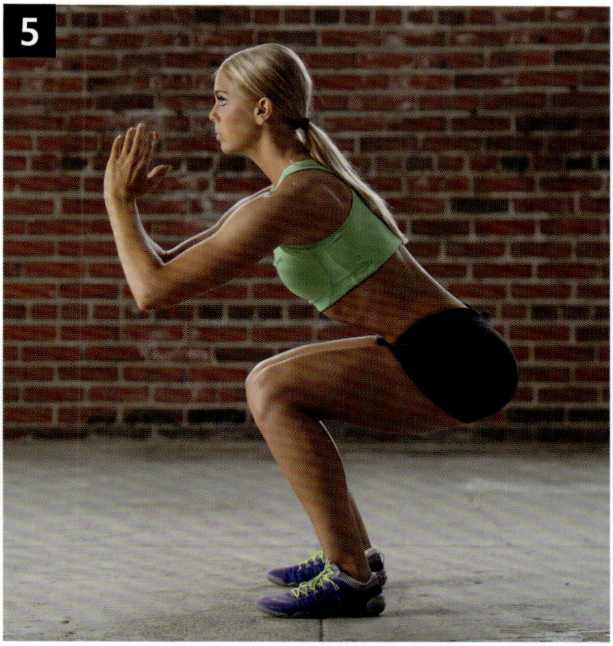

Contractez les abdos et fléchissez chevilles, genoux et hanches pour absorber le choc, c'est la position squat.

6

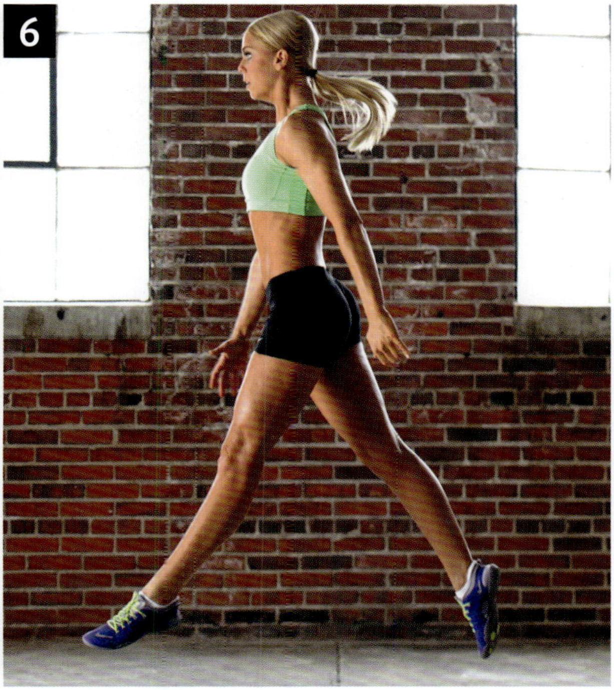

En poussant sur l'avant de la plante des pieds, sautez et effectuez un ciseau.

7

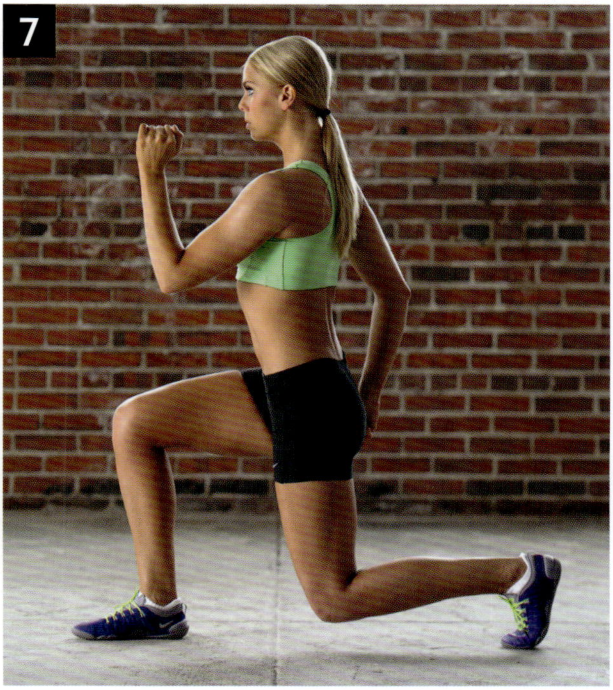

Atterrissez, le pied droit en avant, et descendez verticalement pour effectuer une fente. Recommencez en alternant les jambes sur les fentes.

SQUAT RESSORTS

Le squat sur ressorts est un exercice de cardio intense qui tonifie les fessiers et les cuisses tout en apportant les mêmes avantages que le squat sauté traditionnel.

1

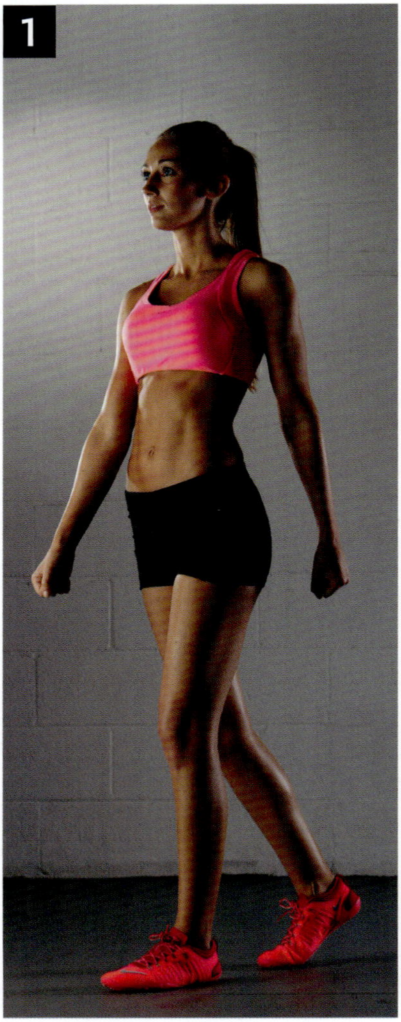

Vous vous tenez debout le pied gauche devant le droit comme si vous faisiez un pas en avant.

2

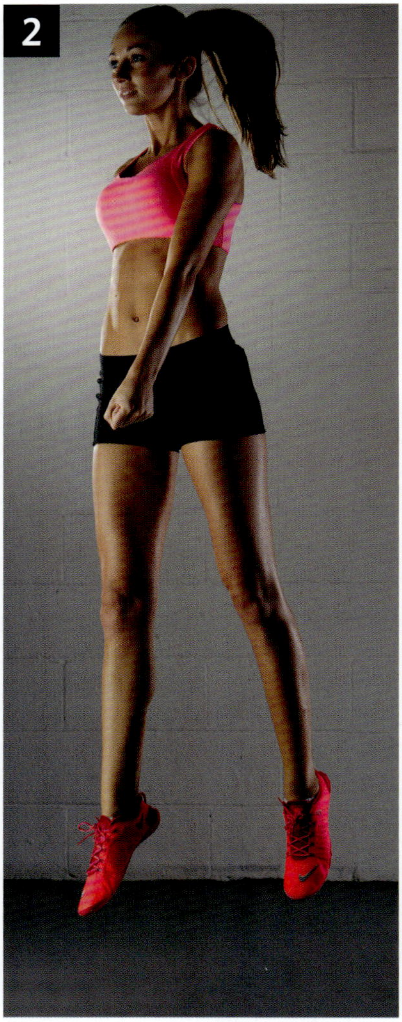

Sautez avec suffisamment de force pour que les deux pieds se décollent du sol. En l'air, faites un ciseau avec les pieds.

3

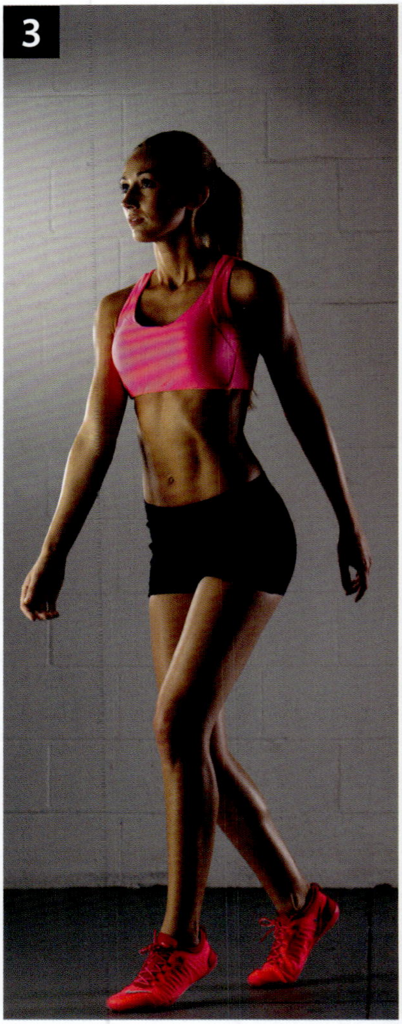

Atterrissez avec souplesse, le pied gauche devant.

L'ASTUCE DU COACH
Trouvez votre rythme. Gauche, gauche, squat ; droite, droite, squat. C'est le bruit de vos pieds qui retombent au sol qui donne la cadence.

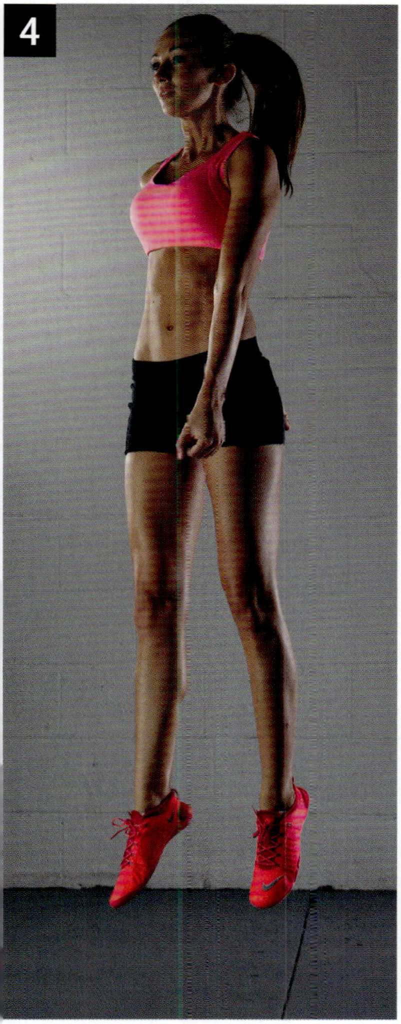

Sautez de nouveau, en écartant les pieds à largeur de hanches pour atterrir en squat.

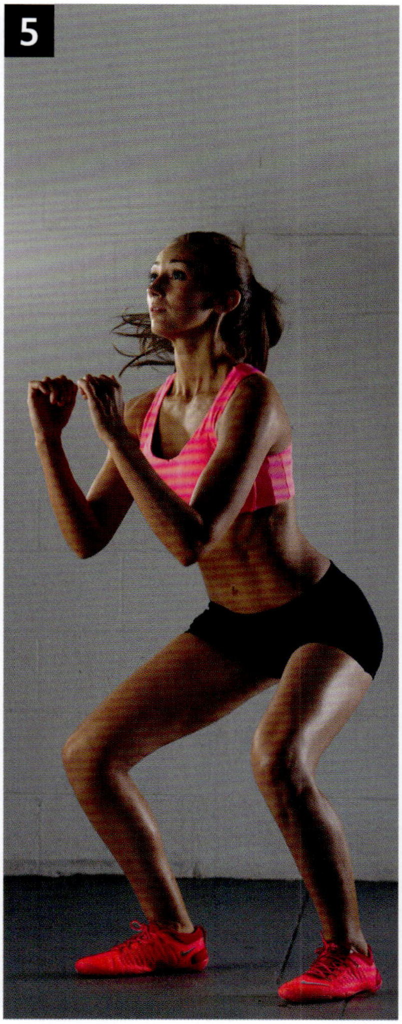

En atterrissant, fléchissez chevilles, genoux et hanches pour amortir le choc. Votre torse est droit et vos abdos sont contractés.

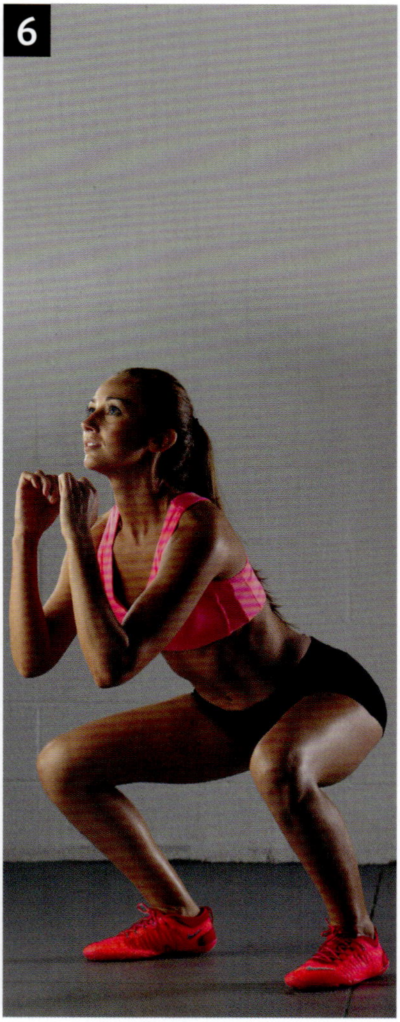

Faites descendre votre bassin en position de squat avant de bondir d'un coup, pour atterrir cette fois avec le pied droit devant le gauche.

IN AND OUTS

Ce mouvement sollicite les cuisses, les fessiers et les tendons du jarret. Il fait appel à votre équilibre et à votre coordination, active la ceinture abdominale, et tonifie les membres inférieurs.

1

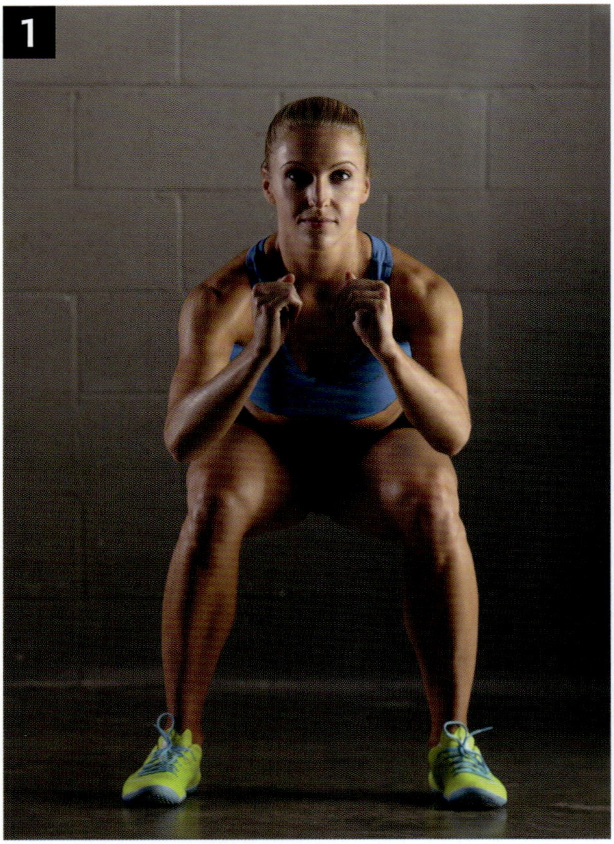

Le poids dans vos talons, inspirez en fléchissant les hanches et les genoux et descendez en position de squat. Vos cuisses sont parallèles au sol.

2

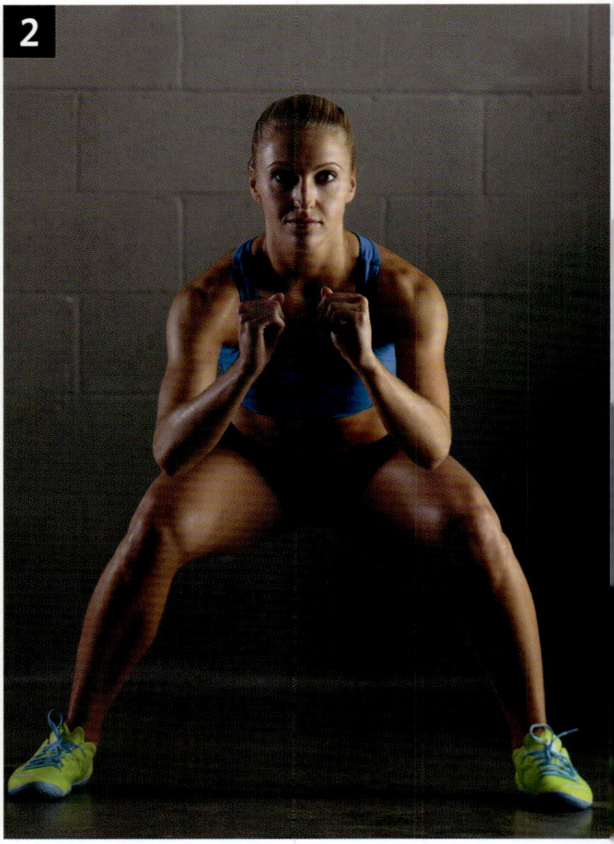

Faites un tout petit saut pour écarter les pieds davantage : à l'atterrissage, ils sont plus écartés que les épaules. Recommencez, en restant le plus bas possible et en faisant sauter les pieds vers l'extérieur.

T MAJUSCULE

Assouplissez vos tendons du jarret et faites appel à votre équilibre dans cet exercice fonctionnel inspiré du yoga. Il a l'air simple, mais l'arrière de vos cuisses s'en souviendra.

L'ASTUCE DU COACH

Si le mouvement en balancier est trop compliqué, laissez vos bras à la verticale et touchez le sol du bout des doigts.

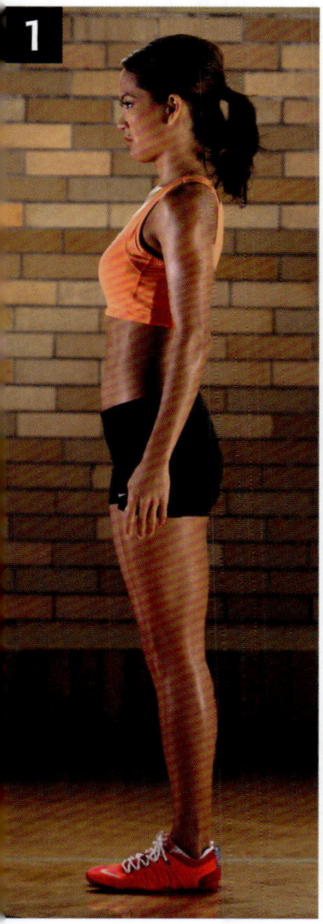

1

Vous êtes debout, les pieds joints et les bras le long du corps.

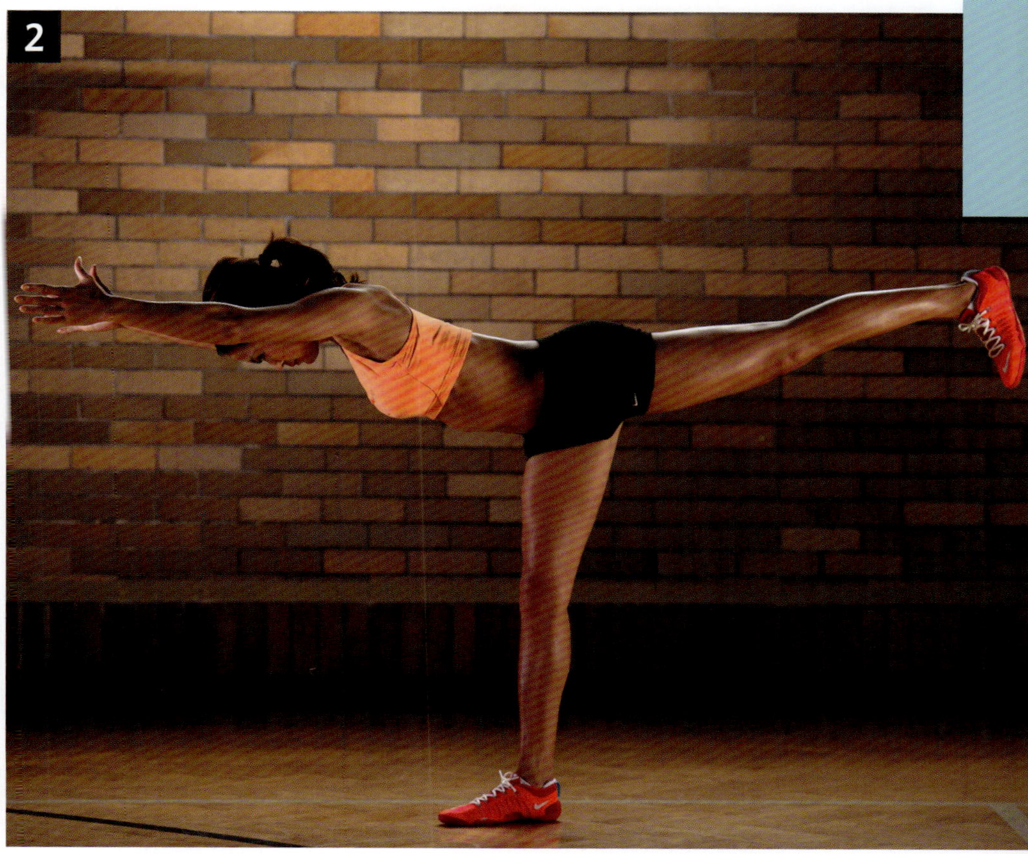

2

Inspirez. Lentement, votre buste se penche en avant, bras tendus au-dessus de la tête, tandis qu'une de vos jambes se lève en arrière, dans l'alignement de votre torse et de vos bras, le tout parallèle au sol. Expirez en reprenant la position de départ dans un mouvement fluide. Recommencez avec l'autre jambe.

FENTE SAUTÉE

La fente sautée fera brûler vos jambes et bourdonner votre cœur en un instant. Elle cible les quadriceps et nécessite équilibre et coordination. Prenez soin d'avoir le geste précis.

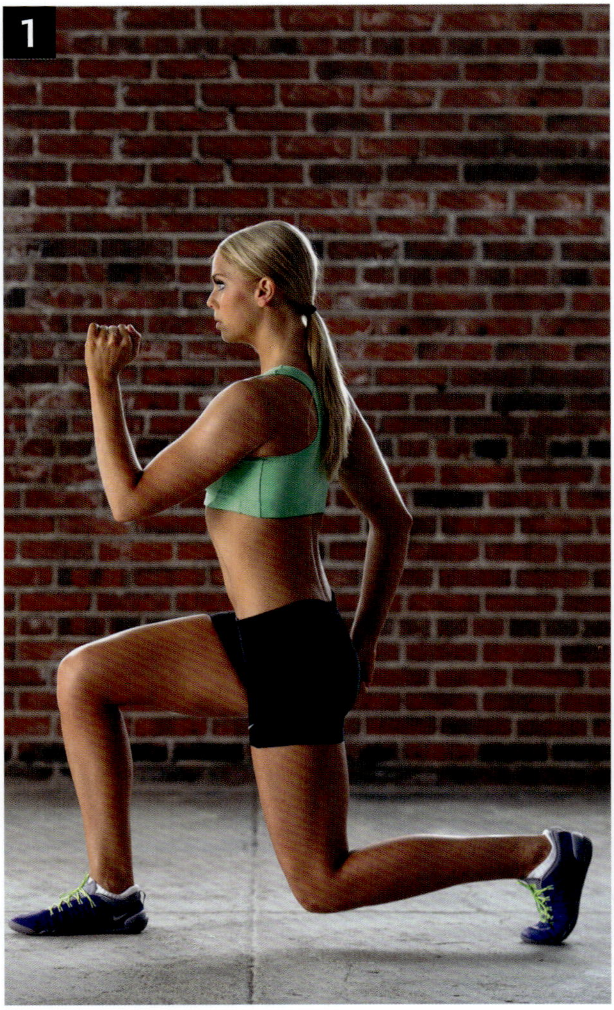

Debout, le pied droit devant le gauche, vous grandissez votre colonne vertébrale tout en fléchissant les deux genoux pour descendre en fente. Le genou avant ne doit pas dépasser les orteils.

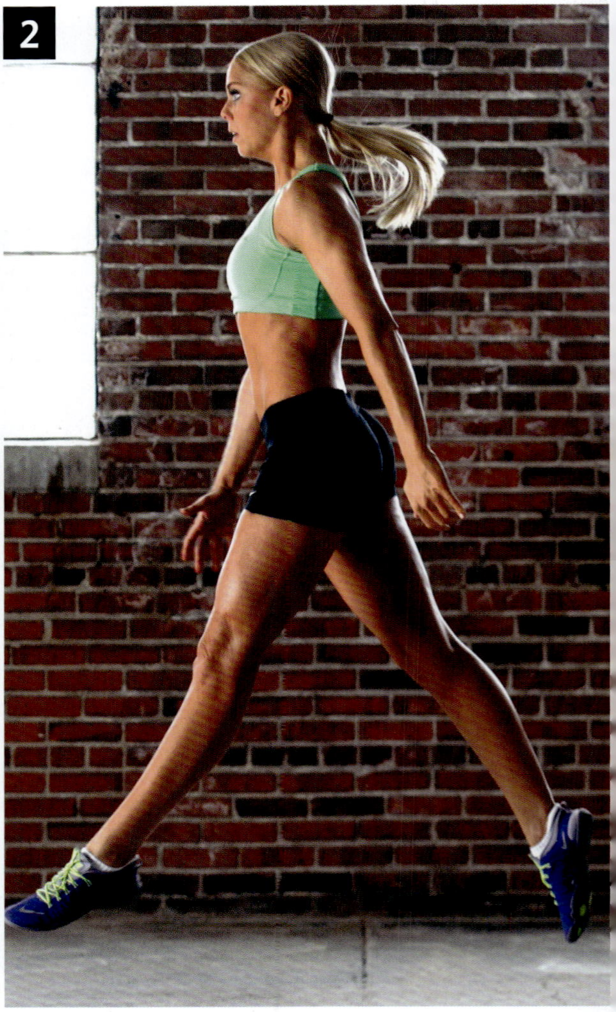

Sautez avec suffisamment de force pour que les deux pieds décollent du sol. En l'air, effectuez un ciseau.

ATTENTION

Prenez garde à l'impact de l'atterrissage. Atterrissez tout en souplesse de sorte que le choc soit réparti entre les chevilles, les genoux et les hanches.

3

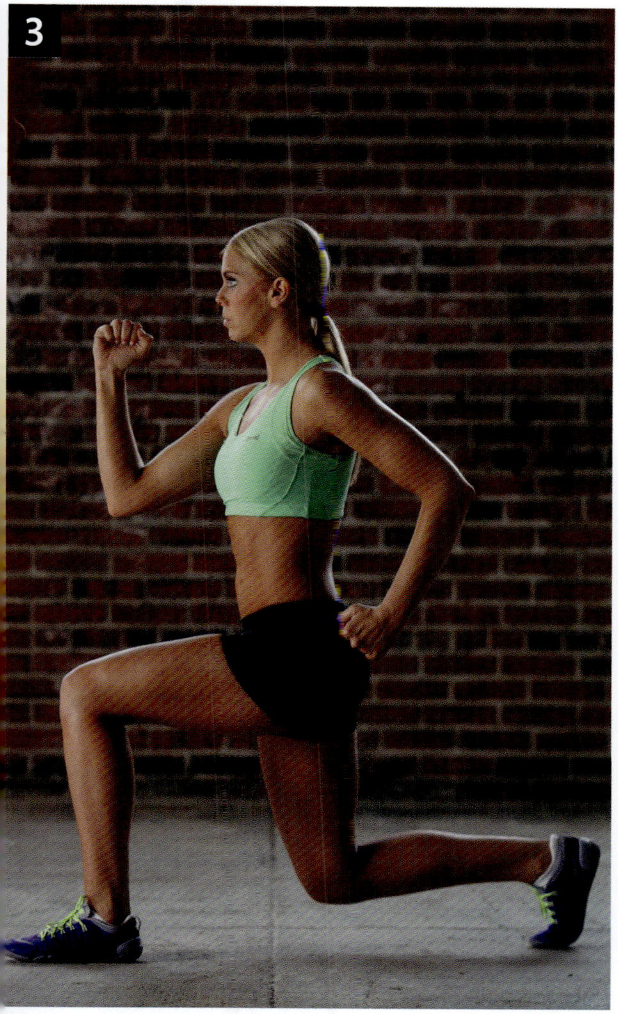

Atterrissez tout en souplesse dans une position de fente, pied gauche à l'avant.

4

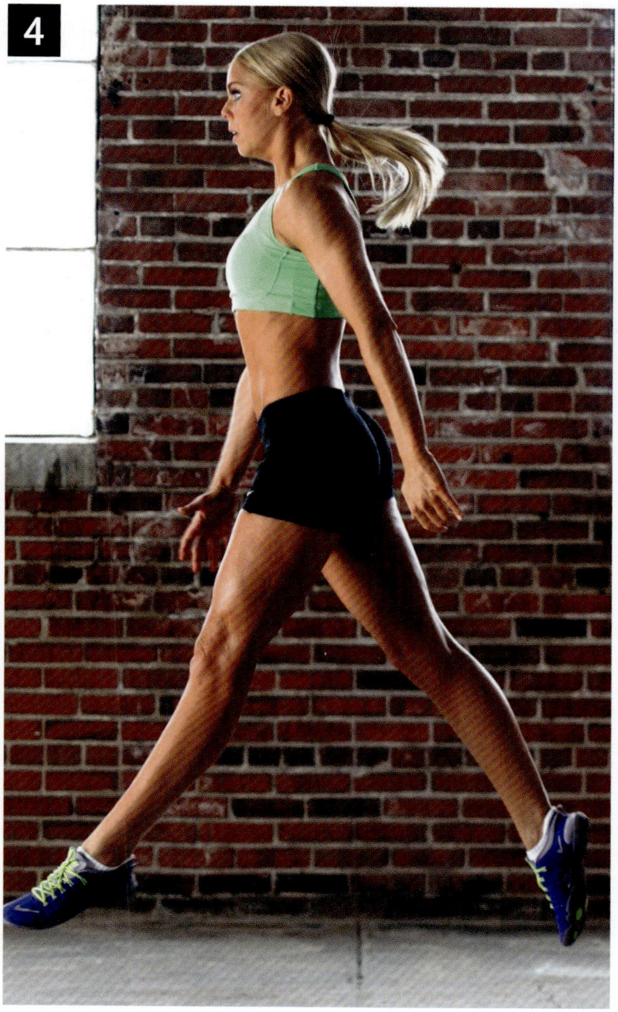

Sautez de nouveau, faites un ciseau et atterrissez en position de fente avec le pied droit devant le gauche.

RELEVÉ ACCROUPI

Avec le relevé accroupi, corsez un mouvement simple et quotidien. Cet exercice apporte de la stabilité à la ceinture abdominale et renforce les fessiers, les cuisses et les tendons du jarret grâce à ses allées et venues de haut en bas.

1

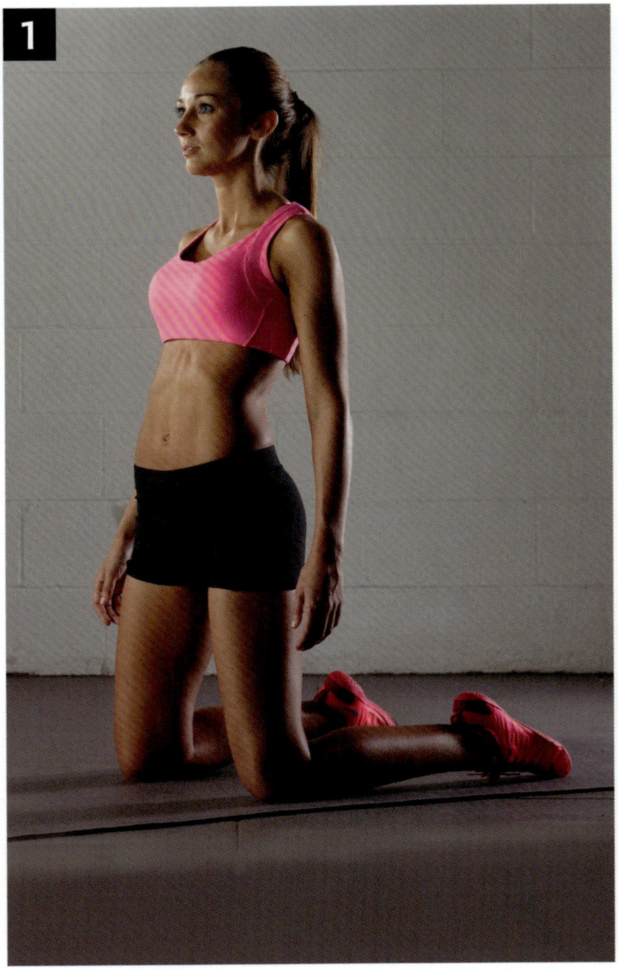

À genoux, le torse et la tête droits, les épaules en arrière, contractez les abdos.
Pour plus de confort, vous pouvez mettre une serviette roulée sous vos genoux.

2

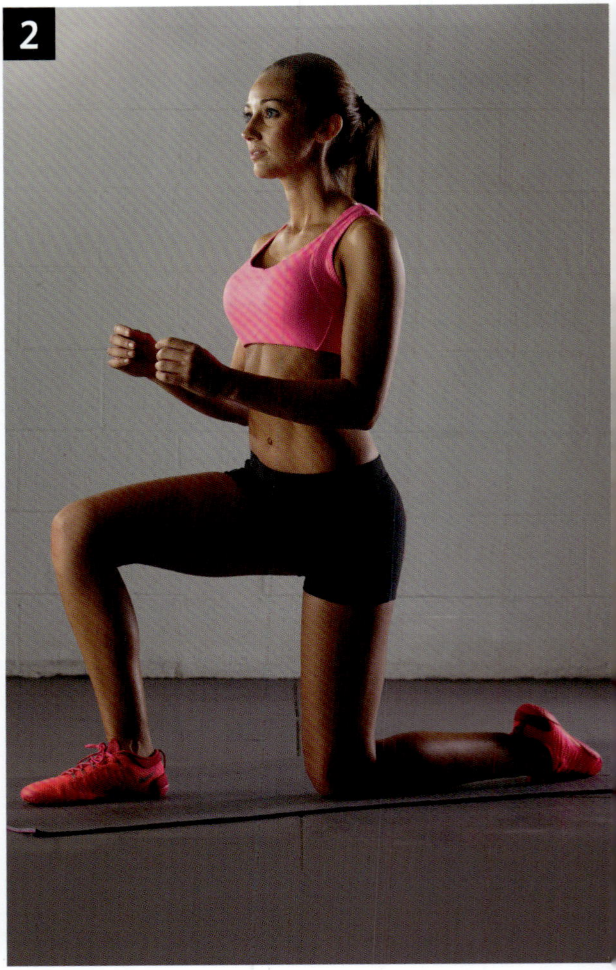

La jambe droite s'avance et vous posez le pied droit au sol devant vous. Votre genou forme un angle de 90 degrés et la cuisse droite est parallèle au sol.

L'ASTUCE DU COACH

Plus vous irez vite, plus votre rythme carciaque s'accélérera. Mais souvenez-vous : d'abord la précision du geste, et ensuite la rapidité.

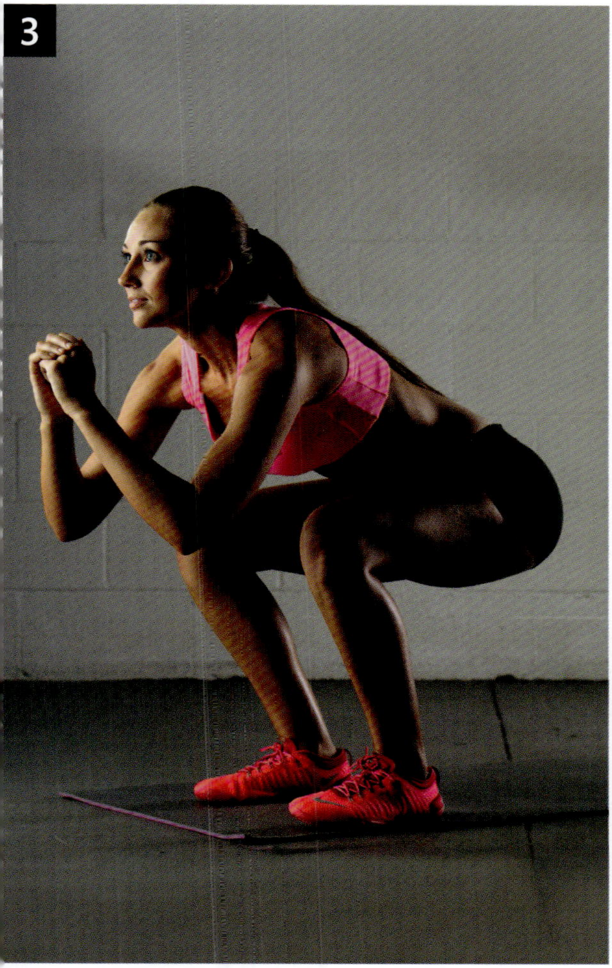

La jambe gauche fait le même mouvement, le pied gauche se pose au sol parallèlement au droit. Vous êtes en position de squat, les deux genoux à 90 degrés et les cuisses parallèles au sol.

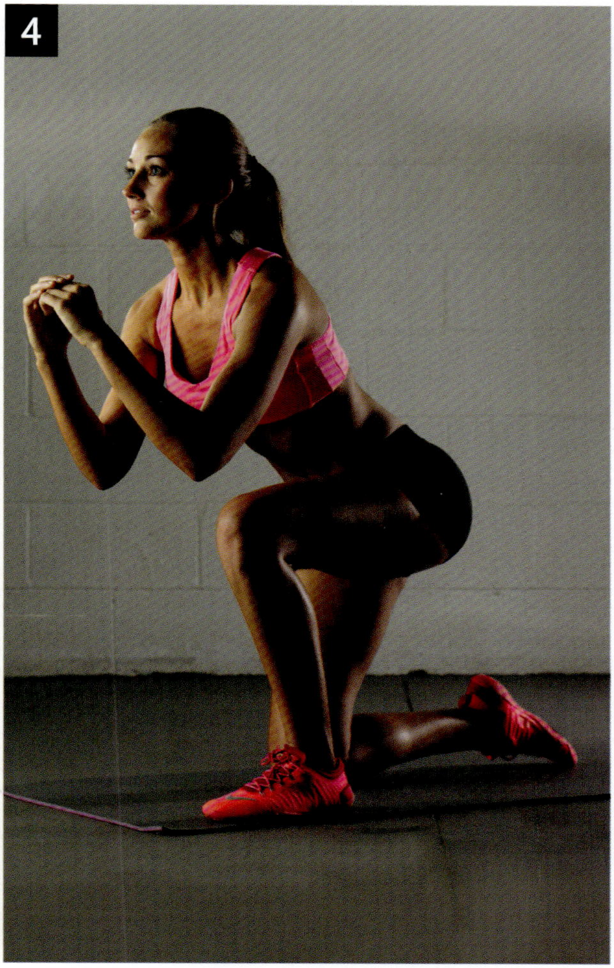

La jambe droite revient en position de départ, à genoux, suivie ensuite par la gauche. Recommencez commençant par la gauche, etc.

SQUAT SIDE-KICK

Pour des fessiers en béton, cette variante du squat avec coup de pied latéral est la solution idéale. Les hanches, les fessiers et la jambe d'appui voient leur masse de travail décuplée.

1

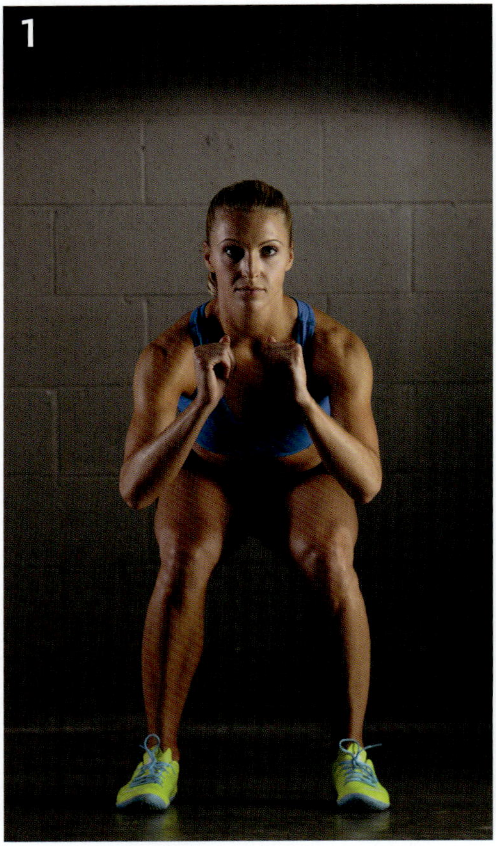

Debout, les pieds bien parallèles et écartés à largeur d'épaules, votre poids dans vos talons, inspirez et fléchissez les genoux pour descendre en position de squat.

2

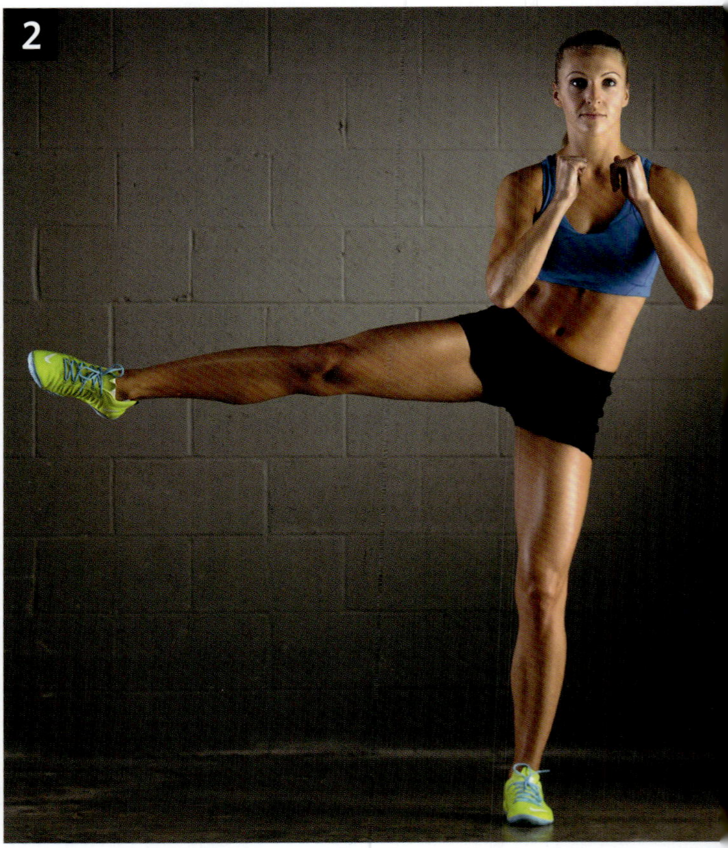

Expirez en poussant sur vos talons. Debout, contractez les fessiers et levez une jambe sur le côté, aussi haut que possible en laissant tout votre poids reposer sur la jambe d'appui. Vos genoux restent tous deux tournés vers l'avant.

LE CHALLENGE

Pour plus de difficulté, fléchissez le genou de la jambe levée et penchez vos épaules et votre coude vers elle. Vos obliques s'en souviendront.

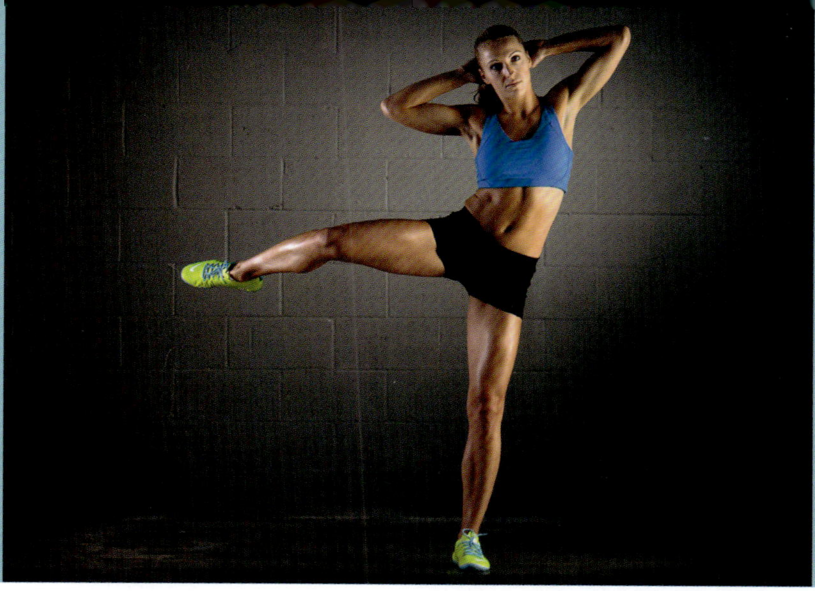

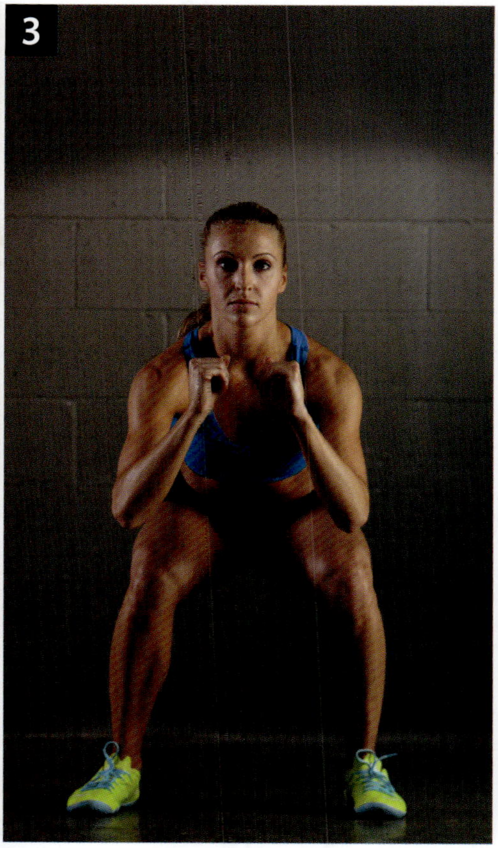

Ramenez la jambe levée à côté de la jambe d'appui et redescendez en squat.

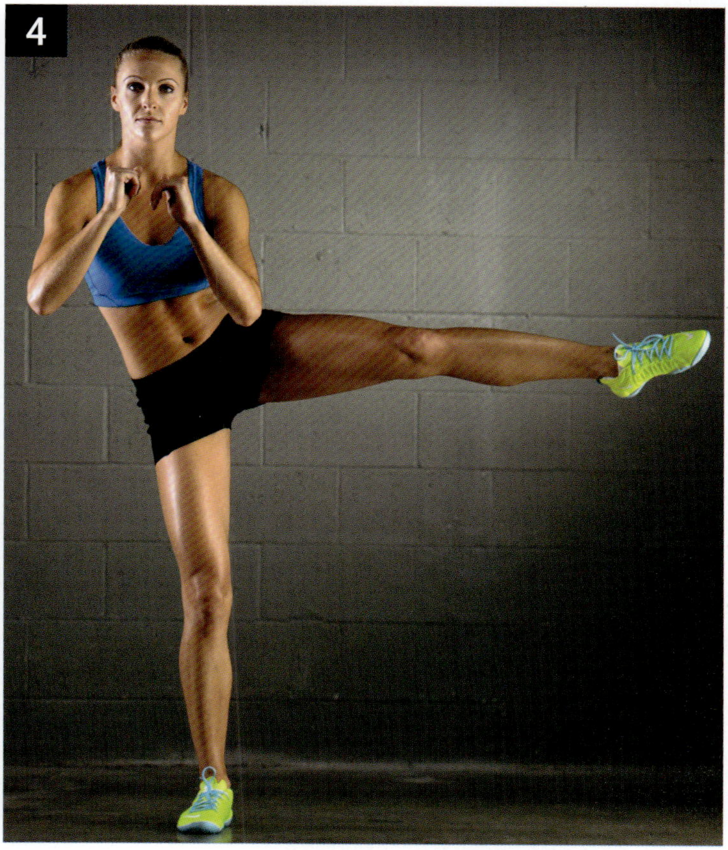

Recommencez en levant cette fois l'autre jambe.

COUP DE SABOT ROTATIF

Les coups de sabot font travailler abdos, bas du dos et les jambes. Avec chaque mouvement vous tonifiez trois muscles fessiers (le grand glutéal, le moyen glutéal et le petit glutéal), pour un postérieur plus ferme et plus arrondi.

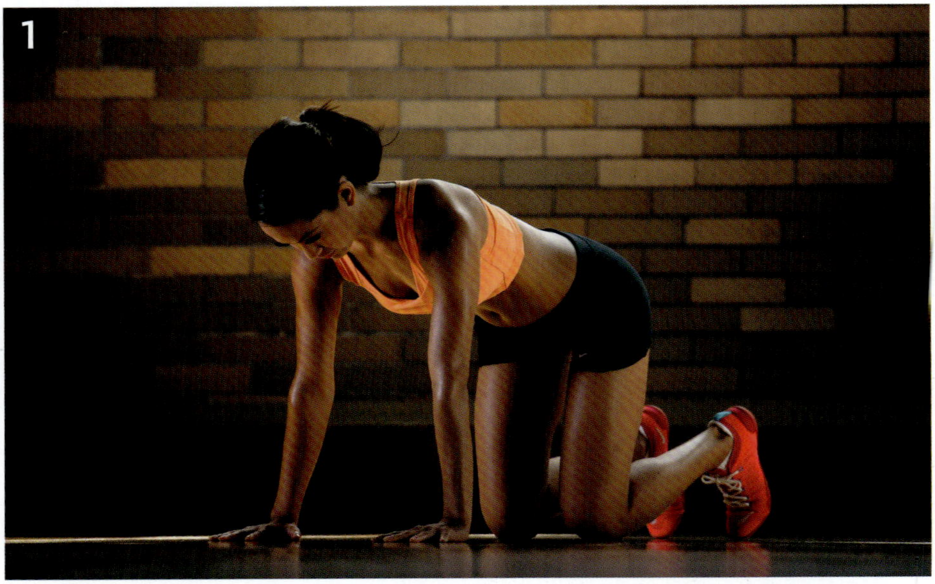

À quatre pattes, les mains écartées et les genoux juste sous les hanches. Vos genoux et vos orteils sont en squat, et vos abdos sont contractés.

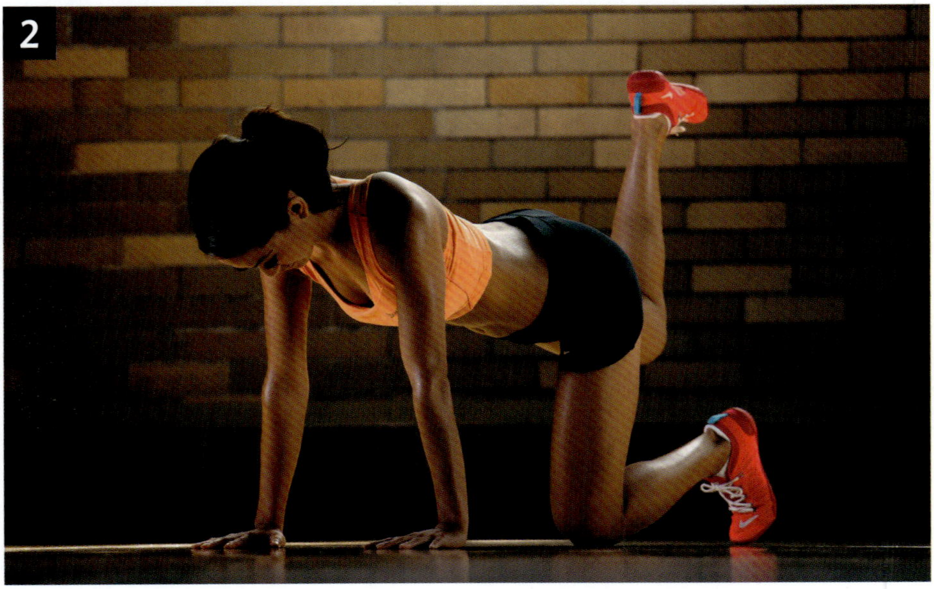

Levez une jambe vers l'arrière jusqu'à ce que la cuisse soit parallèle au sol.

L'ASTUCE DU COACH
Commencez l'exercice doucement jusqu'à bien maîtriser le mouvement. Accélérez le rythme progressivement : lever, tourner, coup de sabot, reposer.

3

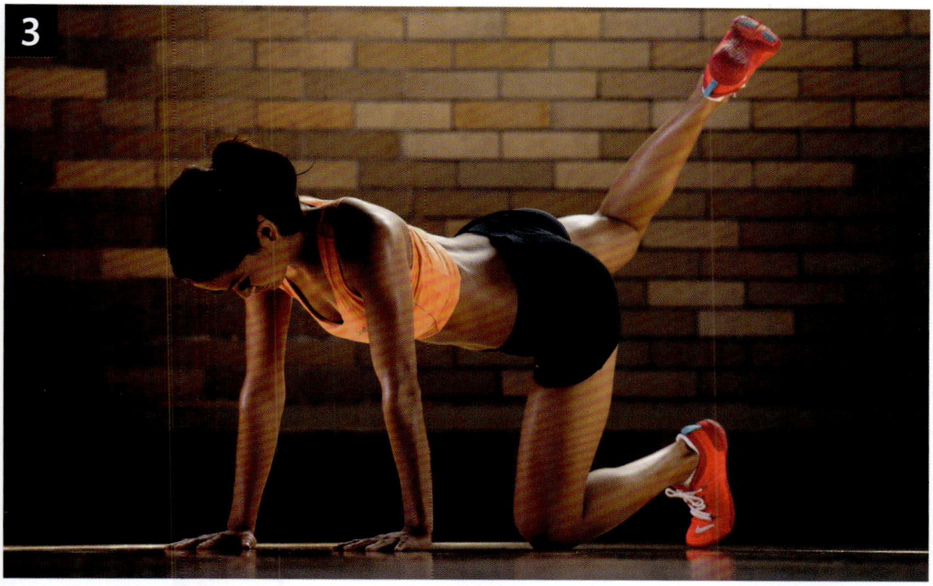

Faites pivoter le genou de sorte que votre tibia forme un angle de 45 degrés avec le sol.

4

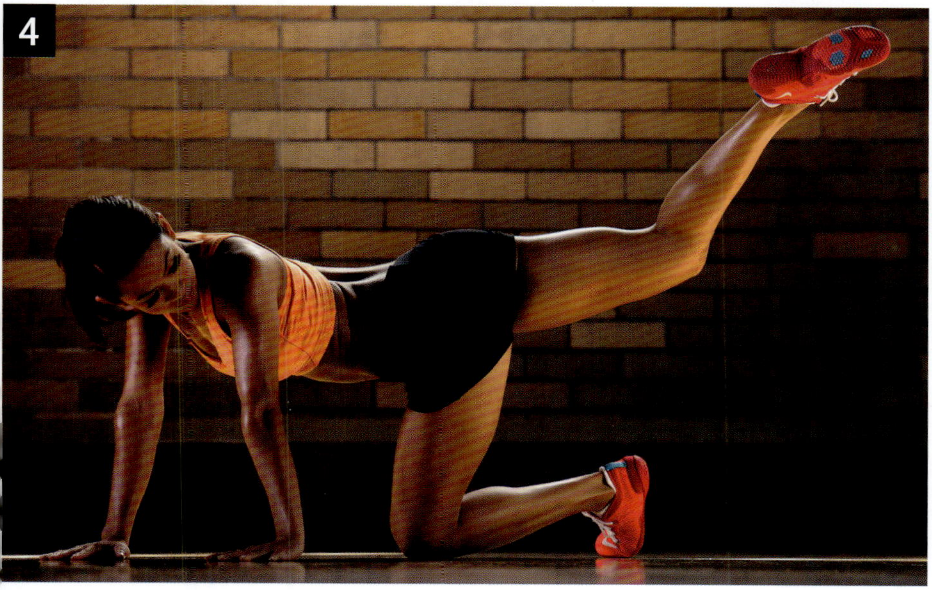

Donnez un coup de pied qui emmène vos orteils de l'autre côté de vos hanches. Regardez par-dessus votre épaule et imaginez que vous ramenez votre talon vers votre front. Revenez à la position de départ.

BALAYAGE LATÉRAL

Le balayage latéral est un mouvement inspiré de la danse classique qui nécessite une sangle abdominale stable et sollicite les obliques, les hanches et les cuisses.

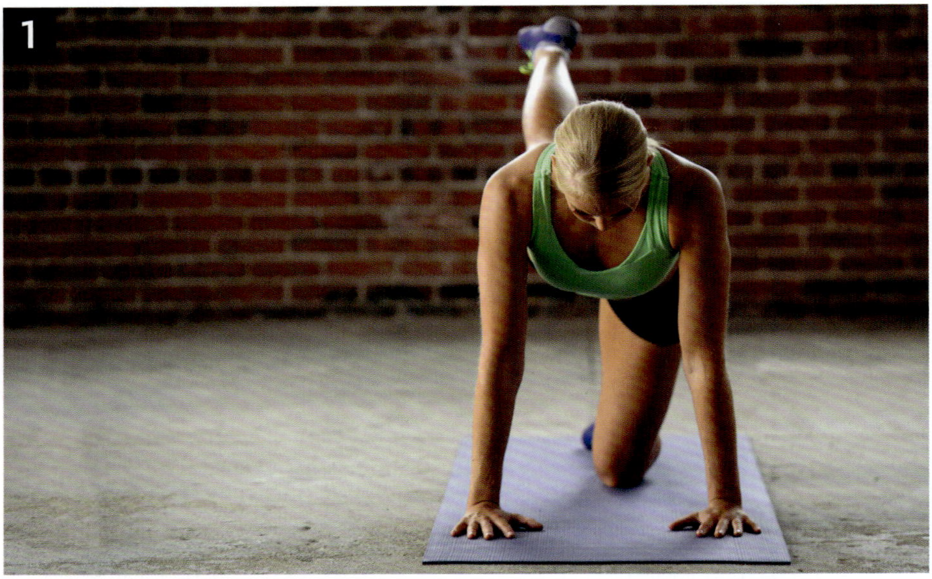

À quatre pattes, les mains écartées à largeur d'épaules et les genoux juste sous vos hanches, tendez votre jambe droite vers l'arrière. La hanche ne s'affaisse pas, et vous contractez les abdos en rentrant le nombril.

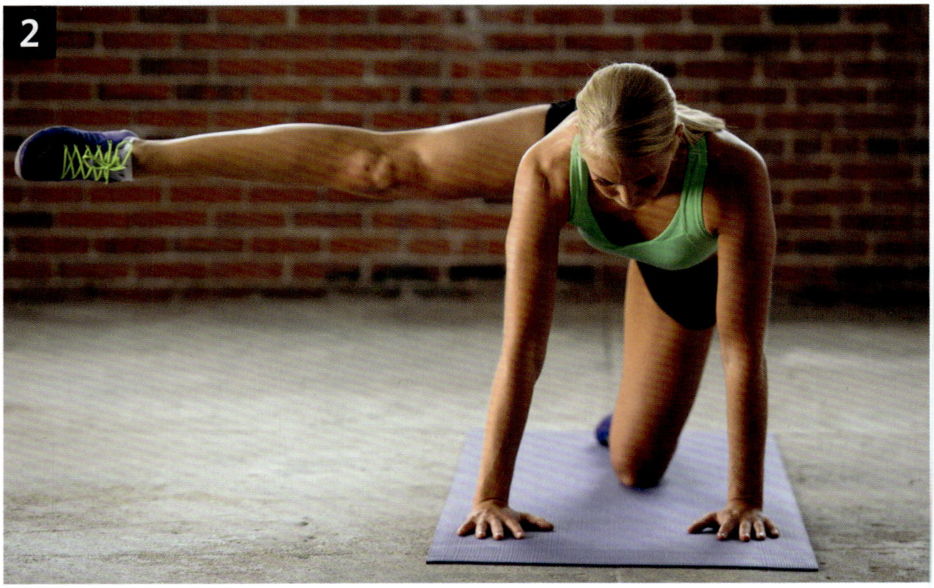

La jambe droite vient sur le côté droit jusqu'à ce qu'elle forme un angle droit avec votre tronc. Ne fléchissez pas les coudes et ne vous cambrez pas.

D'un geste fluide, ramenez la jambe droite en position de départ, et recommencez avec la gauche.

FENTE INVERSÉE

La fente inversée permet de renforcer petit à petit les quadriceps, les tendons du jarret, les fessiers et les mollets en toute simplicité.

1

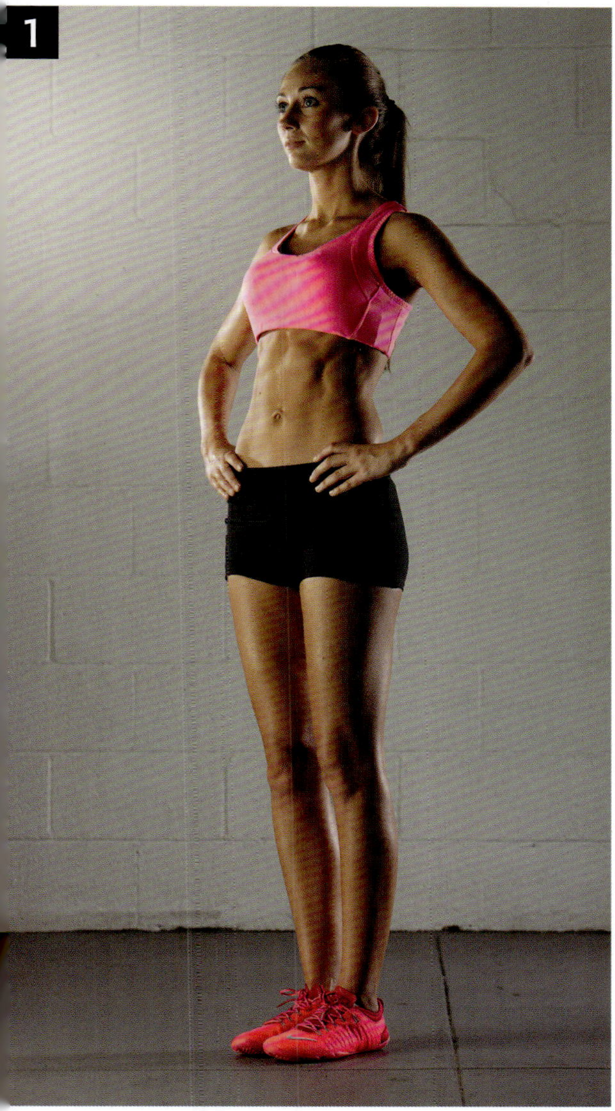

Debout, tenez-vous bien droite, les mains sur les hanches.

2

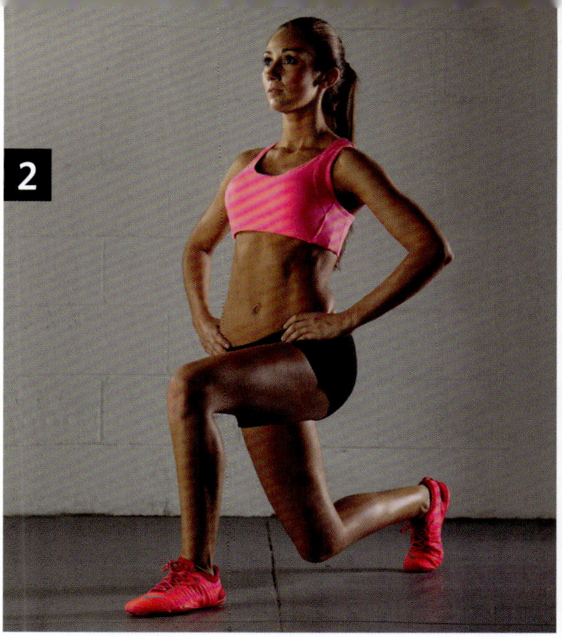

Faites un grand pas en arrière avec le pied droit. Descendez sur vos hanches : votre cuisse gauche est parallèle au sol, le genou juste au-dessus de la cheville. Votre genou droit est fléchi à 90 degrés, et pointe vers le sol juste sous vos hanches.

3

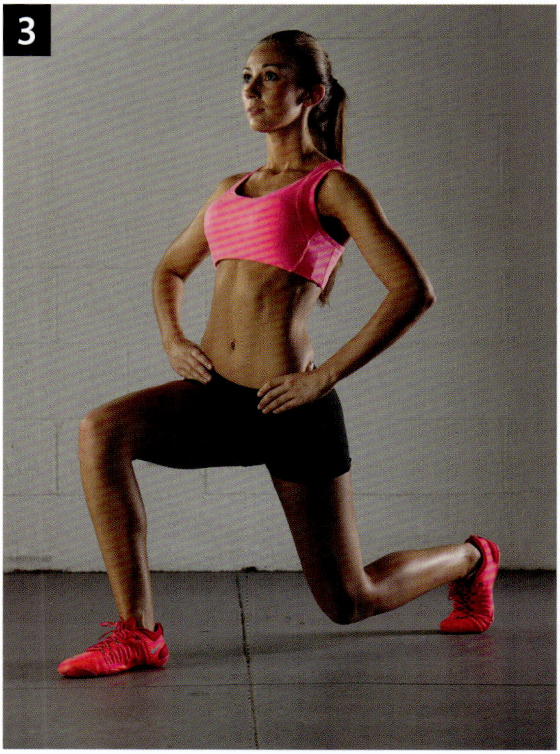

Revenez en position debout
et recommencez avec la jambe gauche à l'arrière.

INDEX

CHIFFRES
4 demi-pointes + 4 claquettes, 196

A
À côté de vos pompes ?, 66
Abdo-lument f-ab-uleuse, 71
Abdo-mination, 79
Abdos cardio, 101
Abdos en V, 183
Abdos in & out, 173
Angle latéral étiré, 35
Applis smartphone, 22
Après l'effort, 20, 32-37
Attention à la marche, 105

B
Balayage latéral, 214
Ball press, 162
Burpee, 130-131
Burpee levé de jambes, 134-135

C
Ça rame !, 90
Calcul taux de masse grasse, 25
Calories, 16, 21
Cardio, 128-147
Cardio traditionnelle (vs HIIT), 14-15
Chaos métabolique, 96-97
Chaque seconde compte, 43
Chaussures, 22
Cinq mercenaires (Les), 76-77
Coup de feu (Le), 102
Coup de sabot rotatif, 212-213
Croissance mitochondriale, 18
Cross-country seal, 132
Cross-jack, 139
Crunch à palier, 180-181
Crunch bicyclette, 170
Cycle (Le), 62

D
Danse du crabe, 158-159
De bas en haut, 46
Dix minutes à gagner, 100- 01
Du peps dans mes quadriceps, 67

E
Échauffement, 32-37
En plein dans le mille, 53
Enchaînements, 38-113
Enduro, 42
Enfer des Jambes (L'), 59
EPOC (excess post-exercise oxygen consumption), 16
Équipement, 22
Étirement intense des côtés, 36
Étirements, 32-37
Étoile, 147
Évaluer son niveau, 24-25
Exercices, 126-215

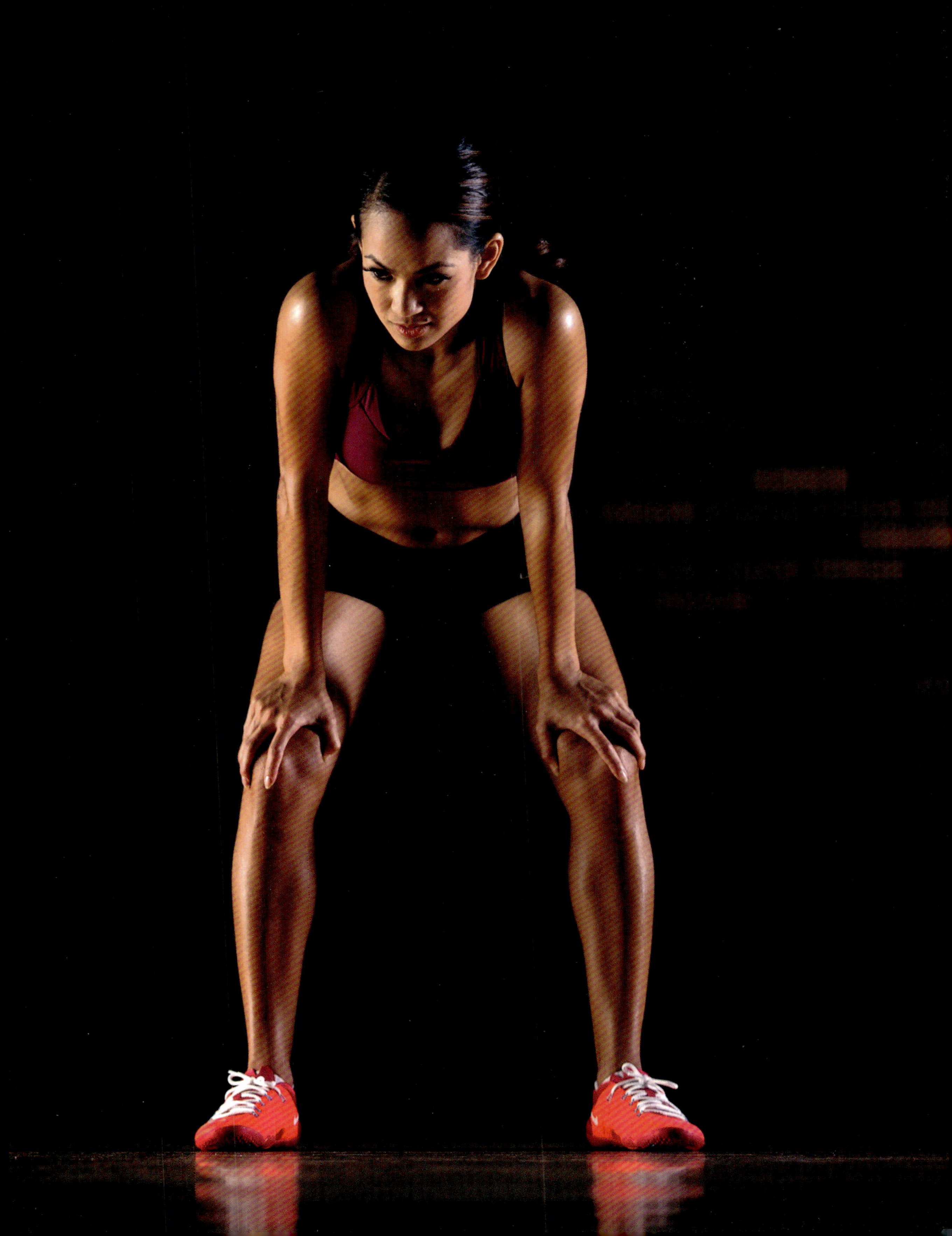

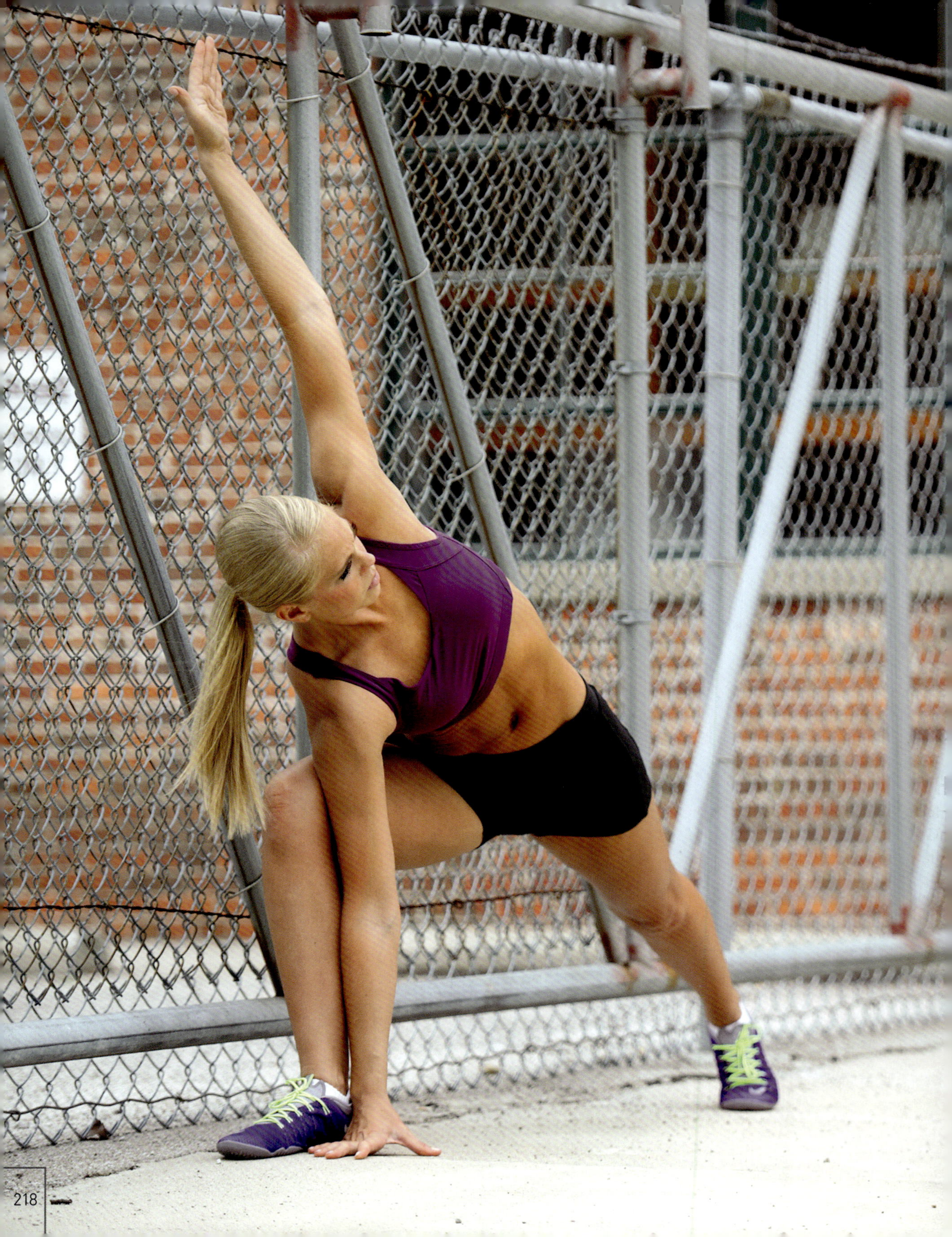

F

Facil'HIIT, 40
Fente au sol, 34
Fente de côté, 33
Fente inversée, 215
Fente latérale, 195
Fente sautée, 206-207
Fesses béton, 91
Fitness folie, 107
Fixer ses objectifs, 26-27
Flexibilité des entraînements, 18
Forme féroce (La), 52
Frog fuel, 28

G

Genoux hauts, 140
Gilet lesté, 22
Glissé balayé, 142-143
Glycogène, 20
Grand saut (Le), 70
Grimpeur, 133

H

Heure joyeuse (L'), 108-113
hGH (hormone de croissance), 18
HIIT - définition, 16
HIIT hop, 75
HIIT réussite, 48
HIIT sprint, 83
Hormone de croissance, 18
Hydratation, 21, 26
Hyper-Vest Pro, 22
HIIT pour les femmes (Le), 15

I

In and outs, 204
Incendie corporel, 72-73
Indianapolis Colts Cheerleaders, 10-11
Intensité, 16

J

Jumping jack, 128
Just Do HIIT !, 58

L

Levé de jambes, 172
Levé de jambes écart, 186-187
Levé de jambes latéral, 182

M

Mannequins, 10-11
Marathonique, 80-81
Masse musculaire, 18
Membres inférieurs, 190-215
Membres supérieurs, 148-165
Même pas mal, 45
Mesures, 25
Minuteur, 22
Mitochondrie, 18
Mogul jump, 145
Mummy kicks, 141

N

Niveaux d'intensité, 16
Nutrition, 20-21

O

Objectif bikini, 86-87
Objectif minceur, 92-93
Objectifs, 26-27
On s'agite, on s'agite !, 49
Ouvre-hanches, 36

P

Patineur, 197
Persévérance, 8, 15
Perte de poids, 18
Pince debout et demi-pince debout, 32
Planche, 168
Planche rotative, 179
Planche Superman, 178
Planche latérale, 176-177
Pliée en deux, 74
Plié latéral au sol, 169
Plus rapide, endurante, explosive !, 50
Pompes, 150-151
Pompes 1-2, 156
Pompes croisées, 152-153
Pompes hindu, 154-155
Pont inversé, 157
Power knee, 146
Préparation, 8, 24-25
Programmes, 116-125

Q

Quatre-quarts (Le), 98-99
Quatre fantastiques (Les), 41

R

Rameur au sol, 174-175
Reach, 160-161
Reach double torsion, 184-185
Récupération, 26-27
Relevé accroupi, 208
Répète complète (La), 101
Résistance, 22
Rotation russe, 171
Rouleau mousse, 22

S

Sandbells, 22
Santé cardiaque, 18
Saut de ski, 199
Sauterelle, 136-137
Seal jack, 144
Section flexion, 88-89
Serviette, 22
Shoulder press jack, 165
SOS Rehydrate, 28
Sphinx, 163
Spiderman, 164
Sport est la réponse (Le), 107
Sprint, 138
Sprinter sit-ups, 188-189
Squat, 198

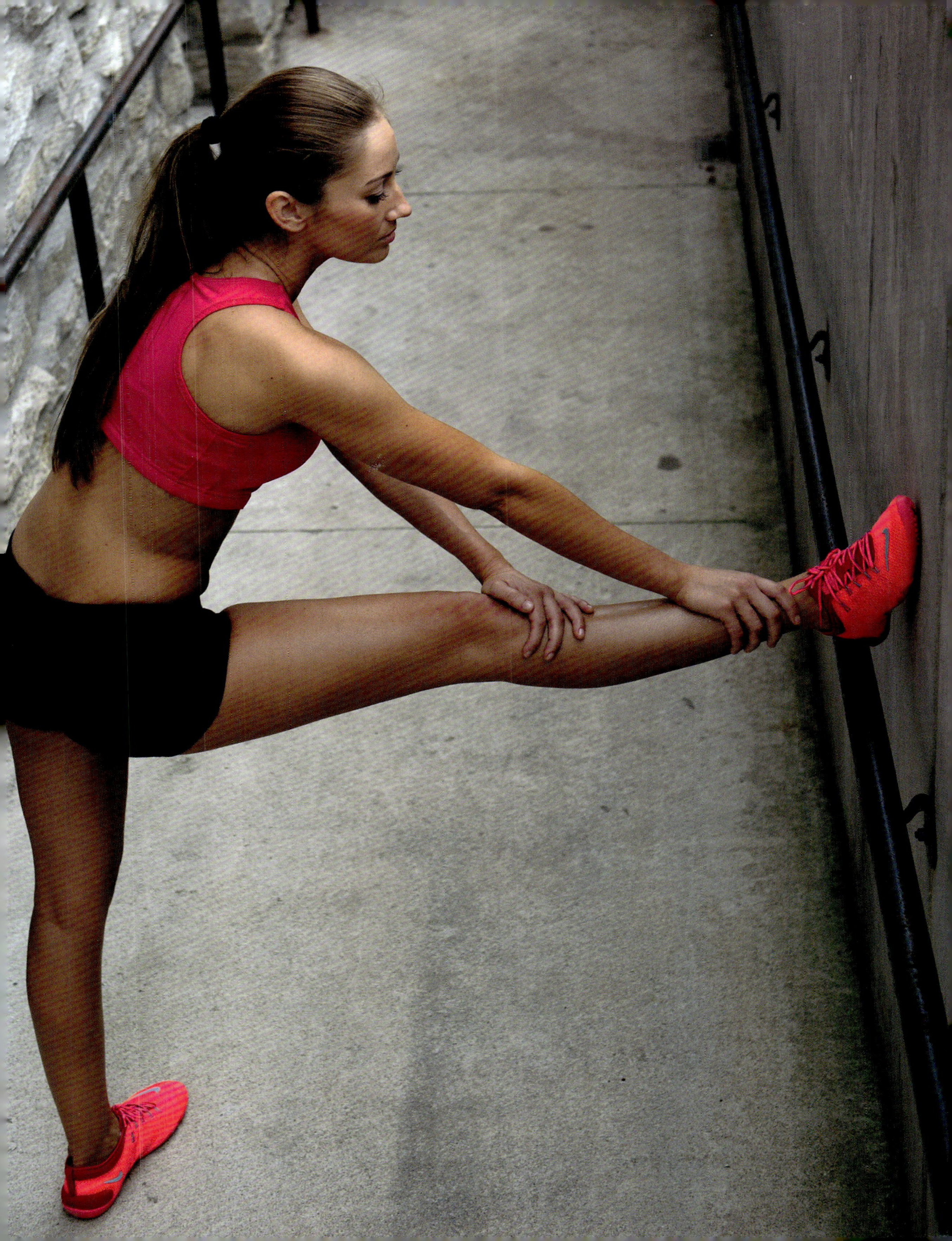

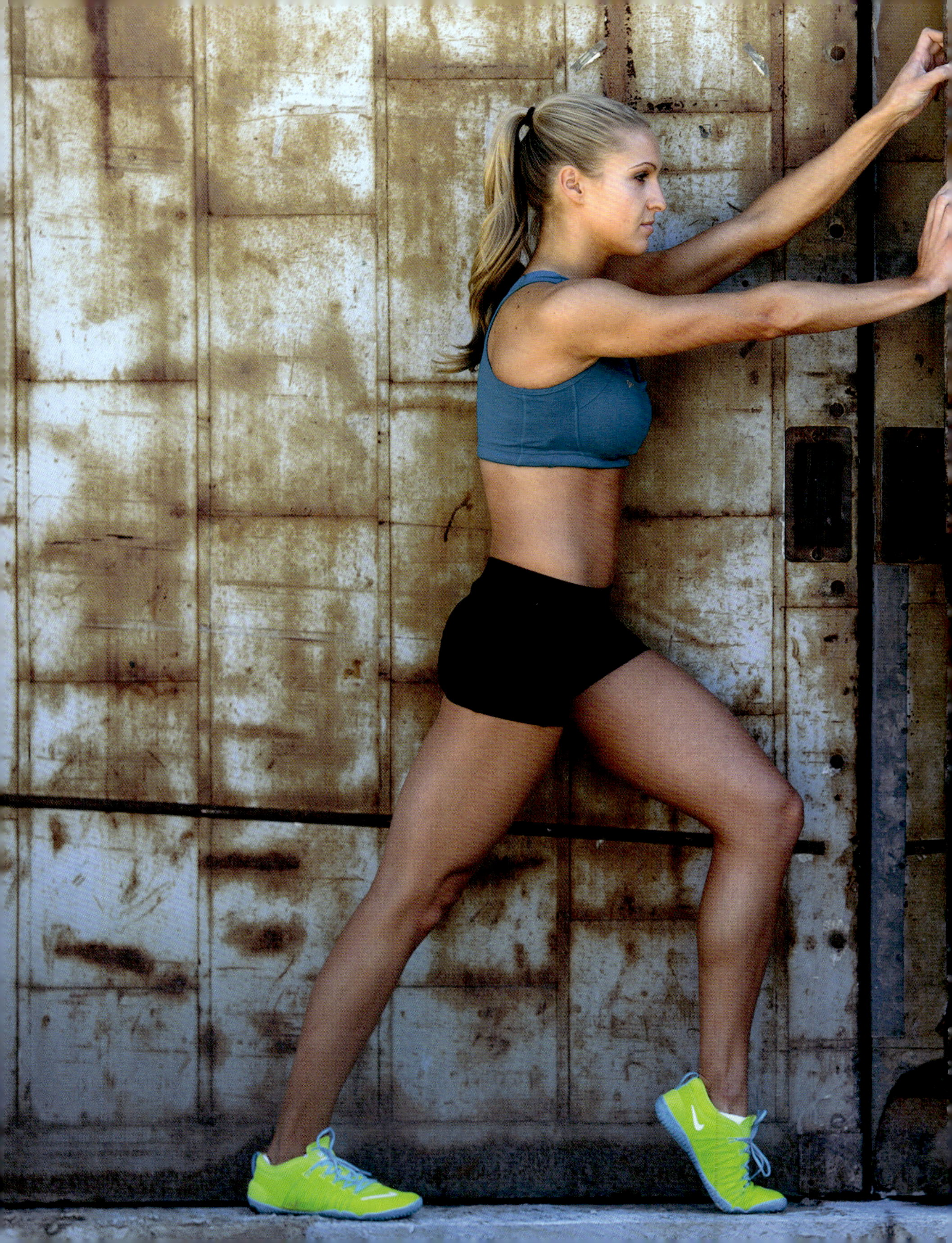

Squat bras tendus, 194
Squat ciseaux, 200-201
Squat ressorts, 202-203
Squat sauté, 192-193
Squat side-kick, 210-211

T

T comme tonique, 78
T majuscule, 205
T'as mal ou t'es mal?, 47
Taux de masse grasse, 25
Tempête corporelle, 60-61
Temps, 21
Tester son niveau, 24-25
Testostérone, 18
Tiercé (Le), 68-69
Tonique total, 105
Top ten, 100
Tout-en-un (Le), 94-95
Trente glorieuses (Les), 104-107
Trio infernal (Le), 84-85
Triplé, 44
Trois mousquetaires (Les), 51

V

Ventre plat, 168-189

U

Une étoile est née, 82

X

X-jack, 129

REMERCIEMENTS

C'est un nombre incalculable de gens qui a contribué à l'édification de ce livre, en lui consacrant du temps, de l'énergie, et quelques litres de sueur. Ils ont toute ma reconnaissance.

Merci à DK Publishing d'avoir cru en moi et de m'avoir permis de mener à bien ce projet. J'espère que notre livre permettra aux lecteurs de prendre le contrôle, et d'atteindre leurs objectifs tout en passant de bons moments.

J'adresse un merci tout particulier à mes éditeurs, Brook Farling et Ann Barton, dont l'enthousiasme et la passion à l'égard de ce projet ne se sont jamais taris. Rien n'aurait été possible sans vous.

À mon concitoyen britannique, Nigel Wright, un grand merci pour une direction artistique au top et une conception graphique impeccable.

Brandt Constructions mérite une haie d'honneur pour nous avoir prêté un endroit si incroyable pour les prises de vue, et pour ne nous avoir laissés coincés dans l'ascenseur qu'une seule fois.

Un ÉNORME merci à mes clients ; vos efforts m'ont donné de la motivation à chaque page et votre persévérance m'inspire jour après jour.

Un clin d'œil spécial à Tom Zupancic (Zup), pour votre sagesse, les portes que vous m'avez ouvertes, et ce déclic à l'origine de tout ça, ainsi qu'à Tracy Anderson, qui m'a montré la voie.

Merci aux Indianapolis Colts, à la famille Irsay, à Pete Ward, à Stephanie Pemberton et à Kelly Tilley pour m'avoir accueilli à bras ouverts dans cette organisation stupéfiante, et pour m'avoir permis de coacher les Indianapolis Colts Cheerleaders.

Merci à Breanna, Brittany, Crystal Anne et Erin, qui donnent vie à ce livre avec force et beauté. Je dois énormément à Matt Bowen, ta photographie capture parfaitement l'effort, le charme et la force du HIIT ainsi que la puissance et l'assurance des mannequins – merci senseï.

Pour finir, merci à vous, chère lectrice. Quel que soit votre but ultime, j'espère que ce livre vous donnera du fil à retordre et des idées. Je ne vous promets pas que ce sera facile, mais je vous promets que ça en vaudra la peine.

Dédicace

Je dédie ce livre à Rochelle et Chloe. Il n'y a pas de mot pour décrire tout ce que vous représentez à mes yeux. J'ai une chance inouïe de vous aimer et d'être aimé par vous en retour.

À ma famille et à mes amis d'ici et d'ailleurs, dont l'amour et le soutien inconditionnels m'autorisent à croire que tout est possible, et plus particulièrement à ma mère et à mon père, qui m'ont donné des racines et des ailes.

Enfin, je dédie ce livre à quiconque a un rêve ou un objectif : en laissant derrière vous celui ou celle que vous étiez avant pour vous lancer dans l'inconnu, vous découvrirez ce dont vous êtes vraiment capable.

Vous avez des ailes. Il ne vous reste qu'à prendre votre envol.

Crédit photographiques

Pages 20-21

Red azuki beans - Coleman Yuen © Pearson Education Asia Ltd Cherries - Tim Draper © Rough Guides
Chickpeas - John Freeman © Dorling Kindersley
Edamame - Sabine Scheckel / Photodisc © Getty Images
Avocado - Simon Smith © Dorling Kindersley
Beans and tomatoes - Tara Stevens © Dorling Kindersley
Broccoli florets - Howard Shooter © Dorling Kindersley
Blueberries - Claire Cordier © Dorling Kindersley
Red split lentils - Steve Gorton © Dorling Kindersley
Almonds - Steve Gorton © Dorling Kindersley
Quinoa - Roger Phillips © Dorling Kindersley

Toutes les autres images © Dorling Kindersley Limited
(Plus d'informations sur www.dkimages.com)